ビジュアライズド イラストレーションズ

How to Endodontics
The State of the Art

寺内吉継 著

クインテッセンス出版株式会社　2010

Tokyo, Berlin, Chicago, London, Paris, Barcelona, Istanbul, Milano, São Paulo, Moscow, Prague, Warsaw, New Delhi, Beijing, and Bukarest

Recommendation

Dear Reader,

The last 20 years have seen significant improvement in virtually every endodontic concept and procedure we use. Most of these innovations were created by colleagues who never stop questioning what we do in root canal systems.

Clinicians who are willing to challenge dogma and create better methods are my heros. Often I meet these rare individuals as students and I mentor them a bit. The best of them then proceed to solve procedural problems in ways I never considered, and I find myself being mentored by them.

Dr. Yoshitsugu (Yoshi) Terauchi is just such an individual. He started out as a fan of my instrumentation and obturation procedures and then taught me how to remove virtually any separated instrument in any canal. Yoshi was, I believe, the first endodontist in the world to have his own cone beam CT machine.

At first I thought that having a CBCT machine in an endodontist's office was a bit excessive, you know, like owning three Ferraris. Now that I have my own J. Morita machine, I understand that this technology is not excessive, 3D imaging literally defines a higher level of endodontic treatment. Yoshi knew this almost a decade before the rest of us.

So you probably see where I am going with this. If you are reading this introduction you will most likely read his book and that is good. I caution you that some of the things he suggests may be kind of mind-bending. The way I usually experience these kind of things in three stages: I start with the "That is ridiculous!" stage, then the "OK, it's not ridiculous, but I don't need this" stage, and finally I end up at the final destination, "I need this, my patients need this, why didn't I change this before?"

So keep an open mind, because these new clinical concepts and procedures can change your experience providing endodontic therapy, taking it from frustrating to fascinating. Most of the new methods you will see in this book will radically improve your efficiency as well as your consistency of outcome, both of which improve practice profitability. Still, be ready for the "This is ridiculous" thought.

Dr. Terauchi is a kind and talented mentor. I leave you in his talented hands.

See You at the Apex!

October, 2010
L. Stephen Buchanan

推薦のことば

親愛なる読者の皆さんへ

　過去20年の間にエンドのコンセプト・術式は劇的に進歩してきました．これは，飽くなき探求心で"根管治療のあるべき姿"を問い続けている仲間たちのおかげです．私にとって，従来の治療法に疑問を抱き，よりよい方法を編み出す臨床医たちは，ヒーローのような存在です．私は，このような非凡な才能をもった先生方に，私のコースでお会いし，少しばかり指導する栄誉に恵まれています．また，そのなかでも一握りのもっとも素晴らしい先生たちが，私の考えが及ばないような方法で臨床上のさまざまな問題を解決するようになり，いつの間にか私が彼らから指導を受ける立場に入れ替わっているのです．

　寺内吉継先生(Yoshi)は，まさにその代表例です．彼は初め私の考えにあこがれコースに参加し，私の考案した根管形成や充填方法をマスターしていきました．それから時が経ち，今度は私に"あらゆる破折器具をいかなる根管からも除去する方法"を伝授してくれたのです．そればかりではありません．私の知る限りでは，YoshiはコーンビームCTを根管治療に世界で初めて導入した歯内療法専門医なのです．最初，私は「コーンビームCTを歯内療法専門医のクリニックに導入するなんて，ちょっと大げさすぎないか？　そうそう，まさにフェラーリを3台も所有するようなものさ(笑)」くらいに思っていました．しかし，私自身もモリタ製のCTを所有してみて，「3D画像で，さらにハイレベルな根管治療が可能になる．このハイテク機器は決して大げさな無用の長物ではないのだ」ということを実感しました．Yoshiは10年前から誰よりも早くこのことに気づいていたのですね．

　賢明な読者の皆さんはもう私の言いたいことがおわかりですね．この文章を読んでくださっている皆さんは，きっと本編にも目を通してくれることでしょう．喜ばしいことです．最初に，本編でYoshiが推奨していることのなかには，皆さんにとって少しばかり衝撃的な内容も含まれているということを注意しておきますね．私は，このような衝撃的なことに出くわした場合，3つステージを経て咀嚼していきます．①「そんなの馬鹿げている！」ステージ，②「まあ理解できる範囲だが，そこまで必要ないだろう」ステージ，そして最後は決まって③「これが欲しい．患者のために是非とも必要だ！　なぜいままで気付かなかったのだろう！」ステージに落ち着くのです．

　というわけで，皆さん，まっさらな心で本編を読んでください．そこに書かれている新しい考え方や術式は，必ずや皆さんに変化をもたらすはずです．根管治療が"いやな治療"から"魅力的な治療"に変わることでしょう．本編に書かれている新たな処置方法をマスターすれば，治療結果が安定するだけでなく治療効率も向上し，医院の経営安定化にもつながります．

　さあ，「そんなの馬鹿げている！」の世界に突入しましょう！　準備はできましたか？

　寺内先生は思いやりがあって才能のある指導者です．ここから先の案内役は彼にバトンタッチしますね．

　Apex(最先端)でまたお会いしましょう！

2010年10月　L. Stephen Buchanan

L. Stephen Buchanan, DDS, FICD, FACD(右)
カリフォルニア州サンタバーバラ開業
米国歯内療法評議会(ABE)認定指導医，UCLA and USC大学院臨床准教授，Dental Education Laboratories Training Center創設者

寺内吉継　DDS, Ph.D(左)
神奈川県大和市開業
米国歯内療法学会(AAE)会員，日本顕微鏡歯科学会指導医，東京医科歯科大学大学院歯髄生物学分野非常勤講師，医療法人社団インテリデント(CT＆米国式根管治療センター)理事長

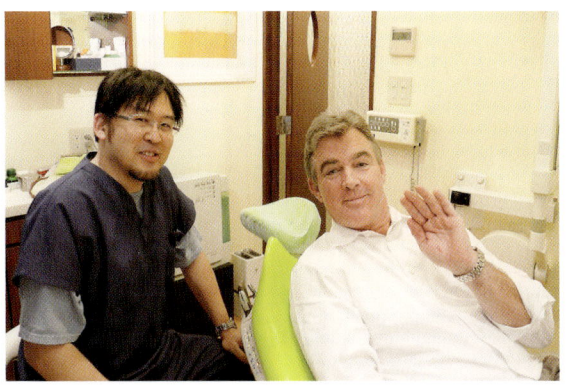

Table of Contents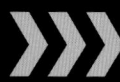

Recommendation 2

Introduction
根管治療を始める前に：痛みの診査・診断 7

Part 1
Access Cavity のテクニックを学ぶ 31

1．Access Cavity の重要性 34

2．Access Cavity を行う際の注意点 39

3．Access Cavity のキーポイント 48

4．失敗から学ぶ注意すべきポイント 62

Part 2
根管形成のテクニックを学ぶ 67

1．根管形成に使用する器具 70

2．根管形成のための基礎知識 77

3．根管形成前の準備：ラバーダムの重要性 85

4．穿通（Negotiation）　86

5．クラウンダウン法による根管形成（Shaping）　98

Part 3

トラブルへの対処・洗浄のテクニックを学ぶ　111

1．根管形成時に遭遇しやすいトラブル　114

2．洗浄（Cleaning）　121

Part 4

根管充填のテクニックを学ぶ　133

1．根管充填の考え方　136

2．根管充填材　138

3．根管充填　143

4．MTAによる根管充填　158

Recommended Instruments　169

おわりに　173

Introduction

根管治療を始める前に：
痛みの診査・診断

根管治療を始める前に：痛みの診査・診断 》》》

痛みの診査・診断の位置づけ

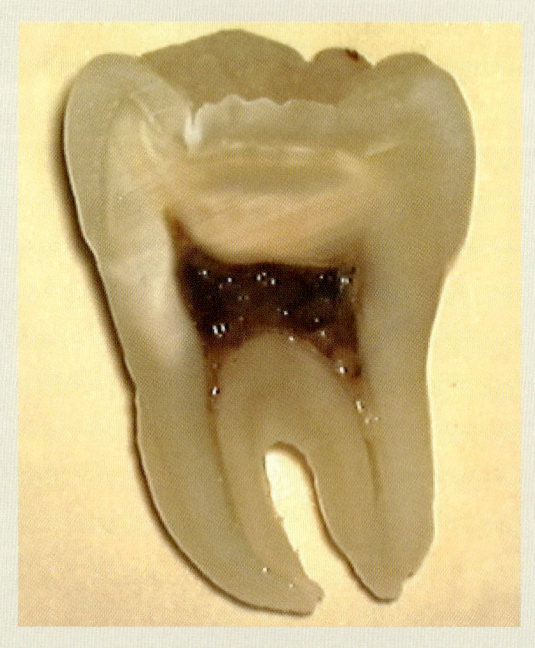

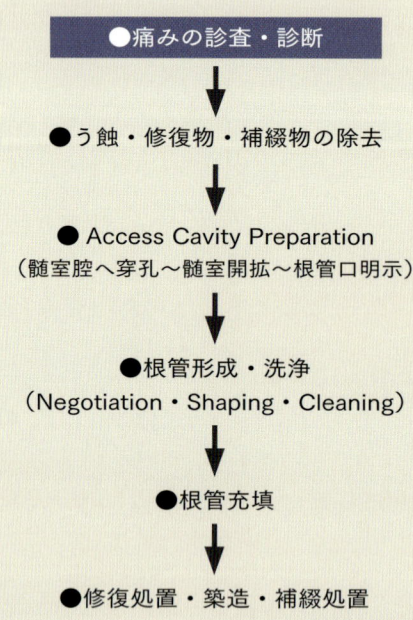

　たいていの患者は「歯が痛い」を理由に来院するが，患者が感じている"歯の痛み"は単にう蝕の延長線上にある歯髄炎や根尖性歯周炎により歯そのものが原因になっているものばかりとは限らない．痛みの原因が歯であれば（歯原性）歯科治療によって取り除くことができるが，そうでなければ（非歯原性）いくら治療を行っても患者の痛みを取り除くことはできない．そこで，ここでは最初の重要なステップである痛みの診査・診断について解説する．

Diagnosis of Heterotopic Toothache

異所性の痛みの仕組みと診査・診断

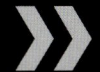

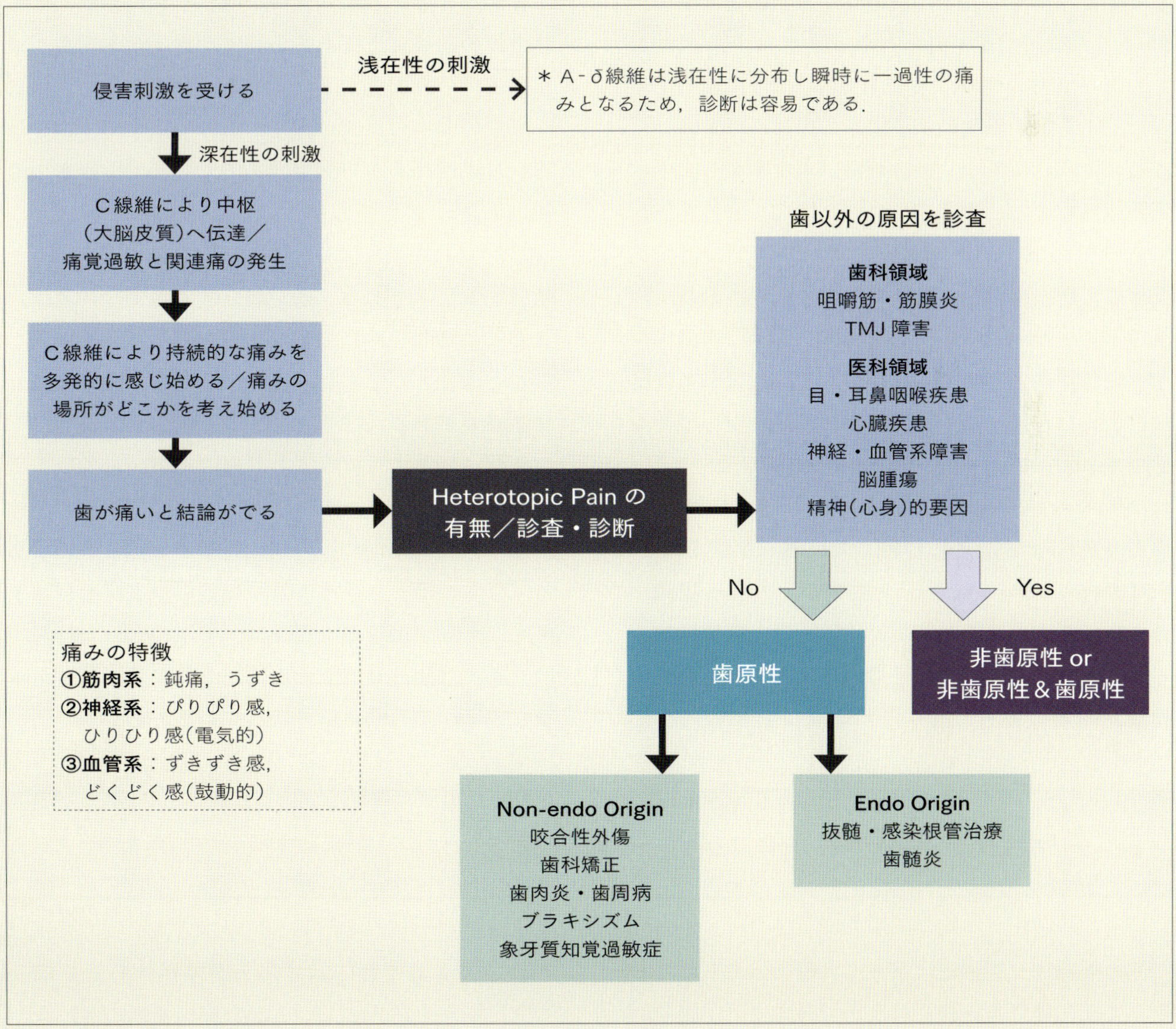

1．歯が痛い仕組み

歯痛を伝える神経線維を大きく分けると2種類ある．A線維(A-δ線維，A-β線維)とC線維である．これらの神経線維の特徴は以下のとおりである．①A-β線維：軽度の触覚，圧覚を伝える働きがある．太い有鞘の神経線維で伝達速度は速い．歯髄内のA線維の1割しか占めないが，歯根膜(PDL)のほとんどはA-β線維である．②A-δ線維：歯髄の外側に位置し象牙芽細胞層から象牙細管に入り機械的刺激に反応する．細い有鞘の神経線維で伝達速度が速い．象牙細管内溶液の動きに反応し痛みを伝達する(12-30m/s)．A線維の9割を占める．チクッ，ズキンとした一過性の痛み．歯髄電気診(EPT)に反応する．③C線維：細い無鞘の神経線維で伝達速度が遅い．歯髄の中程に位置し，機械刺激，温度刺激，化学的刺激に反応する．歯髄内の炎症に反応し痛みを伝達する(0.5-2m/s)．ヒリヒリ，ジーンとした持続的な痛みで関連痛の主な原因である．化膿性歯髄炎以上の痛みを伝える．EPTに反応しない．刺激に対する閾値が高いので大きな侵害刺激がなければ反応はない．したがってや探針などで歯髄を突っつくなどでtissue damage(injury)があると反応する．

これらの神経線維は口腔内だけでなく内臓から皮膚や筋肉など全身に分布している．A-δ線維はPDJ(Pulp Dentin Junction)や皮膚などの表層組織に分布し，痛みを伝える速度が速く，侵害刺激が加えられたときのみに感じる一過性の痛みなので原因の特定が容易である．しかしC線維は歯髄の中心部(core of pulp)，骨や筋肉など深部組織に分布していて痛みを伝える速度が遅く，侵害刺激が加えられた後にも持続的に痛みを感じるため原因特定が複雑なのが特徴である．

たいていの患者は「歯が痛い」を理由に歯科医院を受診する．そして，その大半は実際に歯が原因で痛みが生じているため問題の解決は容易である．言い換えると患者が感じる痛みの「場所」と「原因部位」が一致しているため，歯の治療により痛みを取り除くことができる．しかし，「歯が痛い」という訴えは単に虫歯の延長線上にある歯髄炎や根尖性歯周炎，または歯肉・歯周炎が原因であるとは限らない．つまり，歯の痛みの原因が歯そのものではなく，歯とは異なる場所にある可能性がある．そこで，診査の最初のステップは歯の痛みの原因が「歯」にあるのか「歯以外」にあるのか(「歯原性」か，「非歯原性」か)を鑑別することである．歯が痛みの原因でなければ，どんなに時間をかけて歯の治療を施しても痛みをとることはできないので，早々に他科の専門医に紹介する必要がある．

また，ここで重要なことは痛みの原因は1つとは限らないことである．長期間痛みが持続すると精神疾患も加わり新たに複合的な原因が生じることもある．さらには，多数歯う蝕や複数の根尖病変にさまざまな全身疾患を伴う痛みは，1本の「歯の原因」を取り除けば治るわけではなく，その発生にはさまざまな要素が複合的に絡み合っていることが多い．

2．異所性痛の発現するメカニズム

歯の痛みは三叉神経によって大脳に伝えられる．そして三叉神経は脳神経のなかで最大で，①眼神経(V1)，②上顎神経(V2)，③下顎神経(V3)から成り知覚と運動を制御している混合神経である(図1)．

この三叉神経の領域のあるところに痛みの原因刺激が入りC線維によってゆっくりと三叉神経脊髄路核へ伝達すると，脊髄路核内のレセプターが受信する．顎顔面領域を司っているそれぞれの神経核(レセプター群)は三叉神経脊髄路核では水平に配列している．顎顔面領域から侵害刺激が入力されると担当領域に応じてレセプター群内にシグナルが伝達される(図2)．このように，三叉神経脊髄路核では神経担当領域によりレセプター群の配置が層状(帯状)に区切られているように，顎顔面領域でもこの棲み分けが反映される．このため図のように神経の支配領域毎に縦型に帯状分布している．さらに同じ神経の支配領域内でもレセプター群内の各レセプターの担当部位により水平型に区分されている．レセプター群内の個々のレセプターも同神経支配領域内で区分された担当領域毎にさらに水平配列している．そして各レセプターが水平配列している順に顎顔面領域の区分も隣り合わせに水平配列している．つまり顎顔面の同じ領域内に1つの刺激が入力されると，刺激を実際に受けていない隣にある神経核内のレセプターも"共鳴"し，視床を経て大脳皮質に伝達される(図3)．その結果，大脳皮質では同時に複数の箇所から信号を受けることとなる(図4)．この結果，大脳皮質には痛みを感じる場所が複数箇所認識され異所性痛(関連痛)が発生するのだ．患者は痛みの場所を特定するために「1つ」の原因部位を探し求める傾向にある．

さらに，このC線維を通じて大脳皮質に持続的な侵害刺激が入力されると，中枢側では侵害刺激に対する閾値の低下により①痛覚の過敏化，そしてこれが波及することで②関連痛の発信という2つの特徴的な反応を示す[1]．これにより，ちょっとした刺激でもあちらこちらに痛みを感じてオーバーな反応になりがちである．たとえば，歯科医院の受付で歯に持続的な痛みを感じている患者は，それがさまざまな方向に飛び火していることが多い．中枢の過敏化にともない，普段なら何でもない些細なことに対しても閾値の低下により怒りやすく攻撃的な態度にでる傾向がある．過敏反応の状態にある体に感じるちょっとした感覚は，精神的な刺激(受付の些細な言動)を含め，すべてが「痛み」に変換されてしまう．このため，痛みをともなう患者は"切れ"やすい．心の痛みにも波及し我慢の閾値も低下しているからである．複数の場所で苦痛を感じるため患者自身が感じる痛みにも"誤解"が生じがちになっており，患者の訴えだけを聞いていると"誤診"する可能性がでて

図1　三叉神経の支配領域

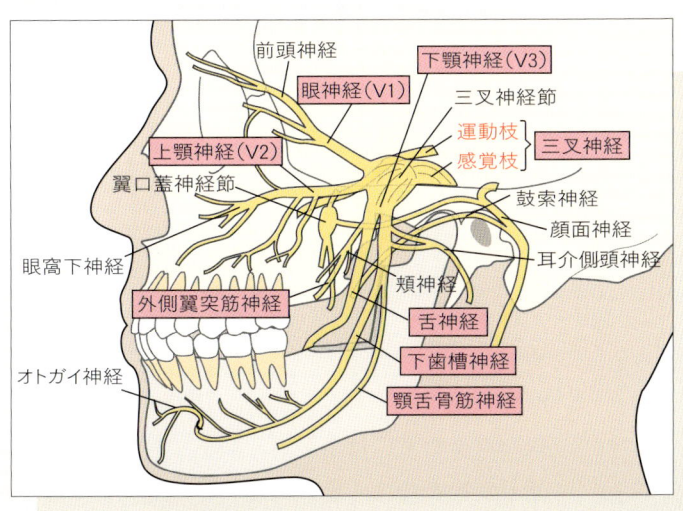

顎顔面の運動と感覚のコントロールは左右に分かれた三叉神経が司っている．したがって，筋肉の痛みと歯の痛みを混同してしまうことがある．右側の痛みを左側で感じることはない(逆もない)．

図2 顎顔面部神経支配領域区分と三叉神経脊髄路核内レセプター群区分の関係

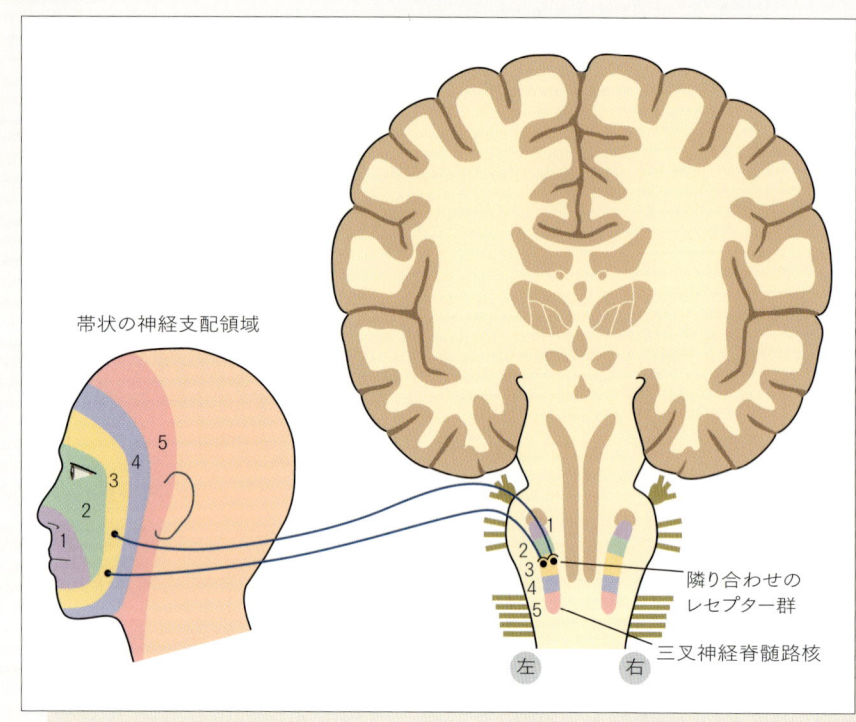

色分けされた顎顔面領域の担当は三叉神経脊髄路核内の色分けされたレセプター群と一致している．たとえば，顎顔面の黄色の領域（3）を担当するレセプター群は三叉神経脊髄路核の黄色のレセプター群（3）になる．同じ領域内である限り，同担当レセプター群内で処理される．

図3 三叉神経の支配領域

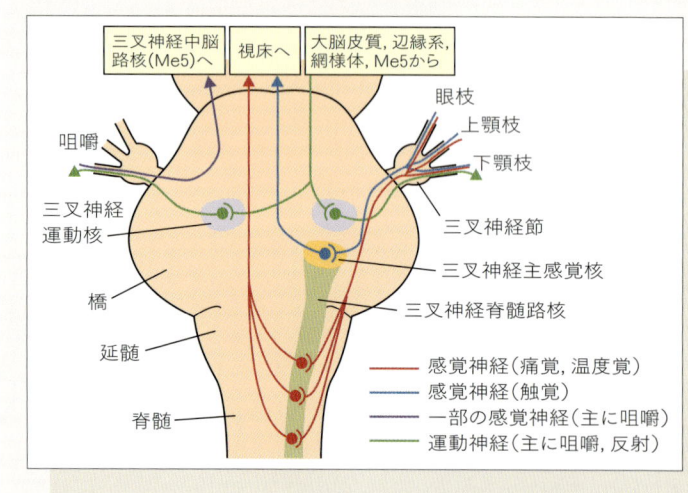

歯髄性の痛みは三叉神経脊髄路核で，歯根膜性の痛みは三叉神経中脳路核で処理される．咀嚼筋の運動は下顎神経のみを通して三叉神経運動核で処理されるが，痛覚は三叉神経脊髄路核で歯髄炎同様に処理される．

くる．つまり，患者が感じる痛みの場所と原因部位が異なっている可能性があるのだ．三叉神経領域にある持続的な歯の痛み（C線維由来の痛み）は患者が頭で受け止める想像的感覚（拡大解釈された感覚）からくるので，いわば「考える（決めつける）痛み」となるために始末に負えない．痛みで興奮状態にある患者を診る場合は，訴えに惑わされず冷静な診査・診断を行うことが重要である．

図4 区分けされた各々のレセプターと関連痛発生の仕組み

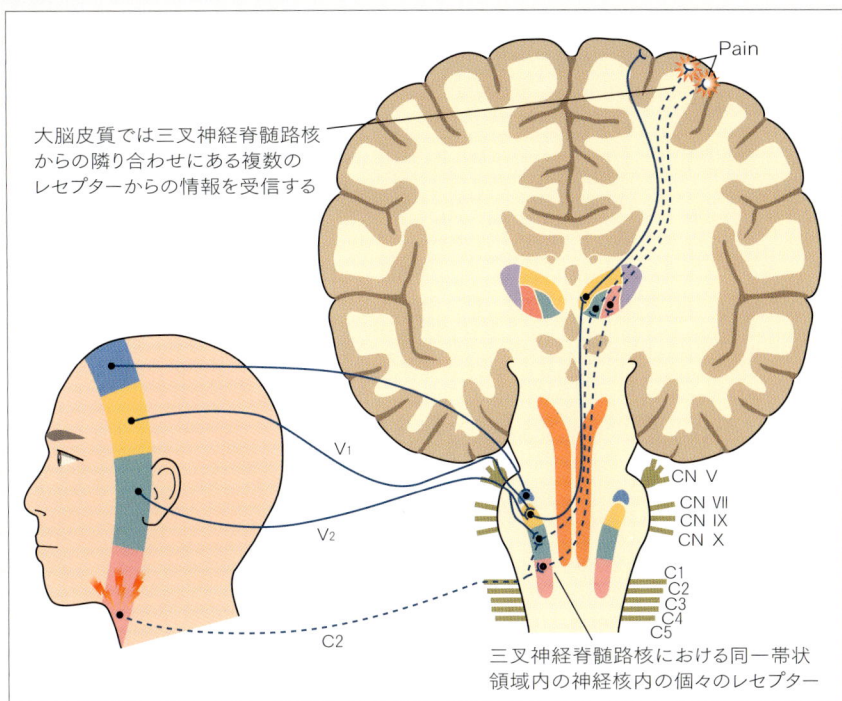

大脳皮質では三叉神経脊髄路核からの隣り合わせにある複数のレセプターからの情報を受信する

三叉神経脊髄路核における同一帯状領域内の神経核内の個々のレセプター

顎顔面部同一領域内の詳細な担当区分はレセプター群内の個々のレセプターの区分配列に反映されている．このため，隣り同士に配置されたレセプターは，侵害刺激伝達に対して影響（共鳴）し大脳皮質に複数のシグナルを出力してしまう．

3．異所性痛

　異所性痛には①Referred Pain（関連痛），②Projected Pain（投影痛），③Central Pain（中枢痛）がある．①は痛みの原因の部位を支配している中枢神経が同神経支配下にある別の場所で感じる痛みである．②は痛みの原因部位にある神経の延長線上（投影先）で感じる痛みである．③は中枢神経自体に痛みの原因があり，その神経支配下の部位で感じる痛みである（図5）．

　この異所性痛の原因を歯科中心に考えると2つに分けることができる．すなわち歯原性と非歯原性である．痛い歯の原因が他の歯にある場合は，歯原性異所性痛である．痛い歯の原因が顎関節や筋肉など歯以外にあるときは，非歯原性異所性痛である．顎関節症にはトリガーポイント（trigger point）が存在するので，咀嚼筋の触診により痛みが再現するかを調べる必要がある．トリガーポイントには活動期と潜伏期があり，潜伏期では触診により探すことはできなくなるので症状のでている活動期に診査することが大事である．筋肉を無理に伸ばしたり縮めたりすることで生じる筋膜・筋肉の炎症（偏った姿勢・重い物を肩に掛ける・ブラキシズムなどによる咬合面摩耗や抜歯などにより臼歯部バーティカルストップの喪失）により出現する非歯原性歯痛の原因部である．ここで歯が痛みの原因か否かを分類することは，歯を治療することで痛みを取り除けるかどうかにかかわることなので大変重要である．

　異所性痛の例をあげると，①下顎の右側第二大臼歯が壊死性歯髄炎で痛みの原因があり，上顎の右側

図5 Heterotopic Pain（異所性痛）

異所性痛の発現には、3通りの経路がある。歯科でもっとも頻度の高い異所性痛は関連痛（referred pain）である。中枢痛（central pain）は稀である。したがって、関連痛の発生領域をすべて診査することは、誤診の予防につながる。

①Referred Pain（関連痛）：痛みの原因の部位を支配している中枢神経が同神経支配下にある別の場所で感じる痛み。痛みを感じる場所に麻酔や処置をしても痛みの程度に変化なし。
②Projected Pain（投影痛）：痛みの原因部位にある神経の延長線上で感じる痛み。
③Central Pain（中枢痛）：中枢神経に痛みの原因があり、その神経支配下の部位で感じる痛み。

図6　7⏋が痛みの原因部で5⏋に痛みを感じた関連痛症例

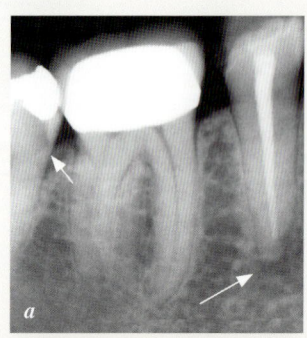
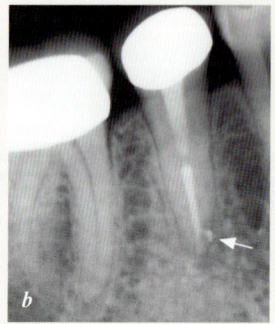
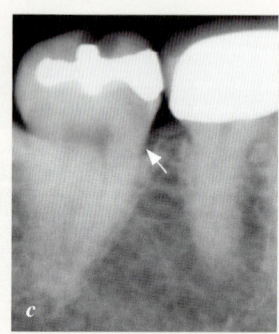
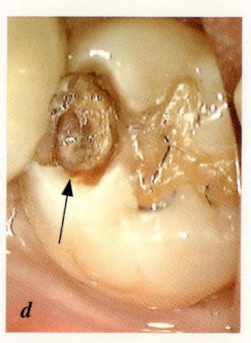
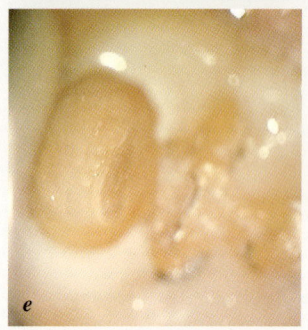

5⏋の咬合痛を主訴に紹介を受けた（a）。CT像で側枝がみつかり、根管治療中、咬合痛は消失していた（b）。その後すぐにクラウンが装着されたが、補綴処置後約2週間で再度咬合痛および夜間の自発痛も生じるようになり、悪化しはじめた（c）。関連痛を疑い診査したところ、7⏋近心側隣接面のインレーの下に大きなう蝕をみつけた（d）。インレーを撤去しう蝕を除去したところ露髄した。抜髄したところ痛みは完全に消失した（e）。7⏋に原因があり、ここの痛みが近心方向にも波及し異所性痛（関連痛）として感じていたと思われる。この症例の場合、5⏋と7⏋の両方か7⏋のみが原因歯であったと考えられる。

第一大臼歯と下顎右側第二小臼歯に痛みを感じる場合は歯原性関連痛（異所性痛：図6）である。上顎の第一大臼歯や下顎第二小臼歯の治療をしても痛みをとることができない。②僧帽筋の炎症に痛みの原因があり、下顎角部や第三大臼歯周囲または顎関節や側頭部に痛みを感じる。これは非歯原性由来の関連痛（異所性痛）なので、歯の治療では痛みをとることができない。関連痛の大部分は上方性に進むので下顎に原因があると上顎に痛みが生じる。③上顎前歯の知覚を司っている中枢神経部に腫瘍があり、歯の痛みを感じている場合は非歯原性の中枢痛（異所性痛）であり歯の治療では痛みをとることはできない。④帯状疱疹ウイルスが左側下顎神経に感染し下顎の左側前歯・臼歯部に痛みが生じた場合は、非歯原性由来の投影痛（異所性痛）なので痛みを感じる歯の処置をしても治らない。しかし、このウイルスが歯髄まで感染してしまうと歯髄炎（歯原性由来）になるため、抜髄しないと痛みを取り除くことはできな

Introduction　根管治療を始める前に：痛みの診査・診断

図7　帯状疱疹（herpes zoster）

- 神経節などに潜伏した水痘ウイルスが免疫力低下時（高度ストレス時）に再発する．
- 再発時には感染した神経節から知覚神経に沿って広がる．
- 三叉神経に感染すると歯が痛くなる（非歯原性）．
- 歯髄まで感染すると歯髄壊死することもある（歯原性）．

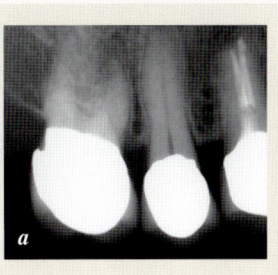
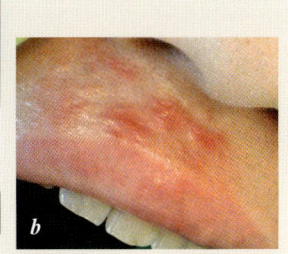

主訴は「上顎右側臼歯部がヒリヒリ痛む」であったが原因は見つからなかった．臼歯部に浸潤麻酔をしても痛みは消失しなかった．1週間後に上口唇に発疹を認めた．
a：術前のエックス線写真．b：初診日から1週間後の右側上口唇の写真．ヘルペスウイルスが右側上顎神経に感染した非歯原性歯痛と思われた．

い．帯状疱疹では感染した神経節からその神経支配領域に沿って痛みがでて発疹が現れる典型的な投影痛である．子どものころは，水痘・帯状疱疹ウイルスが感染し水疱瘡が発症する．しかし治癒後も神経節などにウイルスが残り，高齢化や病気などで免疫力が低下したときに息を吹き返して帯状疱疹という形で発症する．皮疹が治っても痛みが残ることや皮疹が出現する前に歯が痛くなることもあるので既往病歴の問診は重要である．エックス線写真で歯の異常はなく，免疫力の著しい低下と漠然と「片側の歯が痛い」などのような症状を呈していたら帯状疱疹による投影痛の可能性がある．帯状疱疹からの投影痛であれば，歯科治療では治らないため，抗ウイルス薬の投与や免疫力を増強するなどの処置が必要となる（図7）．

4．非歯原性の異所性痛

痛みの原因が非歯原性でなければ歯原性であり，その逆もありえる．歯原性の痛みと結論を出すには非歯原性の原因で歯が痛くなる原因にはどのようなものがあるか知っておく必要がある．

1）筋・筋膜炎

非歯原性由来の異所性歯痛の原因にもっとも多いのが筋膜痛である．患者は顎関節に異常をともなう場合や筋肉に外傷または障害がある場合，咬合時や咀嚼時に痛みを感じるため，「歯が痛い」と訴えてくることが多い．咬合や咀嚼時には咬筋などの咀嚼筋が収縮するので，筋膜に炎症があるとC線維により痛みの信号が大脳皮質に伝播される．咬合や咀嚼時に感じる歯痛が歯原性であれば歯根膜炎をともなっている．しかし，歯根膜炎がなければ歯原性ではない．咬合時の筋肉（膜）痛のシグナルはC線維により中枢へ伝達されるため，関連痛が発生し誤診する恐れがあるので注意しなければならない．関連痛の診断には痛みを感じる歯に局所麻酔を奏功させることである．歯に痛みの原因がなければ麻酔を打とうが痛みは消えない．逆に痛みが消えれば関連痛はない．関連痛であれば原因部の触診（トリガーポイント）な

どにより刺激が入ると痛みは増加する．痛みと関連していそうな箇所の触診と痛みを感じている歯の麻酔は，非歯原性を鑑別する重要なポイントとなる．

非歯原性異所性痛の代表例である顎関節症（痛）の特徴について図8にまとめたので参照していただきたい．

2）上顎洞・鼻粘膜炎

次に頻度が高い非歯原性異所性痛は上顎洞・鼻粘膜炎である．通常は目の下や鼻の横を押すと痛いなどの訴えがある．上顎洞粘膜炎は鼻粘膜まで炎症が波及しない限り，通常は大きな痛みは感じない[2]．上顎洞・鼻粘膜の痛みは関連痛や痛覚過敏を引き起こす．痛覚過敏症は上顎の数本にわたる歯に痛みを引き起こす．とくに打診痛や圧痛が特徴なので，根尖性歯周炎と症状が似ている．したがって，被疑歯の根尖透過像やCT画像の上顎洞粘膜の肥厚などのエックス線画像診査による鑑別が必要となる．

3）神経血管障害

神経血管障害が原因で偏頭痛や群発頭痛が歯痛と同時に出現することがある．偏頭痛は4〜72時間持続し，普段している運動で痛みが悪化する．群発頭痛は15分〜2時間持続し，2日に1回〜1日8回くらいの頻度で起こる．急性症状には100％酸素を吸引することで緩和されるのが特徴である[3]．関連痛が生じる部位は上顎前歯から小臼歯である．

4）神経因性疼痛障害

神経因性疼痛異常として痛みを伝播する神経そのものに異常がある，「神経痛」「神経腫」「神経炎」「神経障害」があげられる．ウイルス感染，腫瘍，薬害，外傷，外科処置などから神経が障害を受けて生じる痛みなので非歯原性の投影痛である．歯科では三叉神経痛の頻度が多いので，既往歴を問診することで鑑別できるものが大半である．

5）心臓疾患

心臓疾患が原因で歯の痛みとして現れることがある．心筋梗塞や狭心症などでは，胸部の痛みが左側の腕，肩，首，そして顎顔面などに関連痛を引き起こすとされる．とくに狭心症は歯だけに関連痛を引き起こすことがあるという[4]．そしてその痛みは歯髄炎のような感覚で，たいていの場合下顎左側の臼歯部に出現する．この心臓疾患が原因の歯痛の特徴は，アドレナリンが増加するような行動時（激しい運動，興奮，怒りなど）に心臓に負荷がかかり痛みが悪化することである[5]．逆に安静にすることで痛みは沈静化する．当然ながら歯科治療では痛みをとることはできない．非歯原性異所性痛のための鑑別診断としては痛みを感じる歯に麻酔しても変化がないことと，心臓疾患の既往があることである．

6）心身性疾患

最後に心身（精神）性疾患が原因で歯の痛みを感じる身体表現性障害がある．しかし，心身症が原因で歯が痛くなる頻度は非歯原性由来のなかではもっとも低く，他の異所性痛の原因が否定されたときにその可能性を考えるべきである．また虚偽性障害や詐病とも異なるので鑑別診断が必要である．前者は身体症状または精神症状を意図的に産出したり，ねつ造したりするものをいう．後者はある目的を達成するための仮病である（会社を休むために歯が痛くなるなど）．身体表現性障害は患者が心因性の原因により実際に感じる痛みである[6]．歯科領域では同時に多数の歯が痛くなったり，痛みが1つの歯から別の歯に移動したりなど不安定な症状が特徴である．強度の心因性のストレスにより痛みは増加するといわれている．また他のことに集中していると痛みがでにくいなど，そのときの精神状態により痛みの程度が変化することもある[7]．

実際に軽度の歯髄炎などの歯原性痛がある状態で心身的なストレスが加わると中枢での疼痛過敏化と疼痛閾値が下り「歯の痛み」が増加することもある．歯の処置を終えても心身的な要因が残ってしま

うとフラッシュバックして痛みが消えないこともある．痛みとストレス(心因的外傷)がリンクして痛みが再燃するからである．このような症状には，ストレスを緩和することが最重要である．このため，患者との信頼関係を密にしたり，悩んでいることを聞いたりなどの心療内科的な治療を含めて対処すべきなのだ．

本物のプロフェッショナルは技術の確かさは言うに及ばず，顧客との絆も強固である．たとえば，一流の料理人は客を満足させるために心を込めて料理をつくるだけでなく，客への丁寧な説明も欠かさないという．つまり客に心のこもったサービスを提供することで客との良好な信頼関係を築き(ストレスを与えない関係)，料理をより美味しく味わってもらうポジティブ効果があるのだ．

5．歯原性の関連痛

痛みの原因が歯原性(歯由来)または歯原性を含んでいることが強く疑われた場合には，歯科領域の診査・診断を進めていく必要がある．歯原性痛で診査することは，原因歯の特定とエンド由来かノンエンド由来かの原因の特定である．歯が原因の痛みであっても，原因歯をすぐに特定できるとは限らない．「歯同士」で関連痛の影響を受け，痛みを感じる歯と原因歯が一致しないことがあるためだ．このため歯原性痛の診査診断にも被疑歯の関連痛領域のすべての歯を診査する必要がある．実際，電気歯髄診で電気刺激を歯に与えたときに「どの歯に刺激を与えたか」を的確に答えられる患者がたったの37.2%しかいなかったとの報告もあるほど，患者の感覚は当てにならない[8]．

図8　歯原性関連痛・顎関節症(痛)の特徴

歯原性関連痛の特徴

- 片側性で臼歯部の1歯だけに発現することが多い．
- 前歯部の発現頻度は少ないが，生じる場合は対顎同側前歯または上下顎の両方に発現する．
- 下顎から上顎の方向(中枢方向)に進むことが多い．
- 前歯から臼歯，およびその逆の方向への発現は稀．
- 根管治療中，歯周炎，サイナストラクトのある歯(他のことに気が逸れたり，治療してもらっている安心感から)の発現は稀．
- 強い刺激だけに発現する(弱い刺激ではC線維は活性化しない)．
- 同部位に中等度の痛みの既往あり(C線維活性の既往)．
- 歯髄炎で激痛になると部位の特定が困難になる(C線維が反応するため)．
- 痛い歯に麻酔しても痛みは消失しない．

顎関節症(痛)の特徴

- 中年女性に多い．
- 顎関節周囲の痛み，下顎運動障害，関節部雑音をともなう．
- 歯痛，頭痛，耳痛として症状もでる．
- 顎関節部の痛みよりも周囲の筋肉などの軟組織の痛みの方が強く感じる．
- トリガーポイントが筋肉内に存在し，触診で関連痛が生じることが多い．
- トリガーポイント部自体が痛みの原因であることもある．

また，第二大臼歯に電気刺激を与えたときに，「刺激された歯が上下顎のどちらであったか」の正解率はたったの85％であったが，第一大臼歯に刺激を与えた場合は95％で，前歯では100％であったとの報告があり，原因歯が後方歯であればあるほど痛みは分散する傾向にあることがわかっている[9]．臼歯部に痛みの原因があれば対顎の臼歯部や耳周囲に関連痛が波及するが，前歯部に波及することは稀である．歯原性の関連痛の特徴については図8を参照していただきたい．

また，患者が最初に感じたときの痛み（A-δ線維の反応）の場所とその原因歯とは一致していることが多いが，最初の痛みから時間が経過してしまうと複雑になることも報告されている．これはC線維が刺激されることで持続的な痛みが発生し，中枢で痛覚過敏化して関連痛が引き起こされるからである．したがって時間が経つほど痛みは分散し，その原因がわかりにくくなるので，早期の診断と痛みの既往歴を問診することは正確な診断をするうえで大変重要なことである．

6．歯原性痛の診査・診断

まずは診査として痛みを感じる歯が原因歯なのか，そして根管治療することで痛みを取り除けるか判断しなければならない．すなわち，その原因がエンド由来かそれ以外（ノンエンド由来）かを鑑別することである．患者の感じる"歯の痛み（歯原性痛）"は歯肉・歯周炎が原因であることも多いので，最初に診査する必要がある．エンド由来でも歯周病に似た症状を呈することやエンド・ペリオの合併症もあるので，鑑別診断しなければならない．エンド由来か否かの診査項目を以下にまとめる．

1）歯周ポケット

一般的に歯周ポケットが全周深くなっており，水平性骨吸収が認められる場合，歯周病の可能性が高い．これに対して，局所的に深いポケットが存在し垂直性の骨吸収像を呈しているような場合は，エン

図9～11 咬合性外傷によりサイナストラクトが生じた症例

咬合調整のみでサイナストラクトが消失

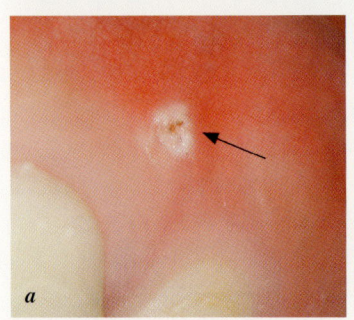 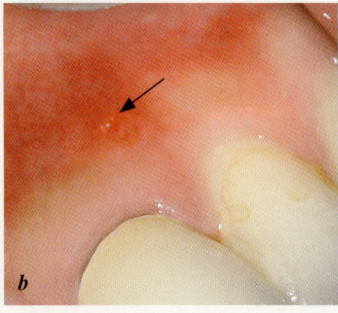 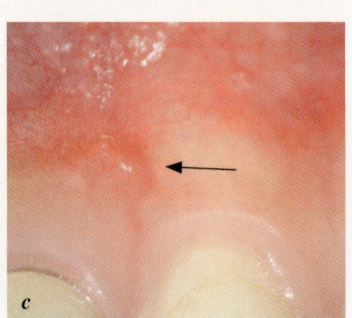

a：⌊1 の根遠心側歯肉にサイナストラクトを認める．*b*：咬合調整後1週間でサイナストラクトは縮小した．*c*：咬合調整後1か月でサイナストラクトは消失した．

Introduction　根管治療を始める前に：痛みの診査・診断

Dual Bite

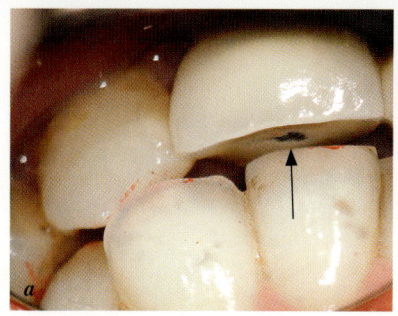
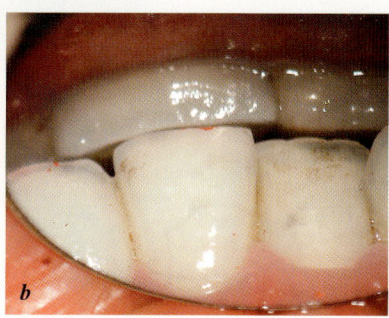

a：通常の CO の位置での上下顎前歯の状態．⌊1 は下顎前歯と咬合していない．しかし，⌈1 の切縁と⌊1 の口蓋側面に咬耗を認める(矢印)．*b*：2～3回タッピングした後にもう一度咬合した状態．⌈1 と⌊1 に早期接触を認める．

エックス線写真上の透過像が消失していく過程

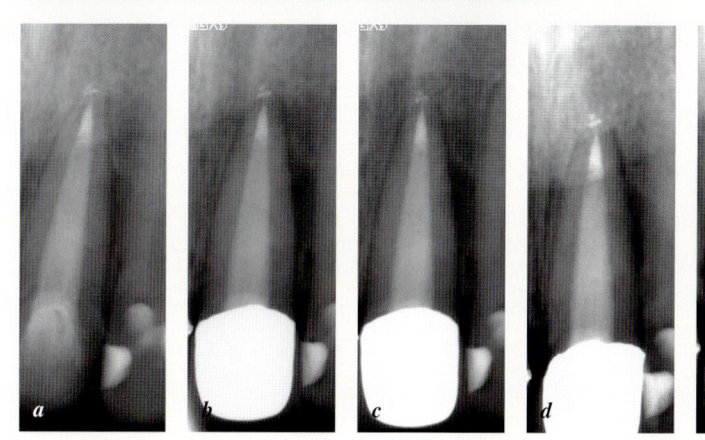
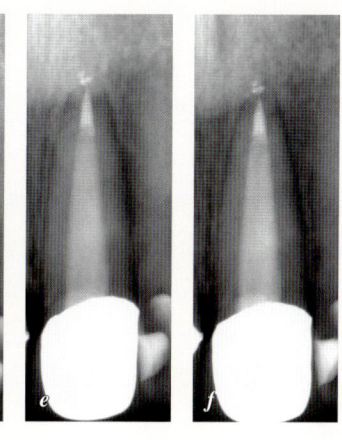

a：根管治療後のエックス線写真．*b*：補綴物装着後6か月のエックス線写真．⌊1 の遠心側に透過像を認めた．*c*：咬合調整後1か月のエックス線写真．透過像は少し縮小した．*d*：咬合調整後3か月のエックス線写真．透過像は消失傾向に入った．*e*：咬合調整後6か月のエックス線写真．咬合調整前にあった透過像の大きさの1/3ほどになった．*f*：咬合調整後10か月のエックス線写真．透過像はほぼ消失した．

ド由来である可能性が高い．とくに失活歯の感染が，根尖孔や根管側枝の開口部から波及し歯肉溝に達して深い歯周ポケットを形成する場合もある．逆に歯周病が進行し側枝などから上行性歯髄炎になり失活してしまう場合もある．また，垂直性の歯根破折でも亀裂に沿って局所的な深い歯周ポケットが生じることが多い．さらに，根管内の感染が髄管や側枝を通って根分岐部病変を生じることもあるので，歯髄の生死を確認しておかなければならない．咬合性外傷で局所的に歯槽骨が破壊され歯周病が誘発されて垂直性の骨吸収を生じる場合もある．エックス線写真的には，歯根膜の肥厚や骨縁下に透過像を認める．この場合，早期接触している場所の咬合調整により改善される(図9～11に一例を示す)．いずれにしても，痛みの原因がノンエンド由来であれば原因歯に根管治療を施しても改善しない．

2）腫脹

腫脹部が前歯部の口蓋側にあれば，側切歯や第一小臼歯の口蓋根管が原因であることが多い．側切歯の根尖は50％以上が遠心や口蓋側に向かってそれている．臼歯部の口蓋側に腫脹を認めれば，上顎臼歯

の口蓋根が原因であることが多い[10,11]．歯肉頬粘膜移行部の腫脹は上下顎のいずれの歯にも起こりえることで，とくに原因歯の根尖が頬(唇)側歯槽骨を突き破り筋付着部下方に達しているような感染根管に多い．舌下隙の腫脹も同様に原因歯の根尖が舌側歯槽骨を突き破り，顎舌骨筋付着部の上方に達している感染根管に多い．

3) サイナストラクト（排膿路）

サイナストラクト(sinus tract)は感染に対する排膿路であり，以前は「fistula」または「フィステル」とよばれていた．しかし，フィステルの定義は内臓間の異常な交通路や上皮に覆われた通路となっているため，AAE(米国歯内療法学会)では2003年から「sinus tract」に統一した．サイナストラクトの大部分は実際上皮で覆われてないことが報告されている[12,13]．一般的に，サイナストラクトを有する歯は"排膿路"より膿が外部へ出され，内圧が上昇しないため痛みを感じないとされる．したがってサイナストラクトが形成される前には，さまざまな痛みが生じることが多い．サイナストラクトの開口部（瘻孔）が存在する歯が必ずしも原因歯とは限らないので，被疑歯の診断には#25程度の細いガッタパーチャ(GP)ポイントを開口部から抵抗を感じるまで挿入し，この状態でエックス線写真を撮影する(図12)．そして，GPポイントの先端部と接する歯根がサイナストラクトの原因歯となる．サイナストラクトの開口部が歯肉溝にある場合は，歯根表面に沿って細く局所的な（1点のみの）ポケットが生じる．このようなポケットが生じる場合の原因は，垂直性の歯根破折か化膿性根尖性歯周炎や歯根表面に存在する発育溝である．また，歯周膿瘍でサイナストラクトが生じる場合ポケットは閉じているのでエンド由来のサイナストラクトと似た症状を呈する．この場合，被疑歯が生活歯か失活歯か，瘻孔に挿入したGPポイントの位置などから原因を推測していくとよい．

4) 打診

患者が咀嚼時に痛みを感じているなら，打診により痛みを再現することができる．また打診が陽性の

図12 サイナストラクトの原因歯を発見する方法

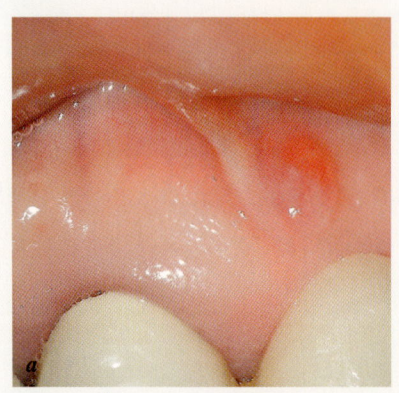 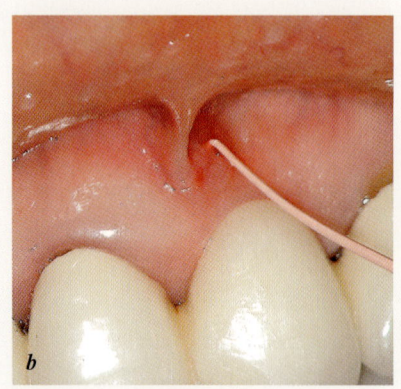 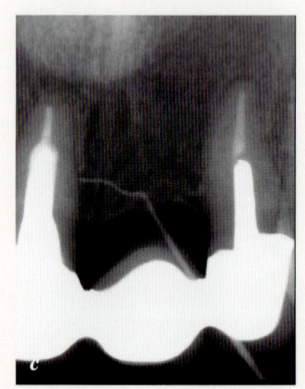

a：|1 付近にサイナストラクトを認める．自発痛はまったくないが，左の鼻の下に違和感を感じるとのこと．しかし実際は|1 は欠損歯である．*b*：サイナストラクトの開口部から#25のGPポイントを抵抗を感じるまで挿入した．*c*：サイナストラクトを通り|1 の根中央部の近心側に到達した．|1 の近心側には6 mmの垂直性の歯周ポケットを認めた．根尖透過像はなく，垂直性の打診は陰性であったことから，歯周膿瘍か歯根破折が疑われた．|1 の近心側歯周ポケットはブリッジのダミー部により圧迫されていた．このため歯周ポケットが閉塞しやすい環境にあったので，サイナストラクトが形成された可能性がある．

場合は歯根膜に炎症があることを示唆している．歯根膜や咀嚼筋からの情報はA-β線維によって三叉神経中脳路核へ伝達される．歯根膜内の感覚受容はA-β線維が大部分を占め，伝達速度が早く関連痛は発生しない[14]．一方，歯髄の痛みはA-δ線維とC線維により三叉神経脊髄路へ伝達される．このため，初期の歯髄炎（知覚過敏症）ではA-δ線維により一過性の痛みを即効で伝えるので原因歯の特定は容易だが，不可逆性の歯髄炎に進行するとC線維により関連痛が生じるので原因歯の特定が困難となる．しかし，さらに歯根膜まで炎症が波及するとA-β線維により特定が容易になる．したがって，炎症がエンド由来であれば根尖性歯周炎を起こしている歯の方が歯髄炎の歯よりも打診をとることで原因歯の発見が容易である．打診陽性に加え根尖周囲にエックス線透像を認めれば，痛みの原因歯が特定され根尖性歯周炎（エンド由来）の診断を下すことができる．また，ノンエンド由来で打診が陽性となる要因は外傷，矯正の動的処置歯，咬合時の早期接触，歯周病などがあり，これらが二次的に歯根膜炎を起こすのでエンド由来との鑑別が必要である．

　打診のとり方としては，事前に患者に何をこれから行うかを告げる必要がある．とくに急性症状をともなう患者の精神状態は恐怖と不安で，痛覚過敏状態でもあるので正確な反応を示さないこともある．このため，反対側の同種の正常な歯とその前後の歯をまず指でタッピングし痛みの程度の基準を設定する．次に被疑歯の歯を同じ強さでタッピングして痛みの程度を比較させる．痛みの程度に差がないようであれば，次にミラーの柄の平らな部分を使い垂直水平打診を行う．痛みの原因歯であれば打診に対して再現性があるはずなので，何度か繰り返し同じ結果が得られることを確認しなければならない．垂直性打診が陽性であれば根尖性の炎症，水平性打診が陽性であれば歯周性または咬合性外傷の炎症である．両方が陽性であれば痛みはエンド・ペリオの両方に由来していることが推察できる．

5）動揺

　動揺の程度は歯周組織の崩壊度合いを示しているので，エンドあるいはノンエンド由来で炎症が進行した結果である．エンド由来では感染が歯根膜腔に波及したときや歯根破折，ノンエンド由来であれば矯正の動的処置，転倒や事故などによる外傷，咬合性外傷，ブラキシズムや舌突出癖などの口腔悪習癖，歯周病などが原因で二次的に歯根膜の肥厚や歯槽骨の吸収が起き歯の動揺につながる．これらの動揺要因が除去または改善されれば，たいてい動揺は正常な状態にもどる．動揺度の診査には打診と同様に指やミラーの柄の平らな部分を使うとよい．また個体差もあるので，被疑歯の反対側の正常な歯を基準にして診査すると偏見のない測定ができる．

6）歯原性痛の診査・診断のまとめ

　以上，歯原性の原因を総括するとエンド由来では歯髄炎・根尖性歯周炎，ノンエンド由来では象牙質知覚過敏症・歯肉炎・歯周炎・咬合性外傷・悪習癖・矯正の動的処置などによる痛みが考えられる．

　口腔内診査から，ノンエンド由来では知覚過敏の原因である咬耗や摩耗による象牙質露出のチェック，舌突出癖やブラキシズムの有無，歯肉の炎症と歯周ポケット検査，口腔粘膜の炎症のチェック，動揺度のチェック，矯正装置の有無などから判断していく．

　エンド由来ではまず生活歯か失活歯かを調べ，生活歯であれば歯髄からの反応があるので抜髄するか否かを診断しなければならない．つまり可逆性歯髄炎か不可逆性歯髄炎かを診断しなければならない．また，ペリオ由来で上行性歯髄炎になるケースやエンドとペリオの両方が同時進行しているケースもあるので，つねにそれらの兆候に気を配らなければならない．失活歯で歯根膜まで炎症が波及していれば打診により容易に原因が判明する．CT画像やエックス線写真からは根尖部透過像の有無，歯槽骨吸収の有無と水平性か垂直性吸収か，そしてそれが局所性か広範囲性か，さらに歯槽骨の吸収がない場合は歯根膜腔の肥厚をチェックする．とくに急性期の根

How to Endodontics

図13 打診から始める歯原性痛の診査・診断

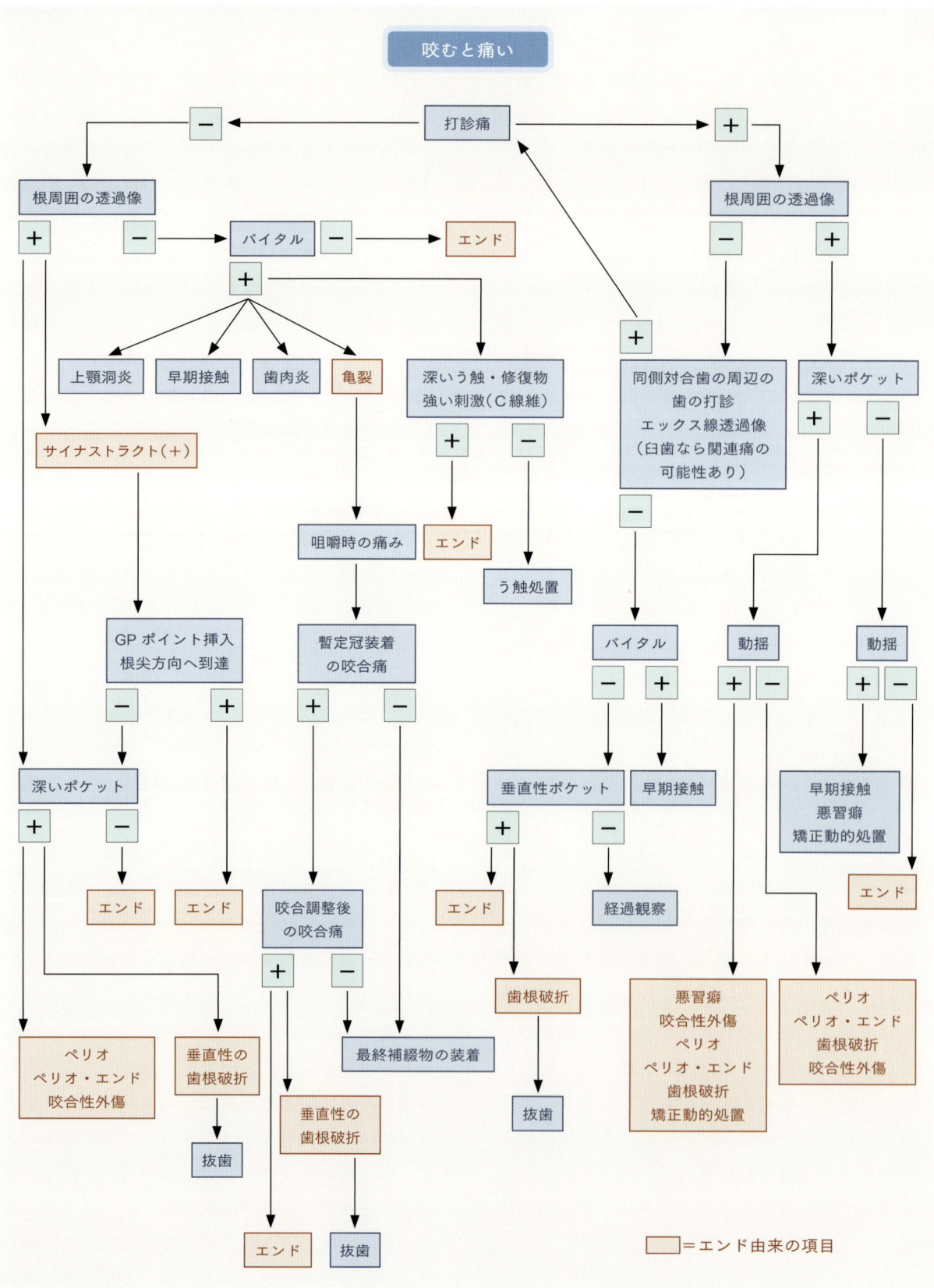

Introduction　根管治療を始める前に：痛みの診査・診断

尖性歯周炎や咬合性外傷では歯根膜腔がまず肥厚しているだけで，骨吸収像はともなわないので注意しなければならない．

よくある歯原性痛の診査・診断のパターンを図13にまとめたので参考にしていただきたい．

7．エンドオリジン（由来歯）の診査・診断

歯痛の原因がノンエンド由来であることが否定されたならばエンド由来となるので，根管治療により患者の痛みを取り除くことができる．そこで原因歯が歯髄炎か根尖性歯周炎か，またどの程度炎症が進行しているか，痛みの原因は複数歯か単数歯なのかにより処置方法も異なるので最初に診査する必要がある．

1）被疑歯（生活歯）の診査

正放射線投影法と近遠心からの偏心投影により，エックス線写真を最低3枚は撮り，診査の参考にするのが望ましい．偏心投影した複数のエックス線写真により歯根形態や透過像の位置や大きさを大まかに確認できる（図14）．健全歯のエックス線写真は歯根膜腔の肥厚がなく，打診痛や触診痛を認めないの

図14　3枚のエックス線写真からわかること

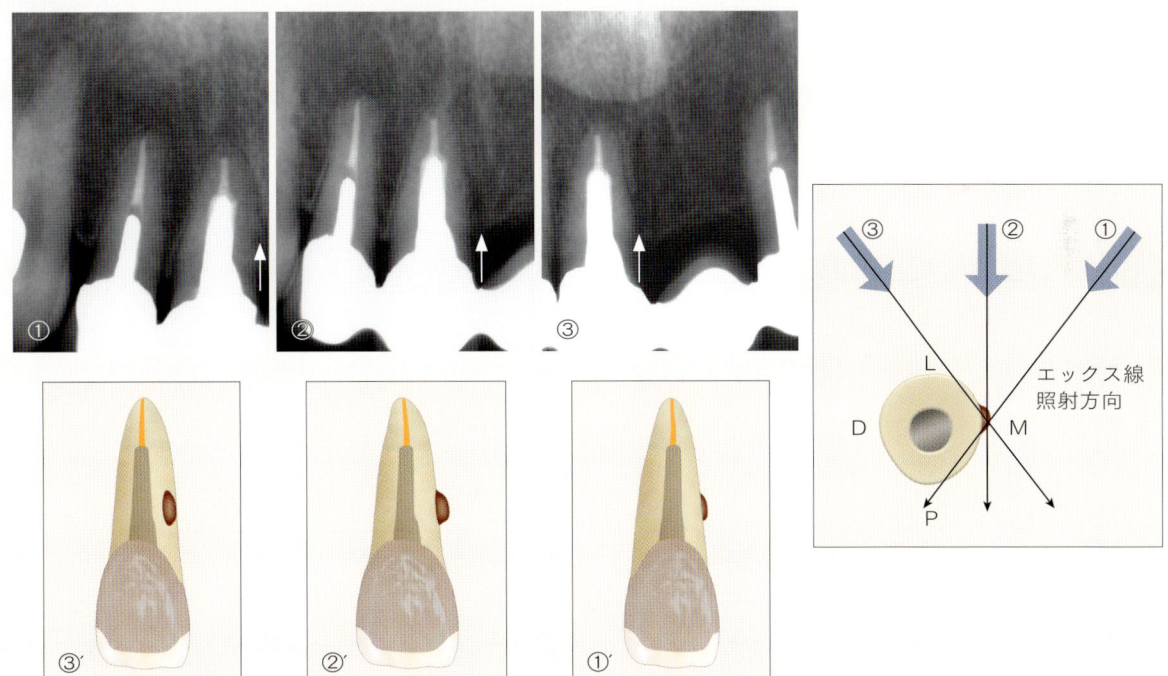

術前の偏近心投影法，正放射線投影法，偏遠心投影法による1のエックス線写真．①：偏近心投影法では根中央部近心側の透過像は歯根の近心内側に現れるので不明瞭である．②：正放射線投影法では根中央部近心側に透過像を認める．③：偏遠心投影法では根中央部近心側の透過像は歯根の近心外側に現れるので明瞭である．3枚のエックス線写真により根中央部近心側に骨欠損があることが考えられる．

が特徴である．痛い歯が失活歯であれば打診には反応を示すが冷温刺激に反応はなく，大きめの補綴物や修復物などの存在や根管治療の形跡または根尖透過像を有するはずである．

　生活歯であれば歯髄電気診(EPT)，エアブロー，冷刺激などに反応し，根管治療の形跡がなく深いう蝕や外傷などによる象牙質が露出しているはずである．ブラッシング法やブラキシズムなどの習慣性口腔癖(悪習癖)の問診と合わせて診査すると原因解明に役立つ．とくに痛い歯の冷温痛の有無は生活歯の歯髄の炎症レベルの診断に役立つ．健全歯の歯髄ではEPTや冷刺激に対しては歯髄外側に位置しているA-δ線維により一過性の反応を示すが，温刺激には冷刺激ほどの明瞭な反応はない[15]．各種の刺激に対して一過性の痛みが生じているだけなら可逆性の歯髄炎となるので，まずはう蝕を除去し覆髄処置を施す必要がある．温刺激は熱コントロールが難しいが通常はヒートキャリアーかGPを火に炙り温めて使うことが多い．高温になりすぎて歯髄に不可逆性の変性を起こす危険があり，毎回同様の結果が得にくいので注意が必要である[16,17]．

　冷刺激や電気刺激に対して反応がなく，強い物理的な刺激に少し遅れて持続的な痛みが生じたならばC線維による中枢への刺激伝達が考えられる．このような場合，C線維は歯髄の中程に位置しているので炎症は歯髄外側のA-δ線維が崩壊し歯髄深部に達していることが考えられる．したがって不可逆性歯髄炎となっている可能性が高く，痛みを止めるためには抜髄処置を施す必要がある．またC線維は関連痛を引き起こすため，「痛みを感じる歯」の同側の前後と対顎歯やその前後の歯が原因歯である可能性もある．またとくに原因歯は1つとは限らないので，被疑歯と同側の多数歯に深いう蝕を認める場合はすべて同様の診査を試みなければならない．前歯部と臼歯部の神経支配は異なるので，臼歯に原因があり前歯が痛むことやその逆になることは稀である．

2）不可逆性歯髄炎

　不可逆性歯髄炎の場合は抜髄することが正しい治療となるが，これを裏付ける決定的なエックス線像の特徴はない．しかし，ときとして根尖歯周組織へ炎症が波及し歯根膜腔が肥厚したり[18,19]，骨炎による骨密度凝縮性の不透過像を呈する場合がある[20]．また臨床症状からの目安としてはC線維が活性化しているので自発痛の既往や睡眠中に痛みで目覚めた既往があるか[21]，また痛みが中程度以上か，そしてその痛みを感じている時間が長ければ長いほど[22]，不可逆性歯髄炎の可能性が高いという報告がある．また不可逆性歯髄炎には痛みの症状が「あるもの」と「ないもの」の2つのタイプが存在する[15,18]．

3）無症状の不可逆性歯髄炎

　無症状(痛みのない)の不可逆性歯髄炎では，外傷などにより歯髄への血行不良を起こし無症状のまま失活してしまう場合や，修復物や補綴物で象牙質は覆われているものの，その内部にう蝕が存在し，これが徐々に拡大し歯髄へ達したことで不顕性感染が成立する場合である．いずれの場合でも痛みを認識しない程度にゆっくりと低刺激で歯髄炎を起こすので，患者自身の自覚症状をともなわないことが多

図15 A-δ線維とC線維の活性の違い

特徴や反応	A線維	C線維
伝達速度	早い	遅い
痛み	鋭い	鈍い
位置	PDJ	歯髄中央
冷刺激	＋	－
温刺激	＋	＋
EPT	＋	－
場所の特定	容易	困難
関連痛	なし	あり
活性閾値	低い	高い
低酸素状態	－	＋
歯髄内圧上昇	ない	ある
炎症性メディエーター	なし	ある

い[23~25]無症状だからといって根管治療を施さないと歯髄は壊死して根尖性歯周炎へと発展していく[26,27].

さらに稀ではあるが，歯髄ポリープもこの症状のないものに分類される．歯髄ポリープは血液供給の豊富な根未完成歯に多くみられ，細菌感染に対して血行がよいので抵抗力が高い[24,28~34]．う蝕を通して歯髄組織は増殖し免疫反応による排膿路も確保されているので，咀嚼時に傷がつくなどにより刺激されない限り痛みはほとんど感じない(何もしなければ痛くないが，食事中のみ刺激されて痛くなる場合もある)[33,35]．成長すると口腔粘膜と交わり重層扁平上皮で覆われるようになり，露髄面が保護されるので痛みをさらに感じなくなる[23]．エックス線写真上の特徴は，歯髄に達している大きなう蝕で根未完成歯であることが多い．痛みはないが歯髄全体が炎症を起こしている不可逆性歯髄炎なので，抜髄しなければならない[23]．

4）症状をともなう不可逆性歯髄炎

症状のある(痛みのある)不可逆性歯髄炎ではC線維の活性化により自発痛をすでにともなうものや歯に刺激を与えると持続性の痛みを感じるなど，臨床的にはよくあるタイプである[18,36]．とくに初期の不可逆性歯髄炎ではA-δ線維も痛みを伝達するので，冷温刺激の両方に痛みを感じて刺激を取り除いた後でもC線維によりしばらく痛みが持続するのが特徴である[36]．痛みの種類はA-δ線維が刺激されれば刺激後瞬時に鋭い痛みを一過性に感じ，C線維が刺激されれば，刺激後徐々にズキズキした鈍い痛みを持続的に感じる[36,37]．C線維の活性により関連痛が発生するので，痛みを感じる歯と原因歯が異なる可能性があり注意しなければならない[18,38,39]．すなわち，深いう蝕が多発する場合には痛い歯と同側の上下顎の歯はすべて診査して患者の感じる痛みと原因歯が一致するのかと，痛みが再現されるかを調べなければならない．また関連痛の場合は，痛みを感じる歯に局所麻酔を浸潤しても痛みは消え去らないのが特徴である．

当該歯の抜髄後に症状が消えれば解決だが，症状が消えない場合には，原因歯が複数あるか抜髄が失敗した可能性がある．抜髄失敗の原因の多くは未処置の根管(抜髄時に出血が多い)，根管側枝，根尖分岐，髄管，イスムス，フィンなどに取り残された歯髄組織や感染の残存である．これらを再度確認するためにもう一度(感染)根管治療を施さなければならない．感染が原因ならば抗生物質を投与すると薬が効いている間は痛みが改善されるが，残髄の場合は痛みが消えない．さらに残髄では歯髄の一部が炎症を起こし壊死しない状態で生きているので，エックス線写真上には透過像が出現しない．消炎剤の投与で痛みが消えたならば残髄の可能性が高い．いずれの場合も根管内に残った歯髄の炎症または歯髄壊死に続く根尖歯周組織への感染の拡大により痛みが生じるエンド由来の痛みであるので，適切な根管治療を施すことが唯一の解決策である．

8．被疑歯(失活歯)の診査

1）根尖性歯周炎

痛みの原因がエンド由来で根尖性歯周炎の感染根管治療を行う際には，側枝や副根管，イスムスなど清掃困難な場所に残った感染源が見逃され，難治性となっていることが多いので，注意しなければならない．

①急性根尖性歯周炎

起炎物質(感染)が根尖孔外に移行し，これに対する炎症(免疫反応)が急性期の状態である．したがっ

て，咬合時や打診に激痛を訴える．通常は歯根膜腔の肥厚を認めるが，根尖透過像がないことが多い．

②慢性根尖性歯周炎

炎症が慢性期なると臨床的症状は完全に消失する．しかし根尖周囲の透過像（通常は根尖側1/3付近）を認め，咬合時や打診に対しては違和感程度となる．しかし症状はないからと放置すると，体の免疫力の低下で急性期に移行したり，歯根囊胞に発展することもあるので早期の治療が望まれる．

2）急性根尖膿瘍

根尖周囲に膿瘍を形成するので歯肉の腫脹を認める．炎症が急性期の場合は根尖性歯周炎と同様に咬合時や打診に対して激痛を示し，これに加えて根尖部の触診で圧痛を訴え，動揺も生じる．さらにエックス線写真的には歯根膜腔の肥厚から根尖周囲の透過像まで，程度によりさまざまな状態で認められる．歯肉の腫脹は歯根に隣接した歯肉や歯肉頰移行部にも現れる．患者はしばしば発熱をともない，頸部や顎下リンパ節の触診で圧痛を示すことがある．

3）慢性根尖膿瘍（化膿性根尖性歯周炎）

炎症が慢性期にあるため臨床的な症状はともなわない．とくに慢性根尖性歯周炎とは異なり，間欠的にサイナストラクトが現れることが特徴である．サイナストラクトを通してつねに排膿されるため，無症状で経過することが多い．咬合時や打診に対しても「違和感」程度にしか感じないが，サイナストラクトの開口部が何らかの原因で閉じてしまうと排膿圧が高まり歯肉に圧痛が生じる．エックス線写真的には根尖周囲に透過像を示す．

炎症が慢性期にある場合は，根尖性歯周炎でも根尖膿瘍でも打診に「違和感」を示すのがポイントであるので見逃さないように注意しなければならない．根尖性歯周炎が進行し膿瘍形成されたものが根尖膿瘍なので，膿瘍の有無が不明の場合は，両病名は同意語となる．

4）亀裂

歯の亀裂はどこまで亀裂が入るかにより症状と処置内容が異なる．通常の表面的な診査では完璧な診断を下せないので「予測的診断」になることが多い．咬合により自然に生じる場合と咬合時の早期接触[40]やブラキシズム[41]，外傷により生じる亀裂がある．亀裂は水平性のものより垂直性のほうが予後は悪い．もっとも頻度の高い垂直性亀裂（破折）は，歯科医原性によるものである[18,40,42]．とくに根管治療後の過大なポスト形成やタイトな金属製のポストの挿入により，垂直性の歯根破折が誘発されることが多い[43,44]．このような亀裂は咬合力のかかる臼歯部に多発する．亀裂のパターンは3つに分類することができる．①エナメル質限局の亀裂，②破折，③分割である．

①エナメル質限局の亀裂（craze line）

象牙質に到達していないエナメル質のみの亀裂であり，症状はなく治療の必要はない．診査方法は，亀裂の走行方向の側面から光を当て透過させると光の屈折により亀裂の深さを予測できる．

②破折（cracks）

象牙質まで亀裂が及んでいるものを総称していう．光の透過性や顕微鏡下では染め出し液を染みこませて深さを予測する．症状がないものから激痛をともなうものまである．治療は深さにより異なる．象牙質のみなら修復処置，歯髄腔から歯冠側根管1/3位までの深さなら根管治療と修復処置，これ以上深い亀裂で症状がとれない場合は最悪抜歯の可能性がある．

③分割（split roots）

歯の一面から別の面まで亀裂が到達し，2分割した状態をいう．水平性の分割で骨縁上であれば根管治療により十分保存できるが，骨縁下から根尖部まで垂直性に分割していればその限りでない．

予測的診断のための診査としては，ポケット探針を垂直性の亀裂を疑う歯根と隣接するポケットに挿入することである．亀裂があると探針挿入時に痛みを与えることがある．または亀裂を疑う場所の近く

Introduction　根管治療を始める前に：痛みの診査・診断

図16　下顎大臼歯部エックス線写真の落し穴

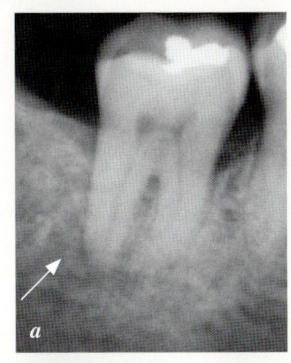
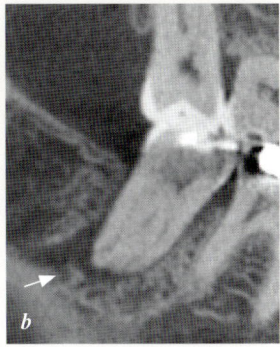
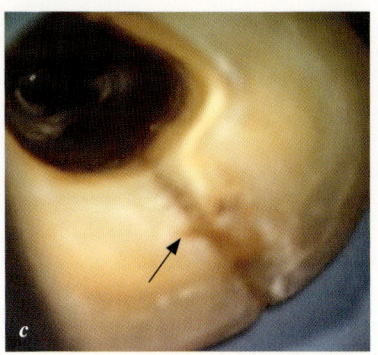
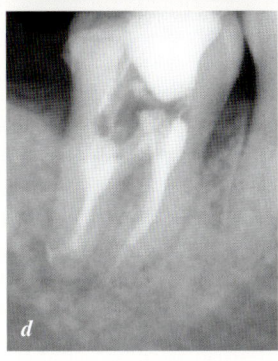

咬むと右下の顎が痛く，三叉神経痛として1年ほどテグレトールの投薬を受けたが改善しなかった．**a**：エックス線写真からう蝕や根尖透過像は認められない．口腔内診査からも，う蝕は見当たらなかった．**b**：CT撮影により 7| の根尖周囲に透過像を認めた．電気・冷・温刺激（－），水平・垂直打診（＋）で歯髄壊死と診断．**c**：無麻酔下で歯冠部より髄空内へアクセスしたところ，遠心側歯冠部のクラックを発見した（矢印）．う蝕は認められなかった．ブラキシズムがあるので，徐々に亀裂が歯冠から歯髄まで進行し歯髄壊死した可能性が推察できる．**d**：根管充填後には術前にあった症状は消失した．

の咬合面に割り箸など咬合圧を加えられるものを使い咬んでもらい，咬合時に痛みが生じれば歯根破折している可能性が高い．根が分割していれば2面以上にわたり感染が成立するので，サイナストラクトも複数生じることがある．

　垂直性歯根破折の確定的な診断には，顕微鏡下で根管を直接見ることである．すなわち，抜歯する前に歯肉縁下の歯根を直接見ることができれば理想である．また可能であれば補綴物を外し，実際に根管内の診査で確認することである．補綴物が外せない場合は外科的に確認するべきである．

5）過剰（貼薬）治療（over-treatment）

　必要以上の過形成（オーバーインスツルメンテーション）や過貼薬により，歯根膜炎が生じることがある．フォルマリン系の薬剤は，通常量の貼薬でも根管内ばかりでなく歯根膜や根尖周囲骨にも蓄積されることが知られている[45,46]．しかし，フォルムクレゾール（FC）は1/5に希釈しても十分の効果があり，根尖歯周組織へのダメージも少なくなることが報告されている[47~49]．したがって，感染がなくても貼薬に多量のフォルマリン系やパラフォルムアルデヒド系などの薬剤を長期的に（または根尖孔外に逸出するほど）使用すると薬物アレルギーや歯根膜炎，さらには骨壊死を引き起こすことがある．

　症状は急性または慢性根尖性歯周炎と同じで，歯根膜に起因するもので咀嚼時の痛みや違和感，そして打診がある．しかし，感染が原因でないので排膿や根尖透過像を認めないのが特徴である．これらの薬剤の長期間貼薬の既往がある場合は，根尖性歯周炎との鑑別診断が必要である．

　抜髄が失敗し再治療する場合は，過度な貼薬に頼るよりも最初の治療で見逃した可能性のある残髄や感染の確認が必要である．そのためには，顕微鏡の

27

使用は必須である．さらに顕微鏡から見えない領域をカバーするためには，CT画像の撮影も貴重で，診査のためにこれらの情報がもたらす恩恵は計り知れない．

6）痛みが取れない場合

被疑歯の根管治療により術前にあった痛みもすべて消失すれば診査診断は正しかったことになり，痛みの問題は解決となる．しかし，感染根管治療や抜髄後の再治療を行っても当初からある痛みに影響を与えることができなかった場合には，最初の診査・診断を間違えていたことになる．この場合，再度の診査・診断を行い，他に原因はないかなど異所性痛の可能性を再考しなければならない．さらに当初感じていた痛みが半減するなど根管治療により改善はあったが完全に痛みが消えない場合は，治療した歯の原因残存か，その歯以外に他の複数の歯や歯以外の組織に原因が残っている可能性が高い．再度診査診断を下し原因の排除を行う必要がある．

しかし，再度の診査・診断の結果，やはり治療した歯だけが痛みの原因となっている場合は，歯髄除去か感染除去の失敗ということになる．つまり通常の治療では取り除けない位置に原因が残存していることを意味するので，外科的に処置する必要がある．通常の根管治療で痛みを取り除くことができなかった原因として，①根尖孔外のセメント質の感染やバイオフィルムの存在，②根尖分岐，根管側枝，イスムス，髄管内などの残髄や感染，③顕微鏡から見えない位置にある歯根破折，④真性歯根嚢胞，⑤フェネストレーションなどが考えられる．これらの原因を考慮したうえで外科処置に当たるべきである．

外科処置というと根尖切除術であるが，感染を除去することが肝心であるので根尖をただ単に切除するというよりは，原因（感染や残存歯髄）を除去する目的で行わなければならない．原因が根尖部にない場合は根尖切除しても無意味となる．また他の外科処置として原因部まで距離があったり上顎洞が介入していたりと，根尖切除ができない位置に原因がある場合は，意図的再植法が考えられる．しかし，一度抜歯してしまうわけなので，歯根の形態が複雑だったり乱暴な操作により歯根破折してしまったり，再植後に外部吸収するなどのリスクをともなうため，最終手段として考えるべきである．

たいていの難症例は外科処置により解決することであろう．しかし，外科処置を施したにもかかわらず症状の改善がみられない場合には，今後の治療選択は限られてしまう．外科処置が失敗する原因としては，外科処置での原因除去が達成できなかったか，診断ミスかである．前者の場合は外科処置でも解剖学的に除去困難な位置に原因があったことや術者の経験や技量不足が考えられる．このように術者側の落ち度が高い場合には再度外科処置を施すことも選択肢として考えられるが，経験豊富な医師に紹介するほうが無難である．解剖学的に外科・非外科処置で除去困難な位置に原因があるのであれば，抜歯が残された唯一の選択肢となる．これ以外に患者の痛みを取り除く方法がないからである．また，稀に抜歯をしたのにもかかわらず痛みが残る場合がある．この場合は明らかに診断ミスであり，他にまたは同時に複数の原因があったことが考えられる．

患者の抱える痛みの原因がエンド由来のみであれば，根管治療ですべて解決する．米国の歯内療法専門医が患者の痛みをエンド由来と診断し，適切な根管治療を施した場合の約5年成功率は99.3％で，インプラントの同成功率98.4％[50]より若干よい結果であり，「適切な診査・診断」と「先進的な根管治療」が重要な鍵を握ることがわかる．つまり，専門的に高レベルの根管治療を行うことで大多数の患者の歯を救うことができるということだ．それでは，このような高い成功率を誇る根管治療とはどのようなものなのかを次項から解説していく．

おわりに

　臨床現場では，歯が痛いと訴えている患者の痛みの場所と原因部が異なる場合，治療を開始することすらできないことがある．患者の痛む場所と原因部位との因果関係を深く理解し，患者を納得させるだけの会話力（カウンセリング）が必要である．疼痛閾値が下がり疼痛過敏化した患者は攻撃的であり，歯科医師の些細な言動で精神不安となり痛みが増加する傾向にあるので，心因的刺激になりそうな言動は避けなければならない．逆に患者との信頼関係を構築し「安心」させること，そして患者の感じる痛みを理解することで精神的に疼痛過敏化を緩和させることができる．つまり患者の痛みを軽減できるのだ．「病は気からくると」言われるように，歯科処置だけでなく精神的処置も同時に施すことで痛みのレベルを効果的に下げることができる．

　政治の世界でも法案を通すのに衆議院と参議院の両院で可決する必要があるのと同様に，医師と患者の主張が一致していれば問題ない．しかしこれが相反し，意思疎通が平行線になれば，治療が前に進まず双方の利益にならない．一方で患者を信用して患者が訴える歯（痛みを感じる歯）の根管治療を繰り返し行っても，原因部位が異なっていれば痛みはとれない．表面的な信頼関係は作るのが早ければ壊れるのはもっと早い．最初の診査・診断を間違えると，その後の処置をどんなに一生懸命成し遂げても患者は最後まで痛みに苦しみ，治療時間そのものが無駄に浪費されてしまう．さらに根管治療で痛みがとれないからと抜歯してしまうと，さらに事態は悪化する．後に痛みの原因部位が明らかになったときには「医療ミス」という形で裁判を起こされることもありえるからだ．最初の診査診断を間違えると，単に患者を失うばかりでなく，大きなしっぺ返しがくることもあるのだ．

　したがって，診査・診断は痛みをとる目的で行う「根管治療」を始める前にもっとも注意し，時間を割かなければならない最重要ステップであるといえる．

参考論文

1. Bonica JJ. The Management of Pain. 2nd ed. Philadelphia：Lea & Febiger, 1990.
2. Druce HM, Slavin RG. Sinusitis：a critical need for further study. J Allergy Clin Immunol 1991；88(4)：675-677.
3. Batchelder BJ, Krutchkoff DJ, Amara J. Mandibular Pain as the initial and sole clinical manifestation of coronary insufficiency, J Am Dent Assoc 1987；115(5)：710-712.
4. Bonica JJ. The Management of Pain with Special Emphasis on the Use of Analgesic Block in Diagnosis, Prognosis and Therapy. Philadelphia：Lea & Febiger, 1953.
5. Mueller L, Gallahger RM, Steer RA, Ciervo CA. Increased prevalence of sensing types in men with cluster headaches. Psychol Rev 2000；87(2)：555-558.
6. American Psychiatric Association. Diagnostic and Statistical Manual of Mental Disorder(DSM-IV), 4th ed. Washington DC：American Psychiatric Association, 1994.
7. Cohen S, Hargreaves KM. Pathways of the pulp, 9th ed. St Louis：Mosby, 2006；59-78.
8. Friend LA, Glenwright HD. An experimental investigation into the localization of pain from the dental pulp, Oral Surg Oral Med Oral Pathol 1968；25(5)：765-774.
9. Van Hassel HJ, Harrington GW. Localization of pulpal sensation. Oral Surg 1969；28(5)：753-760.
10. Lertchirakarn V, Timyam A, Messer HH. Effects of root canal sealers on vertical root fracture resistance of endodontically treated teeth, J Endodon 2002；28(3)：217-219.
11. Spilka Cj. Pathways of dental infection. J Oral Surg 1966；24(2)：111-124.
12. Baumgartner JC, Picket AB, Muller, JT. Microscopic examination of oral sinus tracts and their associated periapicl lesions. J Endodon 1984；10(4)：146-152.
13. Harrison JW, Larson WJ. The epithelized oral sinus tract, Oral Surg Oral Med Pathol 1979；42(4)：511-517.
14. Chiego DJ, Cox, CF, Avery, JK：H-3 HRP analysis of the nerve supply to primate teeth, Dent Res 1980；59(4)：736-744.
15. Abbott PV, Yu C. A clinical classification of the status of the pulp and the root canal system. Austral Dent J 2007；52(Suppl)：S17-31.
16. Ingle JI, Heithersay GS, Hartwell GR, et al. Endodontic procedures. In：Ingle JI, Bakland LK. Endodontics, 5th ed. Hamilton：BC Decker；2002：211-217.
17. Nair PNR. Pathobiology of the periapex. In：Cohen S, Burns RC. Pathways of the pulp 8th ed. St Louis：Mosby-Year Book；1997：465-466.
18. Berman LH, Hartwell GR. Diagnosis. In：Cohen S, Hargreaves KM, eds. Pathways of the pulp, 9th ed. St Louis：Mosby-Elsevier；2006：2-39.

19. Pitts DL, Natkin E. Diagnosis and treatment of vertical root fractures. J Endodon 1983 ; 9(8) : 338-346.
20. Torabinejad M, Walton RE. Periradicular lesions. In : Ingle JI, Bakland LK, eds. Endodontics, 4th ed. Baltimore : Williams & Wilkins, 1994 : 439-464.
21. Seltzer S, Bender IB, Ziontz M. The dynamics of pulp inflammation : correlations between diagnostic data and actual histologic findings in the pulp. Oral Surg Oral Med Oral Pathol 1963 ; 16 : 846-871.
22. Bender IB. Reversible and irreversible pulpitides : diagnosis and treatment. Aus Endo J 2000 ; 26(1) : 10-14.
23. Simon JHS, Walton RE, Pashley DH, Dowden WE, Bakland LK. Pulpal pathology. In : Ingle JI, Bakland LK, eds. Endodontics, 4th ed. Baltimore : Williams & Wilkins, 1994 ; 419-438.
24. Trowbridge HO. Histology of pulpal inflammation. In : Hargreaves KM, Goodis HE, eds. Seltzer and Bender's dental pulp. Chicago : Quintessence, 2002 : 227-245.
25. Reeves R, Stanley HR. The relationship of bacterial penetration and pulpal pathosis in carious teeth. Oral Surg Oral Med Oral Pathol 1966 ; 22(1) : 59-65.
26. Hasler JE, Mitchell DF. Painless pulpitis. J Am Dent Assoc 1970 ; 81 (3) : 671-677.
27. Michaelson PL, Holland GR. Is pulpitis painful? Int Endod J 2002 ; 35(10) : 829-832.
28. Glickman GN, Mickel AK, Levin LG, Fouad AF, Johnson WT. Glossary of endodontic terms, 7th ed. Chicago : American Association of Endodontists, 2003.
29. Smulson MH, Sieraski SM. Histophysiology and diseases of the dental pulp. In : Weine FS, ed. Endodontic therapy. 5th ed. St Louis : Mosby ; 1996 : 84-165.
30. Simon JHS, Walton RE, Pashley DH, Dowden WE, Bakland LK. Pulpal pathology. In : Ingle JI, Bakland LK, eds. Endodontics, 4th ed. Baltimore : Williams & Wilkins, 1994 ; 419-438.
31. Dixon AD, Peach R. Fine structure of epithelial and connective tissue elements in human dental polyps. Arch Oral Biol 1965 ; 10 : 71-81.
32. Caliskan MK, Oztop F, Caliskan G. Histological evaluation of teeth with hyperplastic pulpitis caused by trauma or caries : case reports. Int Endod J 2003 ; 36 : 64-70.
33. Kawashima N, Suda H. Immunopathological aspects of pulpal and periapical inflammations. In : Ørstavik D, Pitt-Ford TR, eds. Essential endodontology, 2nd ed. Oxford : Blackwell Munksgaard, 2008 : 44-80.
34. Fouad AF, Levin LG. Pulpal reactions to caries and dental procedures. In : Cohen S, Hargreaves KM, eds. Pathways of the pulp, 9th ed. St Louis : Mosby-Elsevier, 2006 : 514-540.
35. Avery J. Repair potential of the pulp. J Endod 1981 ; 7(5) : 205-212.
36. Sigurdsson A. Clinical manifestations and diagnosis. In : Ørstavik D, Pitt-Ford TR, eds. Essential endodontology, 2nd ed. Oxford : Blackwell Munksgaard, 2008 : 235-261.
37. Bender IB. Pulpal pain diagnosis – A review. J Endodon 2000 ; 26 (3) : 175-179.
38. Turk DC, Dworkin RH, Burke LB, Gershon R, Rothman M, Scott J, Allen RR, Atkinson JH, Chandler J, Cleeland C, Cowan P, Dimitrova R, Dionne R, Farrar JT, Haythornthwaite JA, Hertz S, Jadad AR, Jensen MP, Kellstein D, Kerns RD, Manning DC, Martin S, Max MB, McDermott MP, McGrath P, Moulin DE, Nurmikko T, Quessy S, Raja S, Rappaport BA, Rauschkolb C, Robinson JP, Royal MA, Simon L, Stauffer JW, Stucki G, Tollett J, von Stein T, Wallace MS, Wernicke J, White RE, Williams AC, Witter J, Wyrwich KW ; Initiative on Methods, Measurement and Pain Assessment in Clinical Trials. Developing patient-reported outcome measures for pain clinical trials : IMMPACT recommendations. Pain 2006 ; 125(3) : 208-215.
39. Glick DH. Locating referred pulpal pains. Oral Surg Oral Med Oral Pathol 1962 ; 15 : 613-623.
40. Cameron CE. Cracked tooth syndrome. J AM Dent Assoc 1964 ; 68 (3) : 405-411.
41. Yeh CJ. Fatigue root fracture : a spontaneous root fracture in non-endodontically treated teeth. Br Dent J 1997 ; 182(7) : 261-266.
42. Bender IB, Freedland JB. Adult root fracture. J Am Dent Assoc 1983 ; 107(3) : 413-419.
43. Fuss Z, Lustig J, Katz A, Tamse A. An evaluation of endodontically treated vertical root fractured teeth : impact of operative procedures. J Endodon 2001 ; 27(1) : 46-48.
44. Mesiter F, Lommel TJ, Gerstein H. Diagnosis and possible causes of vertical root fractures. Oral Surg Oral Med Oral Pathol 1980 ; 49(3) : 243-253.
45. Fulton R, Ranly DM. An autoradiographic study of formocresol pulpotomies in rat molars using 3formaldehyde. J Endodn 1979 ; 5(3) : 71-78.
46. Myers DR, Shoaf HK, Dirksen TR, Pashley DH, Whitford GM, Reynolds KE. Distribution of 14C-formaldehyde after puplotomy with formocresol. J Am Assoc 1978 ; 96(5) : 805-813.
47. Loos PJ, Han SS. An enzyme histochemical study of the effect of various concentrations of formocresol on connective tissues. Oral Surg 1971 ; 31(4) : 571-585.
48. Loos PJ, Staffon LH, Han SS. Biological effects of formocresol. J Dent Child 1973 ; 40(3) : 193-197.
49. Staffon LH, Han SS. Effects of varying concentrations of formocresol on RNA synthesis of connective tissues in sponge implants. Oral Surg 1970 ; 29(6) : 915-925.
50. Hannahn JP, Eleazer PD. Comparison of Success of Implants versus Endodontically Treated Teeth. J Endodon 2008 ; 34(11) : 1302-1305.

Part 1

Access Cavityの
テクニックを学ぶ

Access Cavity のテクニックを学ぶ >>>

Access Cavity の位置づけ

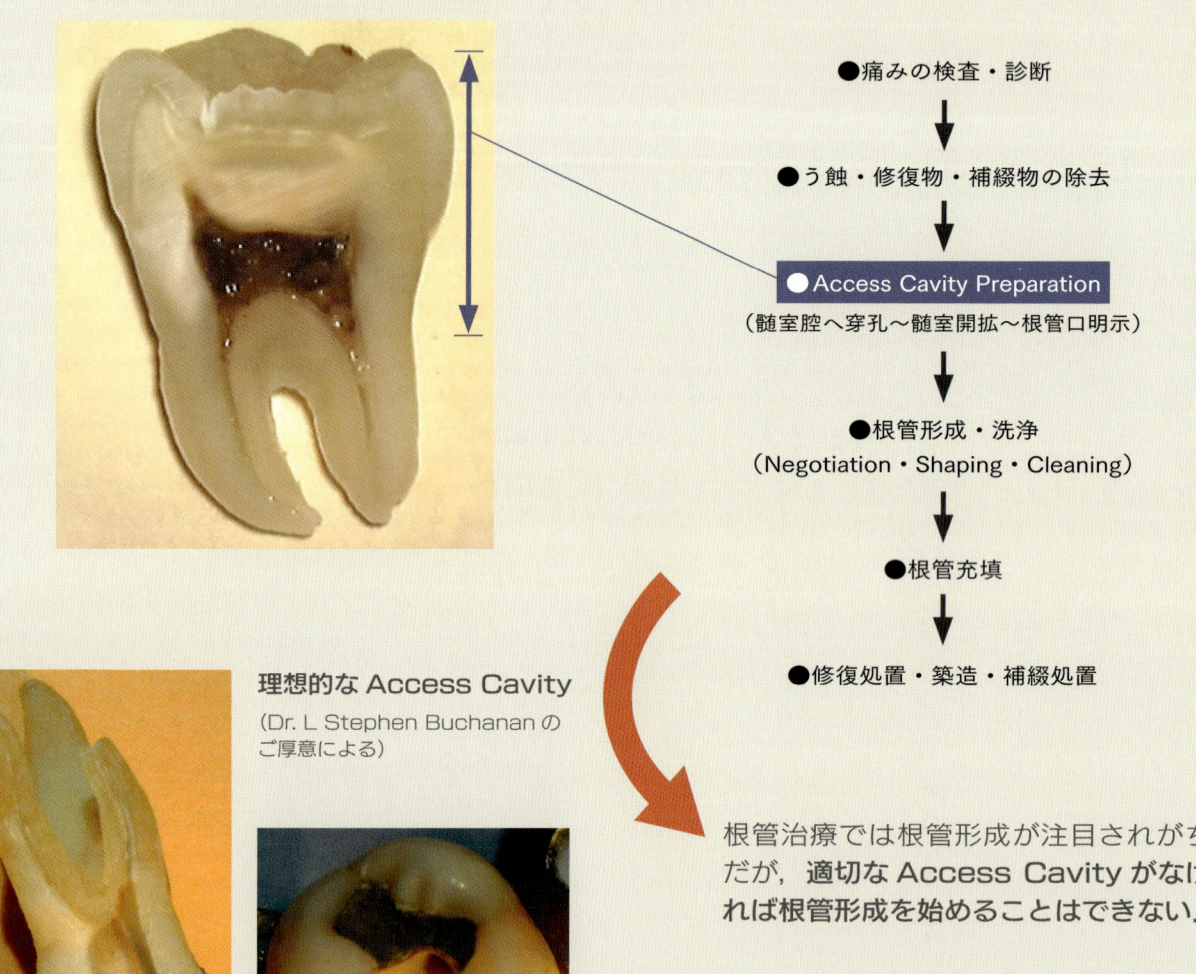

●痛みの検査・診断
↓
●う蝕・修復物・補綴物の除去
↓
●Access Cavity Preparation
（髄室腔へ穿孔〜髄室開拡〜根管口明示）
↓
●根管形成・洗浄
（Negotiation・Shaping・Cleaning）
↓
●根管充填
↓
●修復処置・築造・補綴処置

理想的な Access Cavity
（Dr. L Stephen Buchanan のご厚意による）

根管治療では根管形成が注目されがちだが，適切な Access Cavity がなければ根管形成を始めることはできない．

Learn the Technique of Access Cavity Preparation

適切に Access Cavity を行えば…

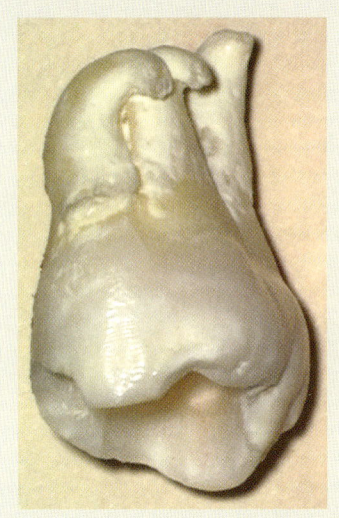

強度な湾曲根でも根管形成が可能である

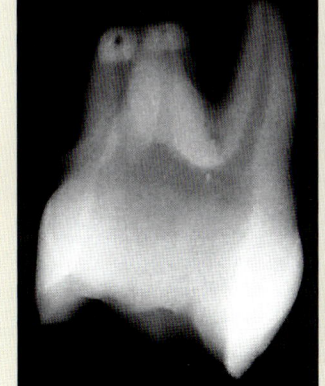 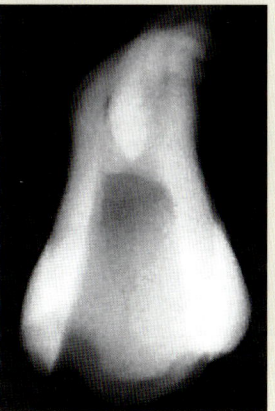

上顎第一大臼歯の典型的な Access Cavity

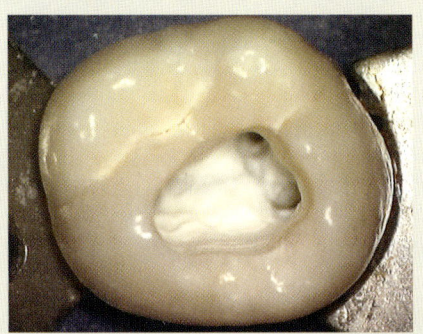

Access Cavity（髄室開拡）は根管治療の土台であり，根管治療を成功させるには適切な Access Cavity が必須である．ここでは，正しく Access Cavity を行うための基本知識とテクニックを以下の項目に分け解説していく．

1. Access Cavity の重要性 ☞ P.34
2. Access Cavity を行う際の注意点 ☞ P.39
3. Access Cavity のキーポイント ☞ P.48
4. 失敗から学ぶ注意すべきポイント ☞ P.62

1. Access Cavity の重要性

近年の歯内療法は90年代から大きく変化してきている．①ニッケルチタン(Ni-Ti)ファイル，②実体顕微鏡，③超音波チップ，④根管拡大形成法，⑤根管充填法および根管充填材，⑥根管洗浄法，⑦根管長測定器，⑧デジタルエックス線およびCT，⑨根管貼薬，⑩レーザー，⑪エンドスコープ，なかでもNi-Tiファイルの導入により根尖近くで湾曲根管の根管形成が可能になったことや，実体顕微鏡などを用いることで暗かった根管内が明るく拡大されたことは，根管治療の成功率に大きく貢献した．

しかし，大昔から変化していないものが唯一ある，それは歯の解剖学である．50年代でも，詳細に根管数や根管の太さ，側枝などの存在が報告されている[1]．そして，それらの考えは現在でも変化していない．たとえば，1972年のPinedaやKuttlerの行った報告では，85%の歯が根尖側1/3付近で湾曲していることをつきとめ，現在でも多くの論文で引用され続けている[2]．これらの報告からもわかるように，ほとんどの歯は根管口から根尖まで直線的ではないため，どのようにうまく根管形成していくかが根管治療成功の鍵を握ると考えられた．現在でも，この目標は変わっていない．

そして，近年の根管治療を取り巻く器具や材料の発展とそれにともなった治療方法の変化により，なるべく歯を保存するため「Minimal Intervention (MI)」が重要視されるようになった．現在，米国の大学における歯内療法科の実習では，顕微鏡とNi-Tiロータリーファイル使用は必須条件になっている．根管形成法はステップバック法からクラウンダウン法が標準となった．そこで見直されるようになったのが，髄室開拡から根管口の明示まで一連の形成を行う「Access Cavity」である．正しく根管形成するためには，無駄な切削がなくファイルが根管口部辺まで容易に挿入できるような適切なAccess Cavityが必要である．根管治療は補綴物のための「土台」として重要なように，根管治療においてAccess Cavityは根管形成のための「土台」である．根管治療が失敗すれば補綴物も失われる結果になるので，高価な補綴物を装着する予定であれば優れた根管治療が要求される．Access Cavityと根管形成も同様な関係である．つまり，Access Cavityが不適切だとその後にくる根管形成では無駄に時間を要したり，さらには偶発的に根管の穿孔，レッジ形成，器具の破折などを引き起こすなど根管形成が成立しないことすらあることにも繋がる．いわば，根管治療の成功はAccess Cavityにかかっているといっても過言ではない．この最初のプレパレーションがうまくいけば，その後の根管形成法がなんであれ偶発的なトラブルは回避できるはずである．そこでここでは，近年発展を遂げた「Ni-Tiファイル」「実体顕微鏡」「超音波チップ」「CT」などのサポートによるMIを重視した「Access Cavity」を紹介したい．

▶▶▶ なぜAccess Cavityは重要か?

- 根管の発見と根管形成が容易になる
  ☞ 1-①
- 過剰(無駄)な歯質切除を予防できる
  ☞ 1-②
- レッジ根管を予防できる ☞ 1-③
- 偶発的な穿孔を予防できる ☞ 1-④
- 根管内での器具破折を予防できる ☞ 1-⑤
- 治療時間を短縮できる ☞ 1-⑥

なぜAccess Cavityは重要か？

1-① 根管の発見と根管形成が容易になる

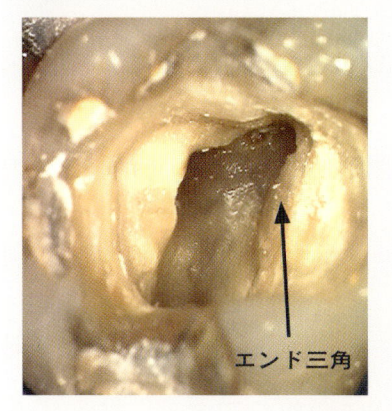

エンド三角を除去

エンド三角の除去により，MB2根管が発見できた．さらに髄室壁と根管口がフレアー状になりファイルを挿入しやすくなる．その結果，治療時間の短縮にも繋がる．

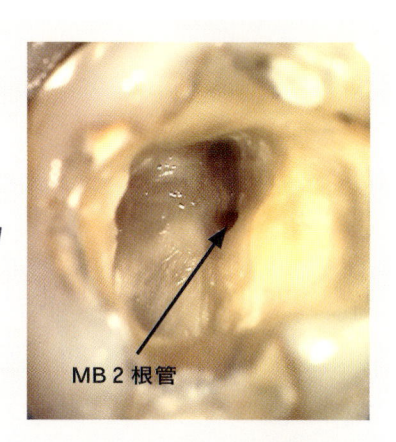

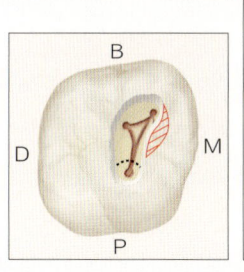

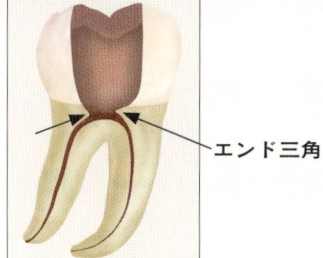

エンド三角

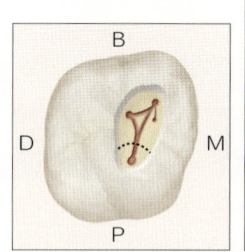

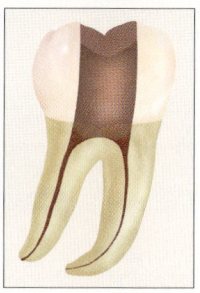

MB2根管

1-② 過剰（無駄）な歯質削除を予防できる

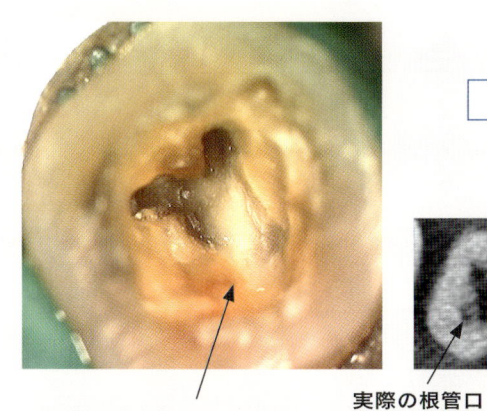

CTがあればさらに無駄がなくなる．

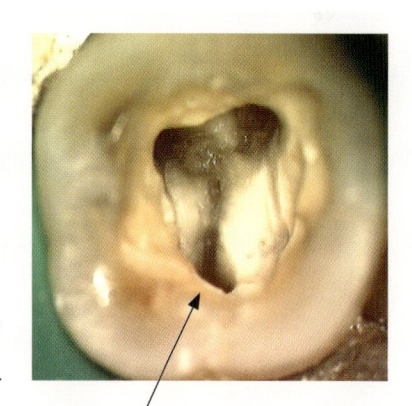

解剖学的特徴から根管口があると予想される位置

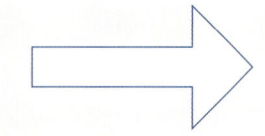

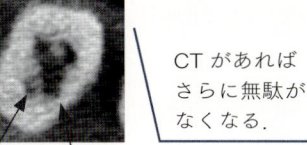

実際の根管口
歯質を削除しすぎた所

予想どおり，根管口が出現した

解剖学的な特徴を理解して形成すると，根管口を探すための無駄な歯質の削除が少なくなる．

1-③ レッジ根管を予防できる

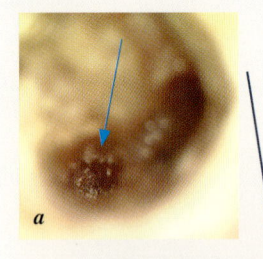

a~c：髄室壁から根管口と根管中央部までの角度が移行的でないためレッジが生じた．矢印は本来の根管を示す．

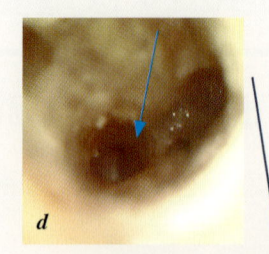

d~f：移行的になるように根管口を広げた．

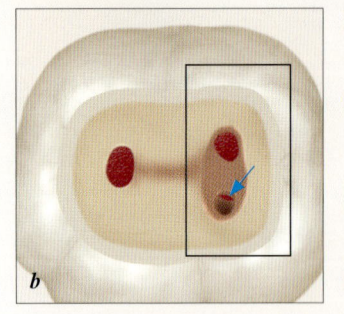

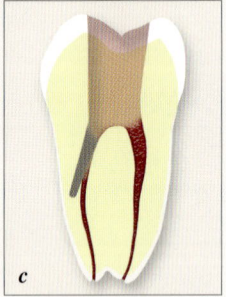

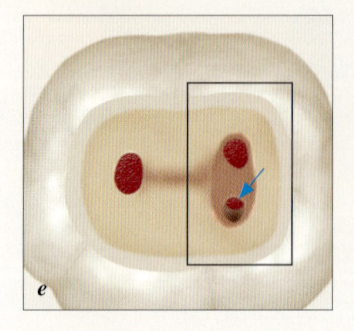

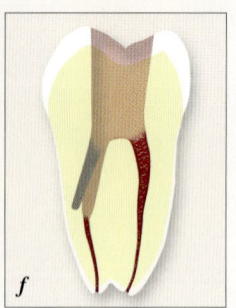

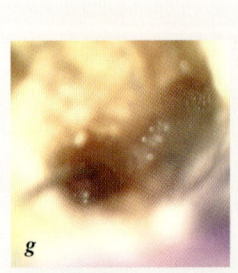

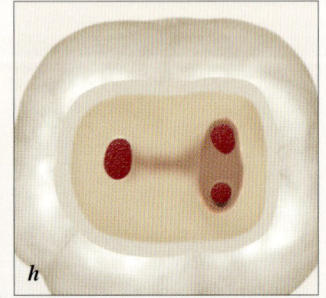

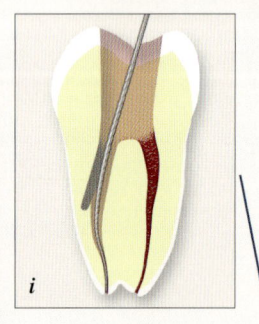

g~i：ファイルを根管に挿入し，アクセス形成部への挿入再現性を確認した．

下顎第一大臼歯のレッジ根管

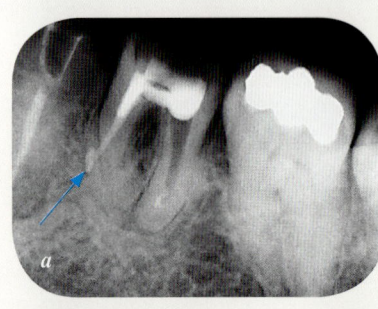

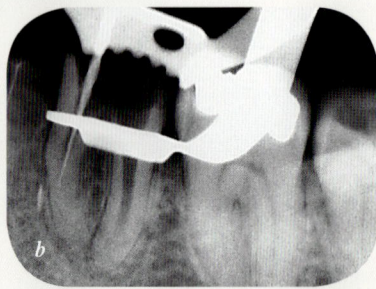

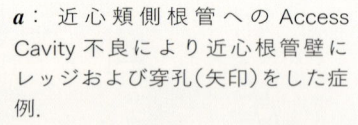

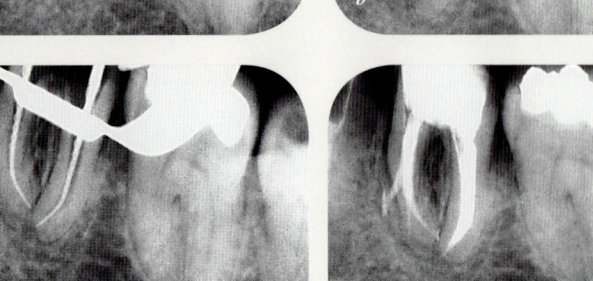

a：近心頬側根管へのAccess Cavity不良により近心根管壁にレッジおよび穿孔（矢印）をした症例．

b：近心頬側根管口と近心髄室壁をフレアー状に広げ，移行的になるように修正した．

c：ファイルを根管内に挿入し，レッジが除去されたことを確認．

d：根管充填後のエックス線写真．レッジ・穿孔部も充填されていることが確認できた．

1-④ 偶発的な穿孔を予防できる

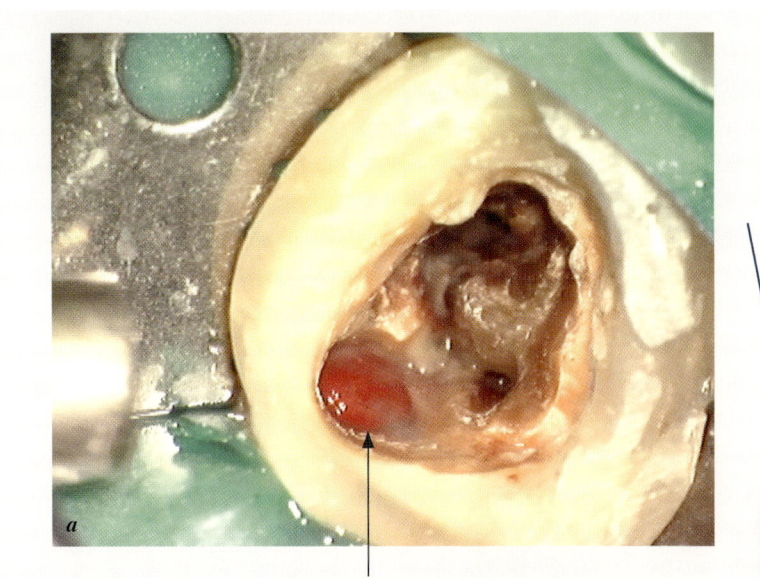

a, b：解剖学的な特徴を捉えて形成していれば，このような穿孔は予防できる．

近心側面への穿孔

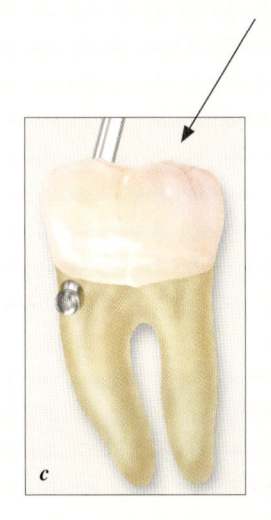

髄床底の穿孔

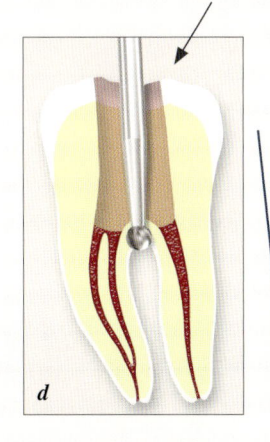

c, d：アクセス時の形成する角度を間違えると根管を見つけられなかったり，穿孔したりすることがある．このような場合，複数のエックス線写真や近遠心および頬（唇）舌的な方向とCEJの位置を再度確認し修正しなければならない．

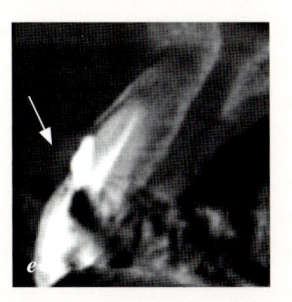

e, f：不適切なAccess Cavityにより，上顎右上中切歯を唇側穿孔した症例．

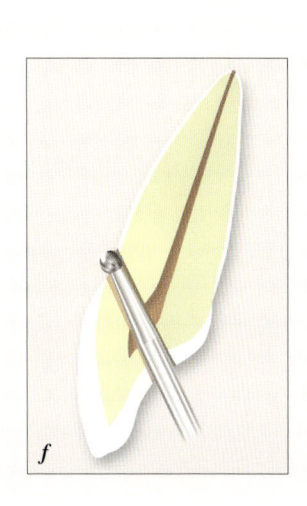

1-⑤ 根管内での器具破折を予防できる

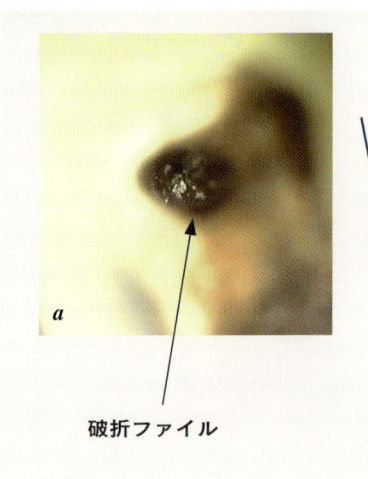

a：上顎第一大臼歯，近心頬側根管の破折ファイル．根管の湾曲に対して根管口の拡大が不足している．

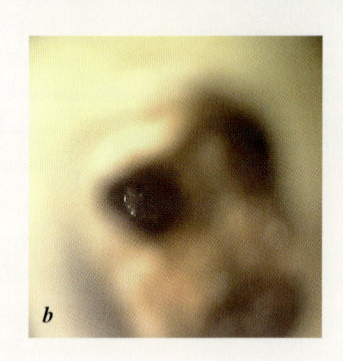

破折ファイル

b：根管口を広げ，破折ファイルを除去した．結局は破折ファイル除去時に直線的なアクセスにしなければならないため，はじめから Access Cavity 時にそのようにしていれば，器具破折は予防できたはずである．

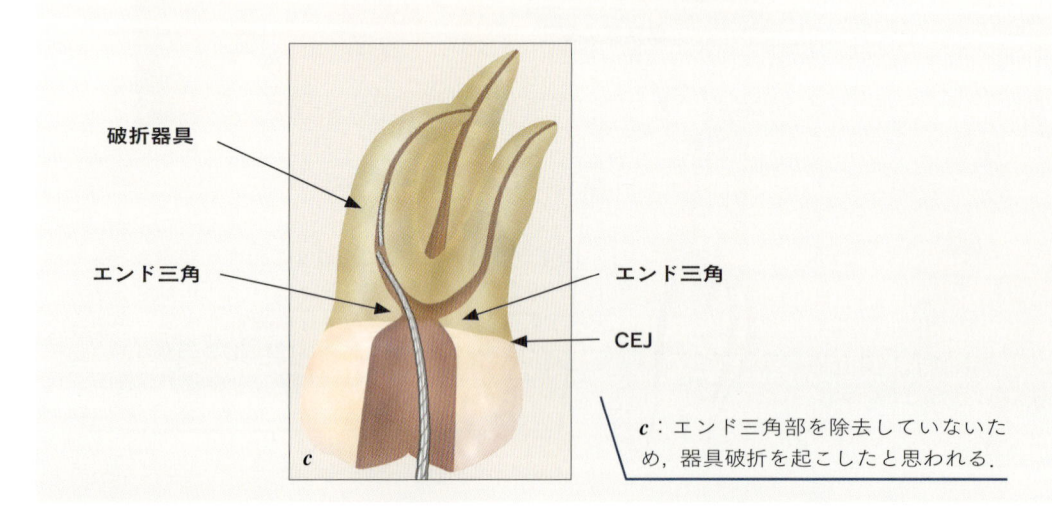

破折器具
エンド三角
エンド三角
CEJ

c：エンド三角部を除去していないため，器具破折を起こしたと思われる．

1-⑥ 治療時間を短縮できる

Access Cavity を適切に行えば，**総合的に根管治療の時間短縮にも繋がる**．その理由は，根管形成時間が短縮され，根管充填に至るまでの一連の処置での無駄がなくなり，トータルで最短になるからである．

つまり，「根管」をみつけてファイルの挿入ができるようになることで，その後の処置の流れがスムーズになるのだ．逆に根管口の拡大が不十分だったり，根管を見つけられなければ治療中のトラブルにつながり成功率は下がることになる．

2．Access Cavity を行う際の注意点

　Access Cavity の目的は，前述したようにどんなに湾曲した根管であろうとも根管形成を成功させるための準備(土台作り)である．したがって，アクセス開口部から根管口まで直線的なラインをつくることを目標とする．

　まず，適切な Access Cavity を行うにあたり必要な器具と機材がある．筆者は以下のものを使用しているので，参考にしてもらいたい．

①LA アクセスダイヤモンドバー(ヨシダ)

②超音波チップ(茂久田商会)

③実体顕微鏡(Zeiss)

④GT Ni-Ti ファイル(デンツプライ三金)・GT file X series(DENTSPLY Tulsa Dental)・FT ファイル(ヨシダ)

⑤エンド用エクスプローラー／エンド用探針(JW-17 Canal Explorer：CK DENTAL 等)／TUE(ハーマンズ)

⑥EverClear ミラー(白水貿易)

　すべての歯に共通して，Access Cavity に入る前に行わなければいけないことが3つある．

　1つ目は，術前に正面と偏心投影したエックス線写真を最低2枚撮影しておくことである．

　2つ目がう蝕の完全なる除去である．う蝕があるかぎり，根管内を完全に無菌化することはできない．

　3つ目が修復物や補綴物があれば完全に取り除くことである．これは，意外にもそれらの下にう蝕が隠れていて，感染の原因を根管内にリークしていることが多いからである．

　また，近・遠・頬・舌側の4壁がない場合は，隔壁しなければならない．根管治療中は唾液が根管内に入ることや根管洗浄薬液が口腔内に漏れることも予防しなければならない．

》》》 Access Cavity を行う際は…

- 必要な器具，機材を揃える ☞ 2-①
- エックス線写真を最低3枚撮影しておく ☞ 2-②
- 修復物，補綴物は完全に取り除き，う蝕も完全に除去する ☞ 2-③
- 隔壁をつくる ☞ 2-④

How to Endodontics

Access Cavity を行う際は…

2-① 必要な器具，機材を揃える

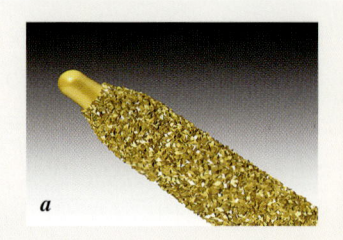

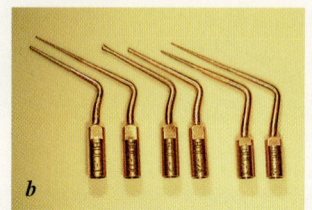

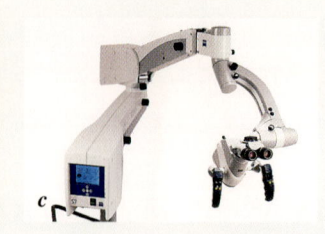

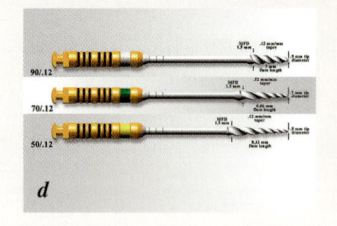

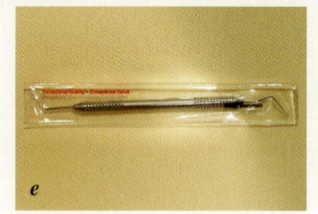

適切な Access Cavity を行うには，使用する器具もまた重要である．*a*：LA アクセスダイヤモンドバー．*b*：超音波チップ．*c*：実体顕微鏡．*d*：GT Ni-Ti ファイル．*e*：エンド用エクスプローラー．

2-② エックス線写真を最低3枚撮影しておく

　根管治療を始める前の準備として，**術前のエックス線写真撮影は必須**である．しかし1枚撮影するだけでは情報不足であるので，歯根の形態や湾曲方向，そして複数根管を有する場合や感染根管処置のための根管とポストの位置の把握をするために，**正方向に加え近心と遠心に偏心投影したエックス線写真**を撮影することは重要である．CT 撮影した画像があれば解剖学的にさらなる大きな情報をもたらしてくれるので，鬼に金棒である．

> **再治療でのポスト除去**

　再治療でポストを除去する際には，根管からずれている場合があるので術前のエックス線写真は**正放射線，偏近・遠心投影**で撮影しておく必要がある．

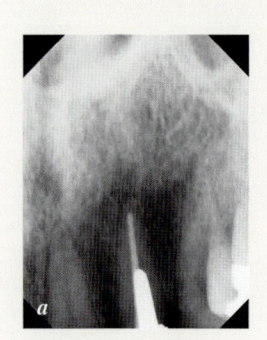

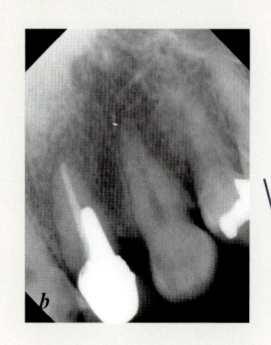

a：術前の|2のデンタルエックス線写真．ポストは根管内に挿入されているように見える．
b：偏近心投影で撮影したデンタルエックス線写真．ポストは根管内に収まっていないことがわかる．

Part 1　Access Cavity のテクニックを学ぶ

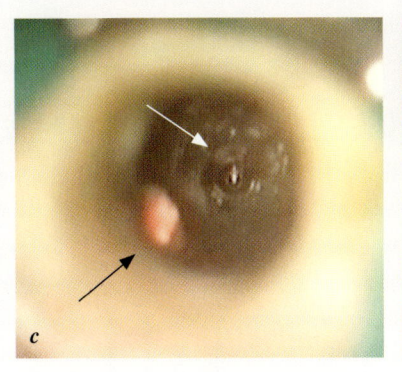

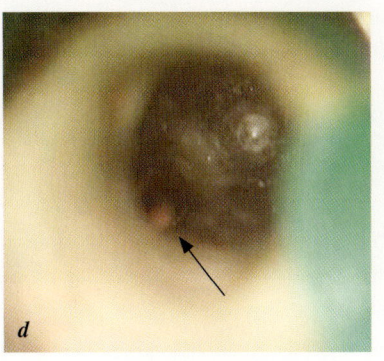

c：顕微鏡下では中央に見える凹みが根管に見えるが（白矢印），オレンジ色のガッタパーチャ（黒矢印）が見える方が実際の根管である．
d：ガッタパーチャを除去すると根尖方向が見えた（黒矢印）．

[正放射線投影]

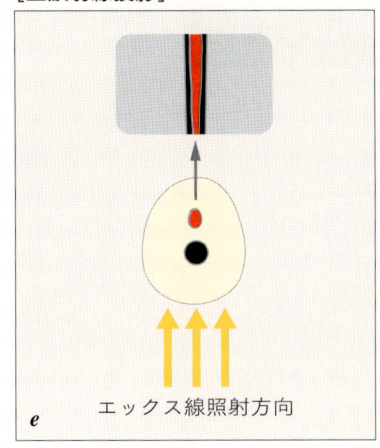

e：*a* の正放射線投影で撮影した場合のデンタルエックス線写真での根管とポストとの関係を示す図．エックス線照射方向が根管とポスト部と重なるとエックス線写真上で同一に見える．

[偏近心投影]

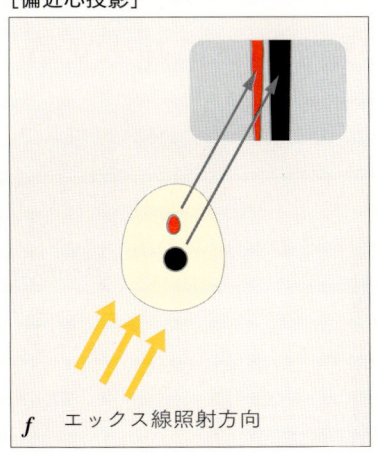

f：偏近心投影で撮影した場合のデンタルエックス線写真の図．エックス線照射方向が根管とポスト部と重ならないとエックス線写真上でも異なった位置となる．

[偏遠心投影]

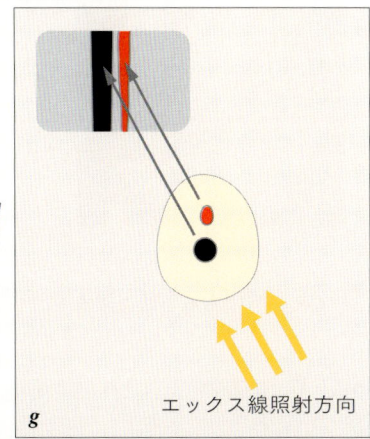

g：偏遠心投影で撮影した場合のデンタルエックス線写真の図．偏近心投影のエックス線写真と比較して根管とポストの位置が左右逆転する．このことから，ポストの位置は根管よりも舌側にあることが判明する．

How to Endodontics

方向の異なる3枚のエックス線写真を術前に撮影する意義

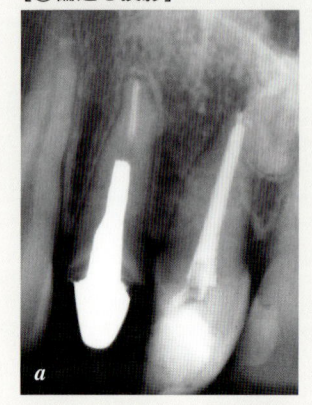

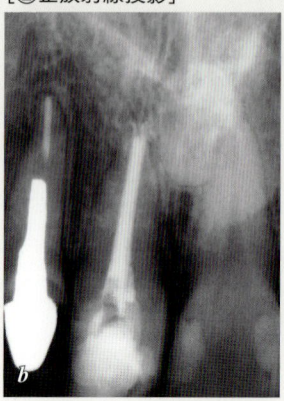

[①偏遠心投影]　[②正放射線投影]　[③偏近心投影]

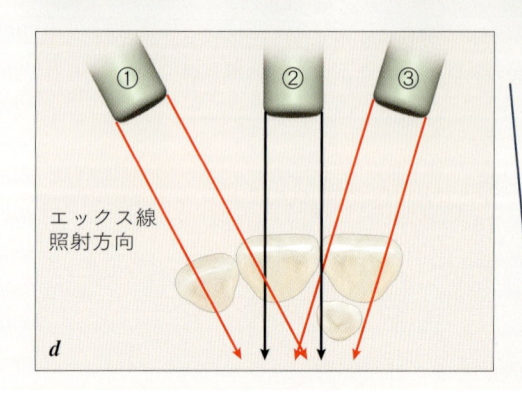

a　　　　　　　b　　　　　　　c

エックス線照射方向

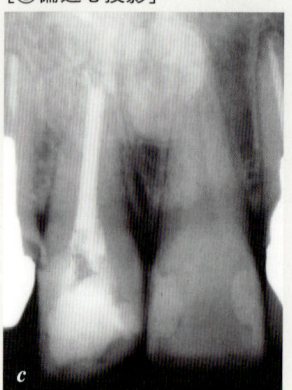

d

1|の根尖の湾曲をみるために撮影した3枚のエックス線写真．*a*：偏遠心投影．根尖は真っ直ぐに見える．*b*：正放射線投影．根尖は若干遠心に傾斜しているように見える．*c*：偏近心投影．根尖は遠心唇側方向に湾曲しているように見える．*d*：この3枚のエックス線写真を撮影したときの照射角度を考慮すると，1|の根尖は歯冠側より根尖方向を見たときに10時の方向に湾曲していることがわかる．また，過剰歯は唇側ではなく口蓋側に存在することが推測できる．

2-③ 修復物，補綴物は完全に取り除き，う蝕も完全に除去する

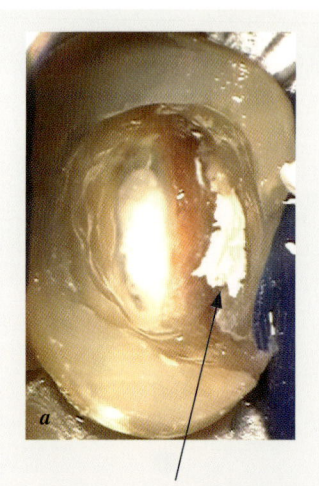

a　　　　　　　　　　b　　　　　　　　　　c

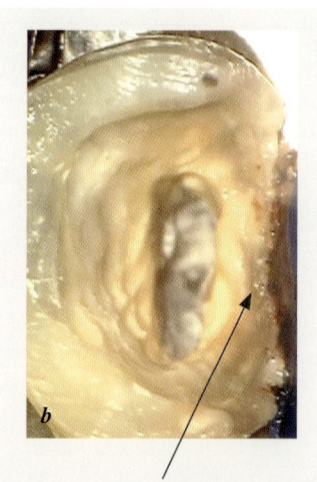

CR の下にあるう蝕を除去　　　CR とう蝕を除去　　　CR にて隔壁をつくる

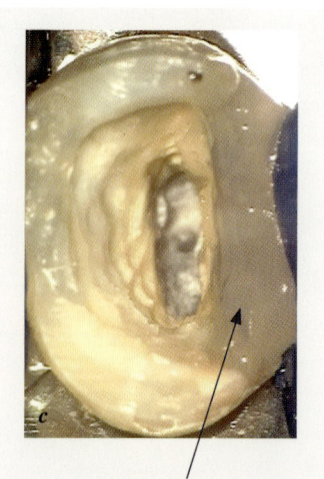

修復物の下にう蝕が残っていることがあるので，完全に取り除き必要ならば漏洩しないように4壁性の隔壁をつくる．このとき隔壁は擬似的な髄室壁にして，根管口と移行的にするとよい．

Part 1　Access Cavity のテクニックを学ぶ

2-④　隔壁をつくる

無駄に大きい Access Cavity は歯根・歯冠破折の原因になり，とくに歯にかかるストレス変形はポスト形成後に最大になる[3]．したがって，根管治療を開始する前に，**歯の補強・漏洩防止・ラバーダム装着**のために**隔壁の構築**は重要である．

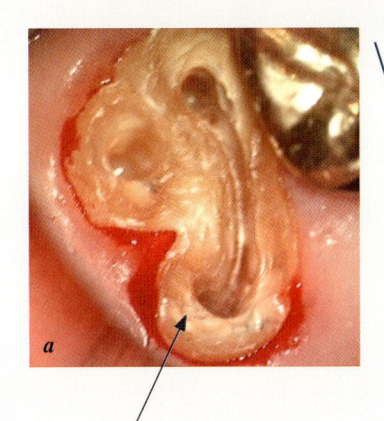

a：隔壁構築前の6|の根管．歯冠を失っている．

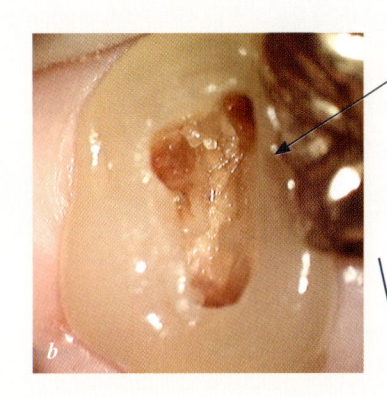

まずは感染象牙質の除去

う蝕があれば（必要ならば CR などの充填物も）除去し，4 壁になるように隔壁

b：隔壁築造後の状態．クランプがかけられるように 4 壁築造された．

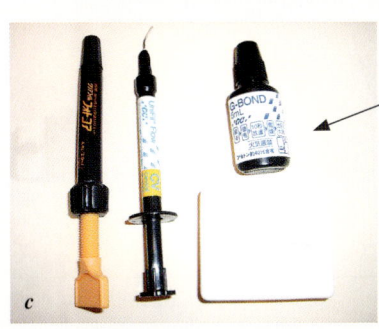

G ボンドプラス

c：G ボンドプラス，ユニフィル®フロー，クリアフィル®フォトコア．1 液性のボンディング剤は短時間で隔壁をつくることができるので重宝する．

歯冠のない歯の隔壁

根管治療は感染除去を目的とするので，始める前には確実な防湿が必要である．歯冠が失われている場合はラバーダム防湿ができるように **4 壁となる隔壁の構築が必須**である．

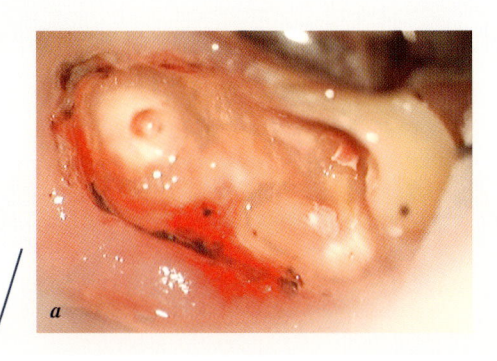

a：術前の|6．近心隅角にしか歯冠が残っていない．感染象牙質は歯肉縁下にまで及んでいた．

43

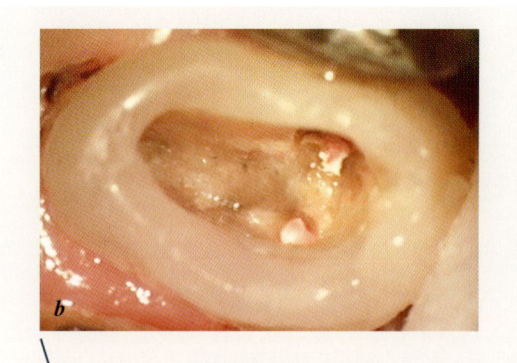

How to Endodontics

b：CR で 4 壁に築造した隔壁．

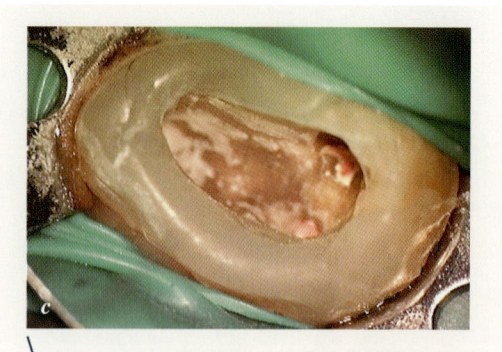

c：形態修正後にラバーダムを装着する．4 壁あるため，唾液のリークがなく防湿が完了した．

　この症例の場合，残存歯質が少なくなっていたため，一度レジンで全体の象牙質を覆い，そしてプラガーで根管を露出させている．**第一大臼歯の場合は MB2 根管がしばしば存在するので，レジンで覆わないように注意が必要**である．

歯冠のない歯の隔壁の手順

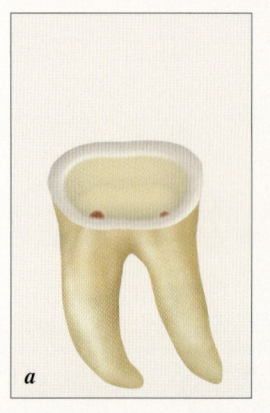

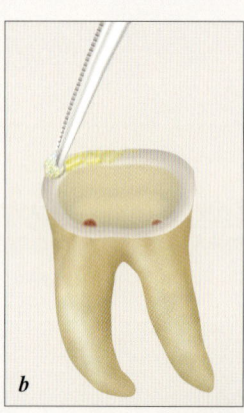

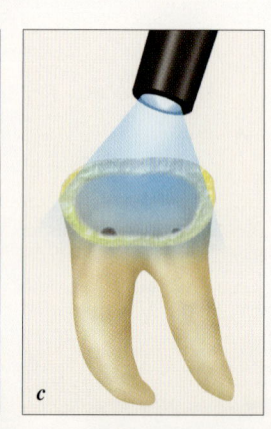

a：術前の歯冠のない大臼歯．
b：プライマー・ボンディング処理．
c：光照射．

d：はじめに緩衝材としてフロアブルレジンを塗布する．
e：光照射し硬化させる．
f：次に築造用レジンペーストで隔壁を構築する．レジンが硬化しないよう顕微鏡のライトをオレンジ色の遮光モードに切り替え，根管が埋まらないように充填していく．

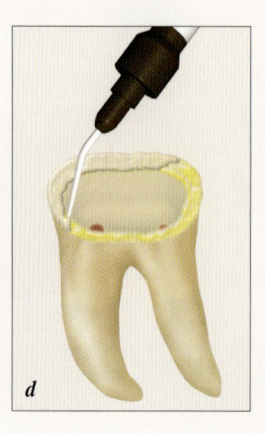

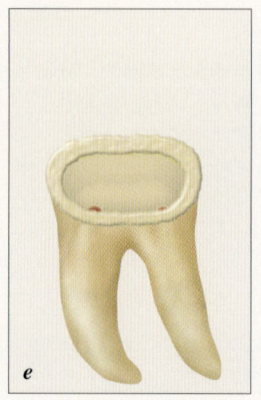

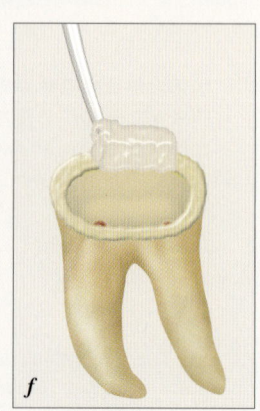

Part 1 Access Cavity のテクニックを学ぶ

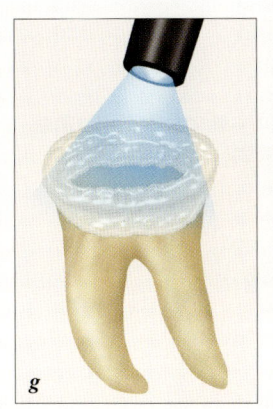

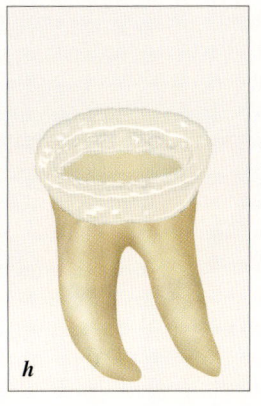

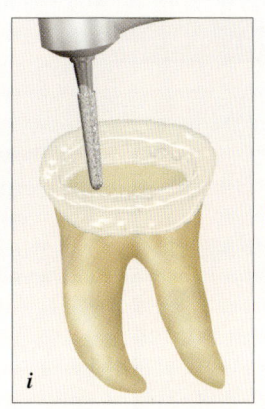

g：光照射し硬化させる．
h：硬化後は根管治療の利便性と患者の異物感を避けるために形態修正が必要である．
i：レジン硬化後は形態修正する．

j：外形を整え，Access Cavity 形成と同様に根管口まで直線的にアクセスできるような形態にする．
k：ラバーダムを装着する．

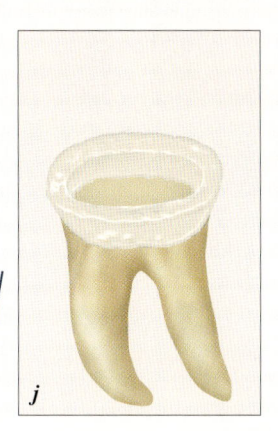

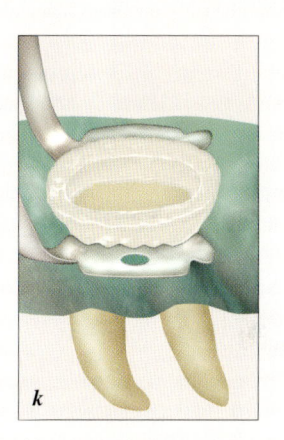

前歯部など歯質が少ない（限定的な）場合は，**露出している全体の象牙質を使い接着を強固なものにする必要がある．**

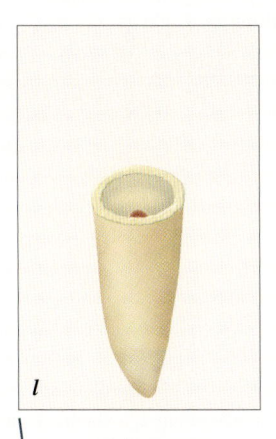

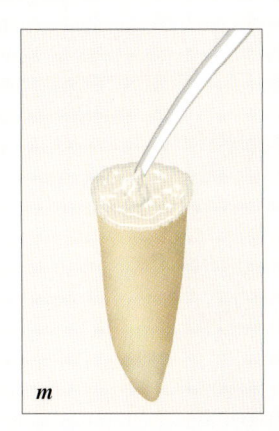

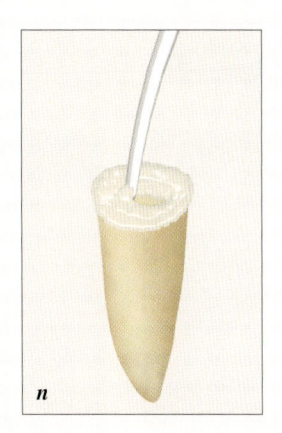

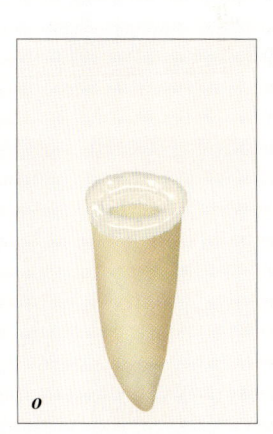

l：光照射し硬化させる（ここまでの手順は，*a*〜*d* と同じ）．
m：レジンが硬化しないように顕微鏡のライトをオレンジ色の遮光モードに切り替え，いったんレジンで全体を埋める．
n：プラガー（S-コンデンサー等）を使い根管口を露出させる．
o：光照射し硬化させる．硬化後は形態修正し，根管口まで直接的にアクセスできるようにする．その後，ラバーダムを装着する．

感染象牙質を除去してからの隔壁

4壁になるように隔壁

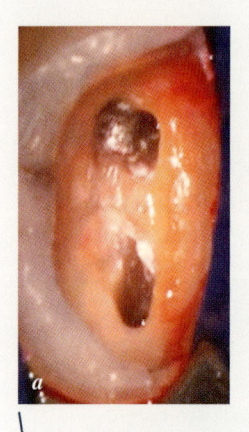

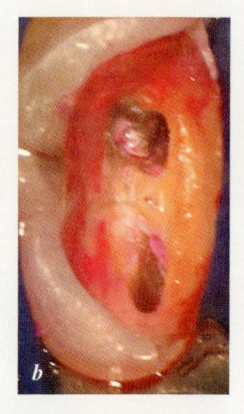

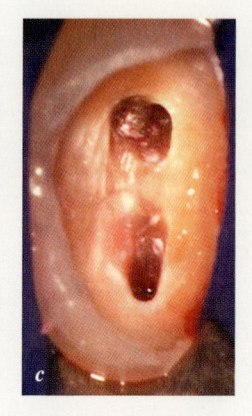

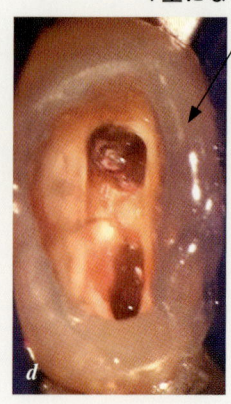

a：4⎪の隔壁築造前の状態．遠心壁が欠損し，残存歯質は歯肉縁下になっている．
b：茶色の感染象牙質を削除したのでう蝕検知液で染め出した．するとまだ広範囲に感染象牙質は残っていることがわかる（白い感染象牙質も存在するので注意が必要である）．
c：染め出された象牙質を除去し，隔壁の準備が整う．
d：遠心壁をCRにて築造した状態．4壁あることで唾液の漏洩予防と防湿性が向上した．

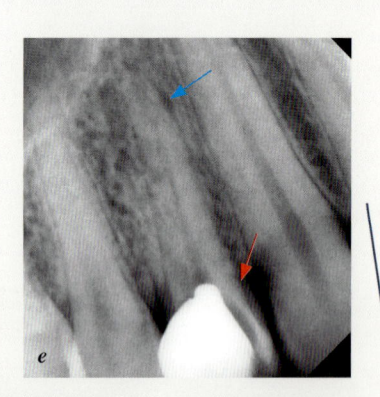

e：術前のデンタルエックス線写真．仮封材が直接に根管を封鎖していないので，coronal leakageを起こしている．根尖透過像を認める（青矢印）．仮封材と近心壁の間にすき間がみられる（赤矢印）．

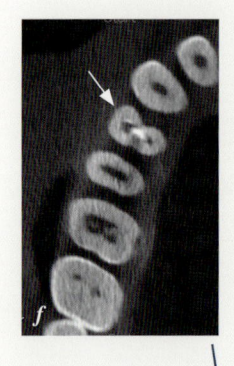

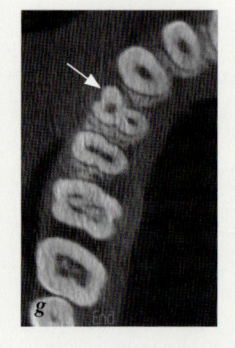

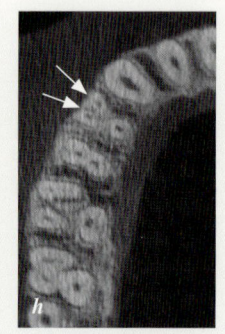

f：術前の歯冠根尖方向の根管口付近のCT画像．近遠心に広がる太い頬側根管と舌側根管を認める．
g：*f*のCT画像よりも1mm根尖方向のCT画像．近心側に膨らみを認める（矢印）．
h：*g*のCT画像よりさらに1mm根尖方向のCT画像．近心頬側根管と遠心頬側根管に分かれ，全体で3根管有していることが判明した．

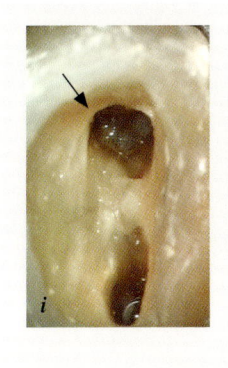

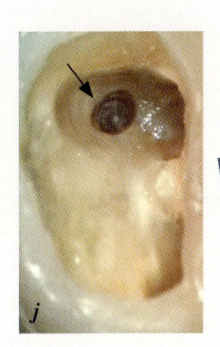

Part 1　Access Cavity のテクニックを学ぶ

i：拡大中の近心頬側根管（矢印）．
j：根管口拡大後の近心頬側根管（矢印）．顕微鏡下からも頬側根管は中央部から遠心と近心に分かれていることが確認できた．CTと顕微鏡がなければ見逃してしまった可能性が高い症例である（上顎第一小臼歯が3根管である確率は5％である）．

隔壁がないためのCoronal Leakage 症例

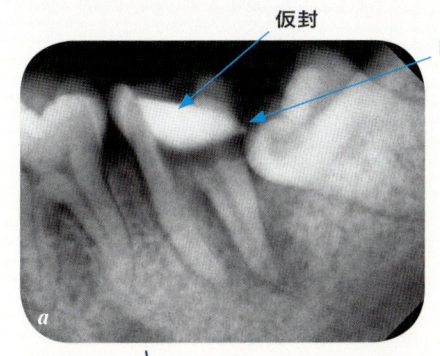

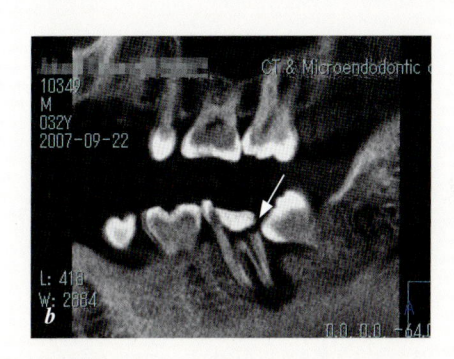

a：術前の7⏋のデンタルエックス線写真．遠心側に隔壁がなく，近心傾斜している8⏋の歯冠により仮封材が緊密に根管内を封鎖していないため，感染経路になっている．
b：頬舌方向のCT画像．CT画像からも遠心壁がなく，漏洩していることがわかる．また術前のデンタルエックス線写真では，はっきりしなかった根尖部透過像を明瞭に認める．

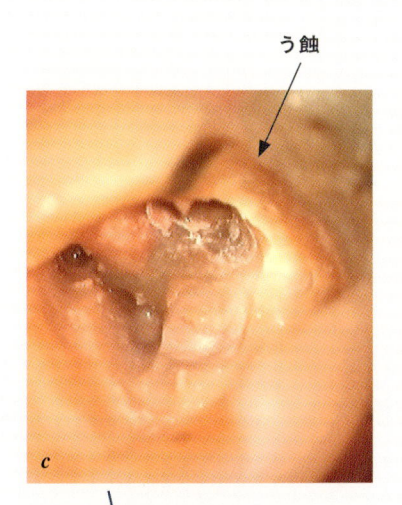

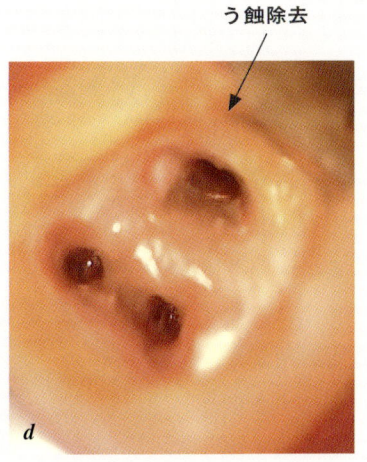

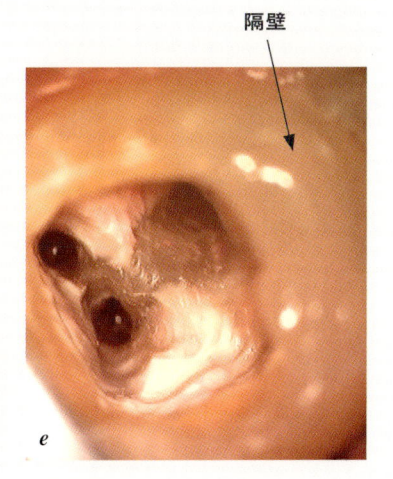

c：7⏋遠心側面部に感染象牙質を認める．
d：感染象牙質を除去した後の遠心側面部象牙質．
e：隔壁後の遠心側面．う蝕の除去と遠心側面の隔壁により4壁となり，漏洩予防と防湿が確保された．

3. Access Cavity のキーポイント

前歯と臼歯部では歯冠形態と根管数が異なるため，Access Cavity の形成も異なるので分けて解説したい．

前歯部の Access Cavity のキーポイント

最近では，近遠心部の髄角はあえて残す傾向がある[4,5]．この理由は，①超音波チップや薬液による洗浄で髄角部の歯髄を取り除けること，②最終的にレジンなどによる修復の場合は髄角部がアンダーカットとなり修復物の維持がより確実になること，③無駄な歯質切削を避けられ歯冠・歯根破折の予防になること，④前歯部では近遠心方向に根管がなく根管形成の邪魔にならないこと，があげられる[6〜8]．つまり，Access Cavity の外形は，三角形から縦長の楕円形になる傾向である[4,5]．下顎前歯の場合は，歯冠部から根尖まで単根管の確率は94〜97％ほどで，舌側根管の出現する確率が2〜6％ほどになるので，とくに唇舌的に広げるほうが無難である[9]．

臼歯部の Access Cavity のキーポイント

臼歯部の Access Cavity の外形は，最終的な外形よりも小さめに設定し，根管口が見つかるまでは卵形にしておくとあとで便利である．小臼歯では頬舌的に長い楕円形を目指し，上顎大臼歯は近心寄りの三角形で第四根管がある場合は台形となる．下顎大臼歯は，遠心根管が1根管の場合は上顎同様に三角形で，2根管の場合は台形となる．それらの位置を決めるうえで，まず上顎大臼歯の髄室の存在する近心方向の位置関係は術前に撮影したエックス線写真を参考にしながらも，おおよそ頬側咬頭頂と舌側咬頭頂を結んだラインより近心にはみ出さないようにする．なぜなら，このラインよりも近心に髄室は存在しないからである．

最近の傾向では，頬舌方向からみた場合，近心頬側根の中央部までの傾斜と近心側面は平行であることが多いことから，それらに平行に近心髄室壁を落とし切削していくと根管口へ無理なく移行的な形成ができる[4,5]．このような典型的な解剖学的特徴を理解しているだけでも，近心側面への偶発的な穿孔は予防できる．また遠心根管も同様で，通常遠心根も近心方向に傾き，その傾きも近心側面とほぼ平行となる特徴をもつ．このため，遠心髄室壁を近心髄室壁と平行に形成すると，遠心根管口に至るまでの遠心髄室壁は近心に傾き，ファイルの挿入が容易で段差のない直線的なアクセスが可能となる．この形成により，咬合面 Access Cavity の外形は従来のように遠心に広がらず歯質の保存にも貢献できる．根管口が見えたらゲーツグリッデンドリルや Ni-Ti ファイルで広げ，アクセスしやすい形態にするとよい．LA アクセスダイヤモンドバー（LAX バー）を用いると，一気に根管口も髄室壁と移行的に拡大される．

▶▶▶ Access Cavity の基本を学ぶ

- 前歯部 ☞ 3-①
- 下顎小臼歯 ☞ 3-②
- 大臼歯 ☞ 3-③
- 下顎大臼歯 ☞ 3-④
- 上顎大臼歯 ☞ 3-⑤

Access Cavity の基本を学ぶ

3-① 前歯部

上顎前歯の理想的な Access Cavity

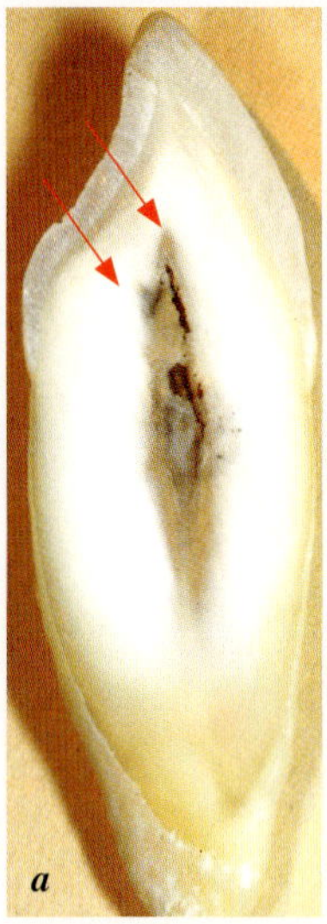

a：術前．髄角は切縁に向かっているが，審美上アクセスは舌側より行う．舌側面に直角に入り，歯軸に平行にしていく．

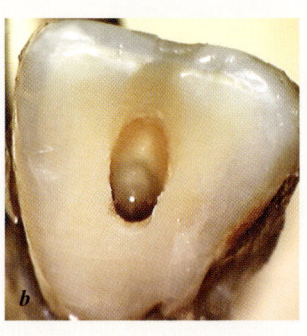

b：唇舌的に長い楕円形に形成する．近遠心的に大きく広げる必要はない．

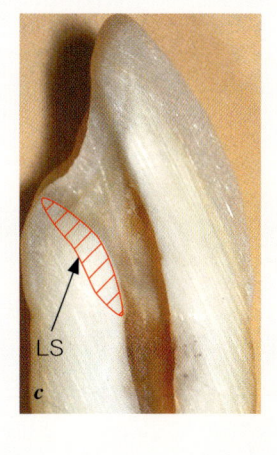

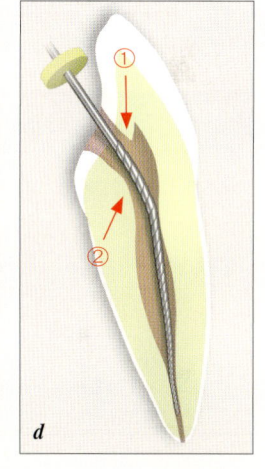

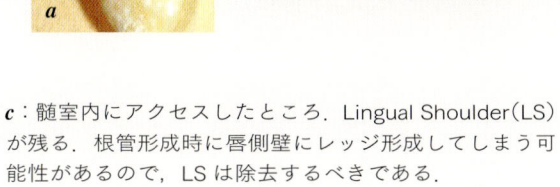

c：髄室内にアクセスしたところ．Lingual Shoulder(LS)が残る．根管形成時に唇側壁にレッジ形成してしまう可能性があるので，LSは除去するべきである．
d：髄角(①)とLS(②)が根管形成時の障害となり，レッジやファイル破折の原因になる．

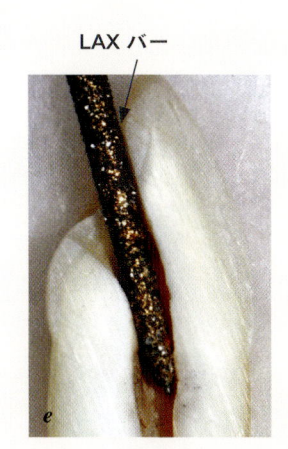

LAXバー

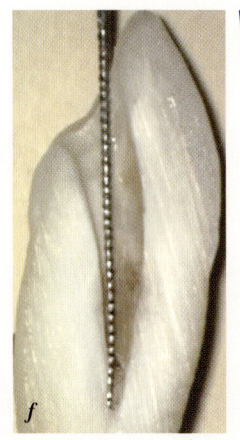

e：LAXバーを用いると容易にLSを除去できる．
f：#10〜#15Kファイルを根管に挿入し，アクセス開口部に接触しないことでLSが除去されていることを確認．もし，ファイルが接触するようならば根管形成時にファイルに負担がかかり，ファイルの破折やレッジになることが予想される．この場合，LSや切縁方向の拡大が不足しているので，どちらかを削り足すべきである．

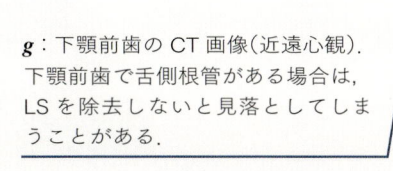

g：下顎前歯のCT画像(近遠心観)．下顎前歯で舌側根管がある場合は，LSを除去しないと見落としてしまうことがある．

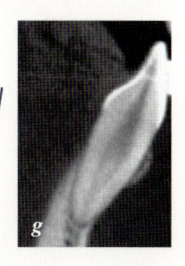

見逃された下顎前歯の舌側根管

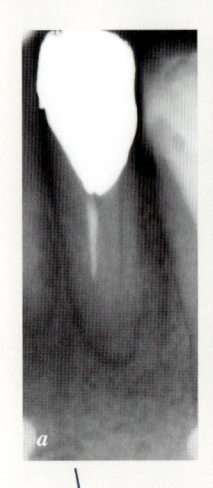

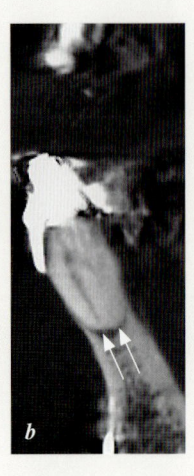

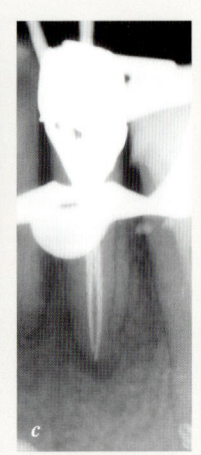

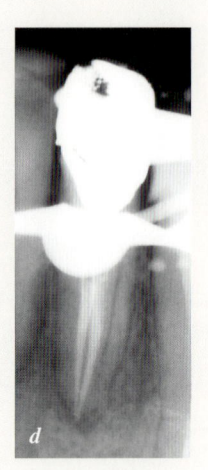

a：術前の $\overline{2}$ のエックス線写真．唇側根管のみに根管充填材を認める．
b：ガッタパーチャ除去後に撮影した近遠心方向からのCT画像．未処置の舌側根管を認めた．
c：ファイル試適時のエックス線写真．
d：根管充填後のエックス線写真．2根管とも作業長まで根管充填できていることが確認できる．

下顎前歯のAccess Cavityは唇舌方向に長くして舌側根管を見逃さないこと

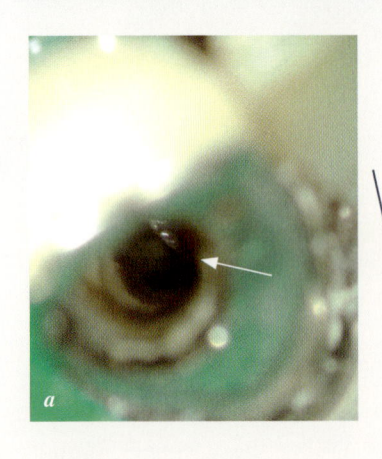

a：天蓋穿孔後の根管．舌側根管（矢印）が少し見えているがLSが残っているため、真っ直ぐファイルの挿入ができない．

b：舌側方向に広げLSを除去すると舌側根管が現れた（矢印）．
c：Access Cavity後の根管．補綴物や修復物がある場合はまず除去すること．除去できない場合は、その形態にだまされずに、顕微鏡下であくまでも根管内の解剖学的特徴を頼りに切削する必要がある．

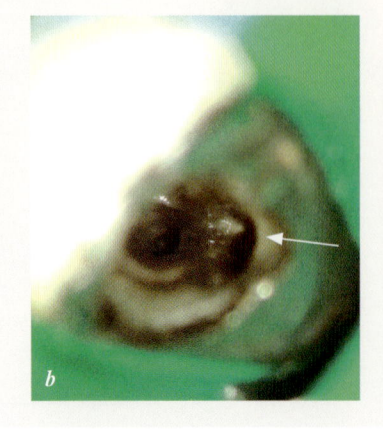

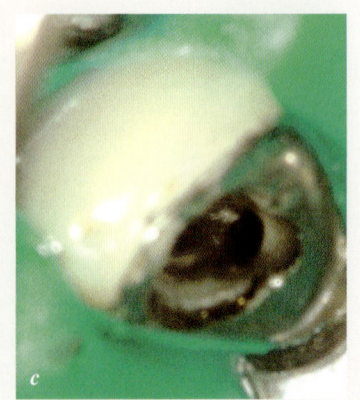

Part 1 Access Cavity のテクニックを学ぶ

ラウンドバーは天蓋除去のみ

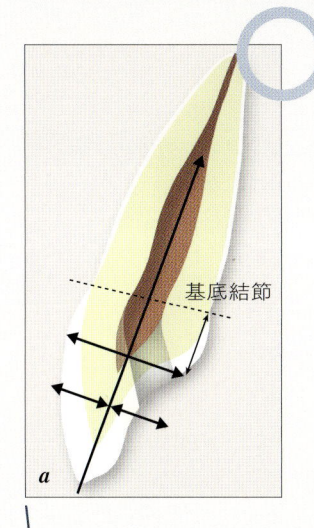

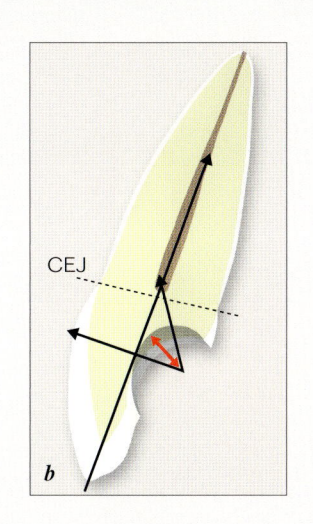

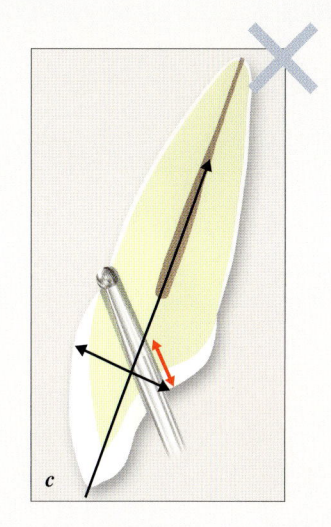

a：前歯部の Access Cavity は，中央の基底結節から数ミリ切縁側から舌側面に対してほぼ垂直に #2 ラウンドバーなどで髄室へ穿孔させていく．
b：歯冠側の根管が石灰化したケースもあり，セメント-エナメル境（CEJ）よりも根管口が下がっていることもある．根管の位置は通常歯根の中央に位置しているので，舌側からアクセスしたときに歯根の中央を越えているようなら切削を中止しなければならない．中点を越えて歯髄腔へ穿孔しなければ，歯の長軸と平行に根尖方向へ切削していくと根管を見つけることができる．
c：歯根中央を越えて削り続けると唇側へ穿孔してしまう．

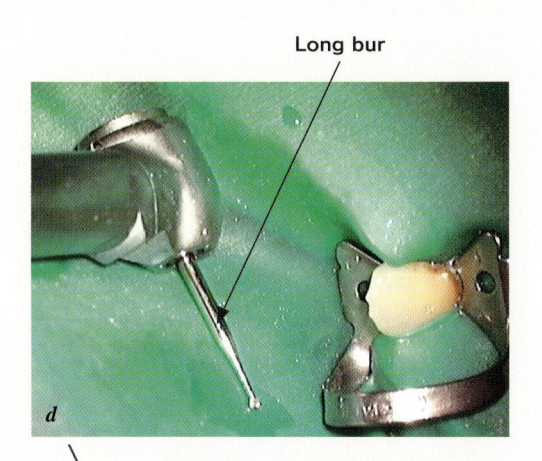

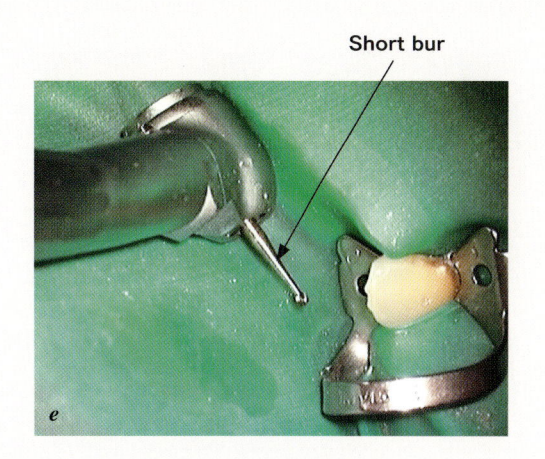

d, *e*：顕微鏡下で行う場合はロングのラウンドバーの方が削っている位置を確認しやすい．

3-② 下顎小臼歯

下顎小臼歯の切削開始点

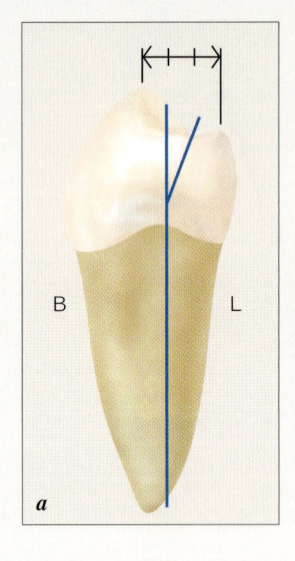

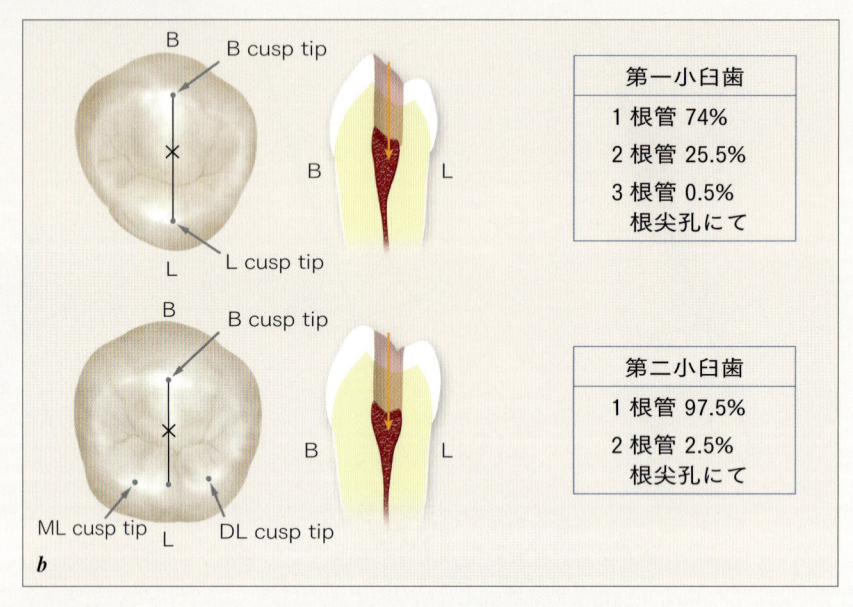

第一小臼歯
1根管 74%
2根管 25.5%
3根管 0.5%
根尖孔にて

第二小臼歯
1根管 97.5%
2根管 2.5%
根尖孔にて

下顎の小臼歯の咬合面は他の臼歯よりも舌側に傾いているため(**a**)，頬側にずらした位置から切削を開始したほうがよい．つまり，第一小臼歯では，頬側咬頭頂と舌側咬頭頂を結ぶ線を三等分し，頬側寄りの1/3が切削開始点となる．第二小臼歯の咬合面は第一小臼歯よりも若干舌側寄りになる(**b**)．

下顎右側第一小臼歯において舌側方向の拡大不足で舌側根管を見落としたケース

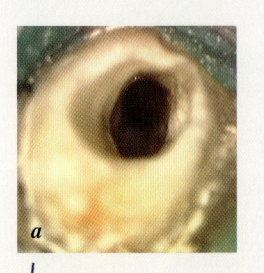

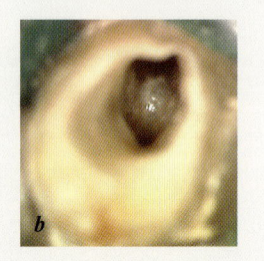

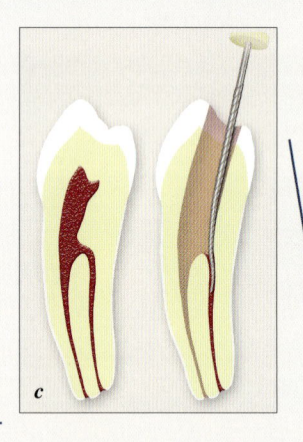

c：歯軸に平行に形成しないと舌側根管を見落としてしまうことがある．

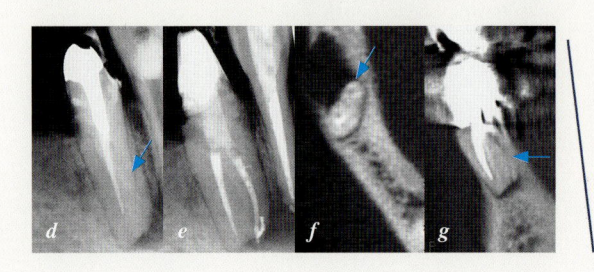

a：頬側根管口までは直線的なアクセスが得られているが舌側方向にも根管の一部が見える．
b：舌側根管口が見つかったので，舌側方向にアクセスの外形を広げ，舌側の髄室壁もフレアー状にした．

d：術前のエックス線写真．頬側根管のみ根管充填されているが，舌側根管もかすかに見ることができる(矢印)．
e：根管充填後のエックス線写真．舌側根管も根尖まで根管充填できた．**f**：CT画像(水平断)．2根管あることがわかる(矢印は舌側根管)．**g**：CT画像(垂直断近遠心観)舌側根管を確認できる(矢印)．

Part 1　Access Cavity のテクニックを学ぶ

下顎第一小臼歯根管が未処置のための感染根管症例

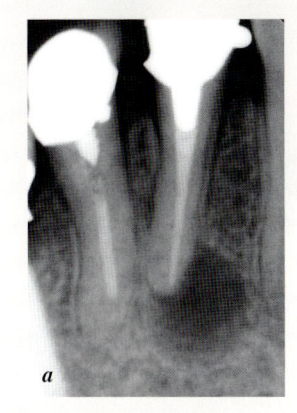

a：術前の 4| のデンタルエックス線写真．根尖部透過像を認める．

b：4| の Access Cavity，ガッタパーチャ除去後に撮影した頰舌方向の舌側根管部 CT 画像．舌側根管根尖部透過像を認める．
c：頰舌方向の頰側根管 CT 画像．頰側根管根尖部透過像は認められない．

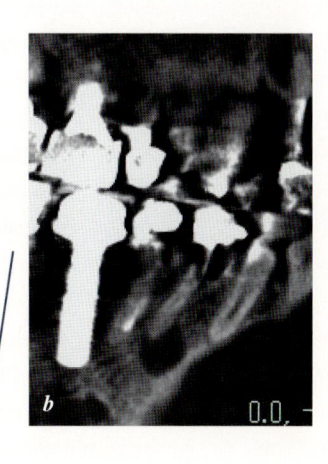

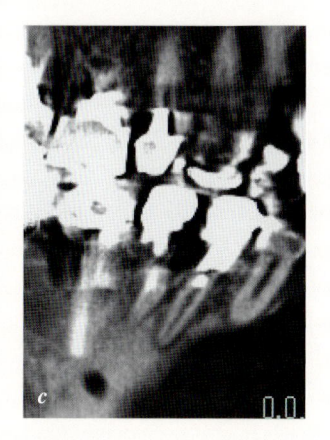

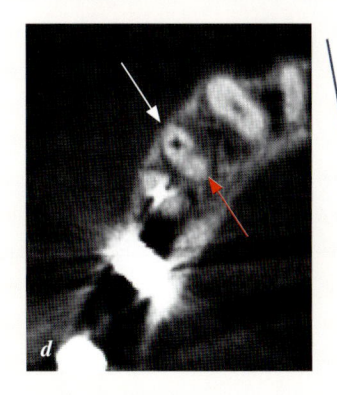

d：歯冠根尖方向の歯根断面 CT 画像．拡大された頰側根管を頰側寄りに認め（白矢印），未処置の舌側根管を舌側寄りに認める（赤矢印）．単根管であれば根管は歯根断面**中央部**に位置する．

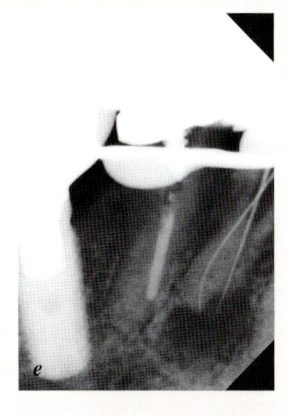

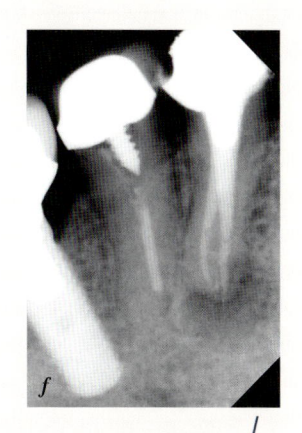

e：根管長測定のためのデンタルエックス線写真．Negotiation し，頰側・舌側根管に #10 の K ファイルを挿入し独立した 2 根管であることを確認した．
f：根管充填後 1 か月後のデンタルエックス線写真．根尖部透過像もだいぶ縮小した．

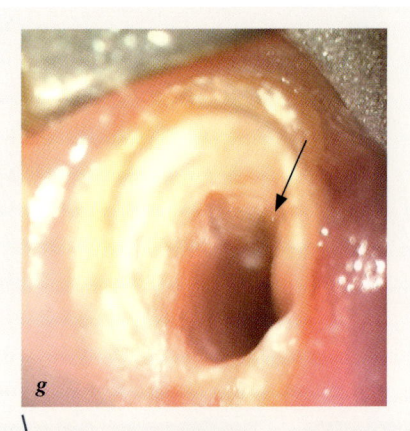

How to Endodontics

g：ポスト除去後の⎣4の根管内．舌側部に凹みを認めるも，明瞭な舌側根管は見当たらない．

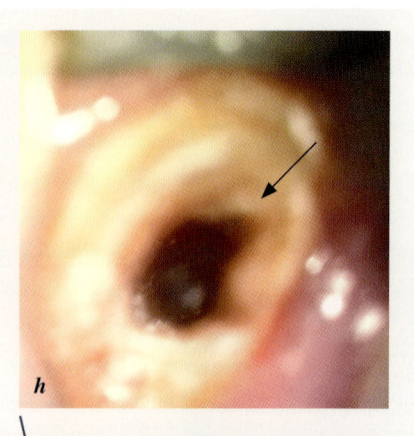

h：CT画像を頼りに，舌側方向に0.5mmほど超音波チップで象牙質を切削した後の根管内．舌側根管が見えてきた．

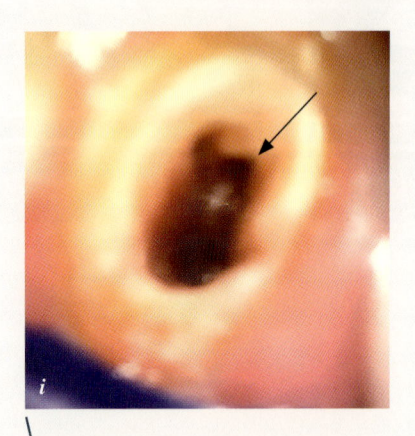

i：LAXバーを用いて根管口を拡大した後の根管内．根管口が明示された．

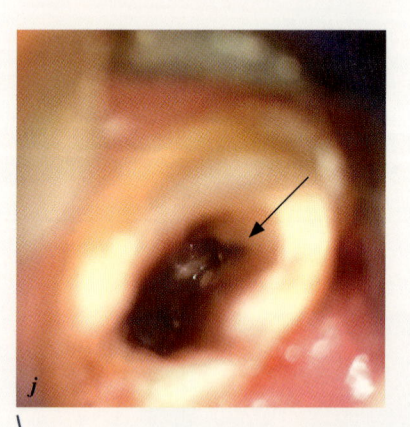

j：Access Cavity終了後の根管内．Negotiation用のファイルが両根管中央部付近まで挿入できた．

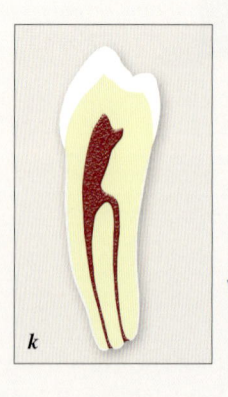

k：この歯がもつ根管を示すイラスト．

単根でも2根管以上有する場合があるので，術前のデンタルエックス線写真は偏心投影したものを含め最低でも3枚を撮影するべきである．また，歯根の中央に根管があれば単根管の可能性が高いが，見つかった根管が頬舌・近遠心寄りになっていれば複数根管存在する可能性を考慮しなければならない．下顎第一小臼歯のAccess Cavityでは2根管性の確率が高めであるので頬舌的に拡大することが必要である．

Part 1　Access Cavity のテクニックを学ぶ

3-③　大臼歯

大臼歯の切削開始点と Access Cavity の境界線

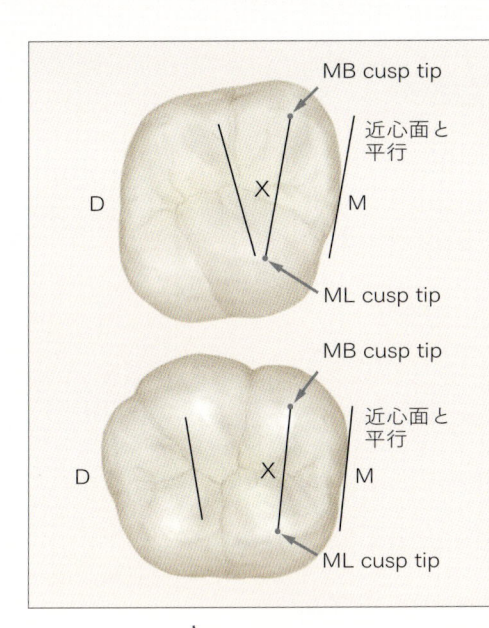

上顎第一大臼歯	近心	遠心
1根管	40%	85%
2根管	59%	15%
3根管	1%	0%

下顎第一大臼歯	MB	DB	P
1根管	82%	100%	100%
2根管	18%	0%	0%
3根管	0%	0%	0%

近遠心の Access Cavity の境界線と切削開始部の位置を示す．上顎大臼歯では，近心と遠心の境界線の中央で中心裂溝部である．下顎大臼歯では近心から1/3ほどの中心裂溝部の位置になる．

根管口の理想位置

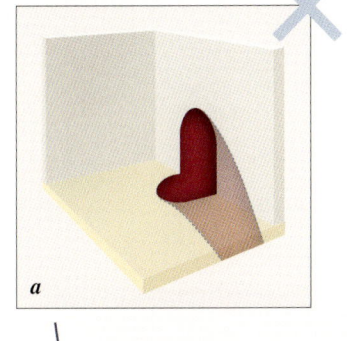

[Mouse Hole] ×　　[理想的な根管口の位置] ○

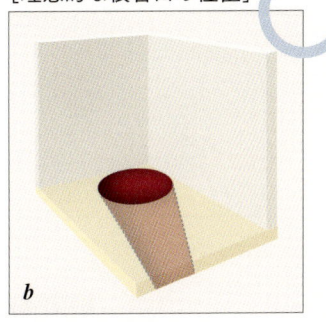

a, *b*：根管口は，すべて髄室壁と髄室壁の間に挟まれた髄床底上の位置に明示されることが理想である．髄室壁上にある場合は，「mouse hole」となりファイルの挿入が制限されるので，削り足して髄床底上に明示するべきである．

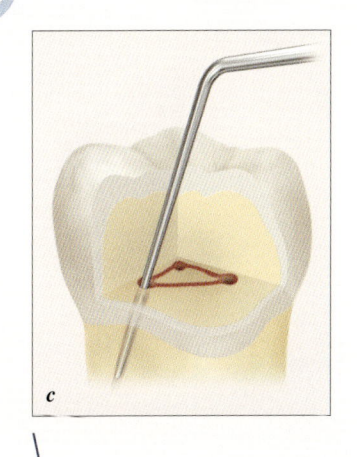

c：一般的に根管口は髄床底と髄室壁接合部において斜めに角度がついていることが多い．

How to Endodontics

3-④ 下顎大臼歯

下顎大臼歯の根管口位置の法則

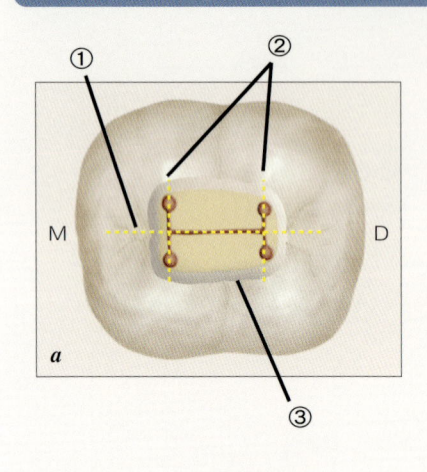

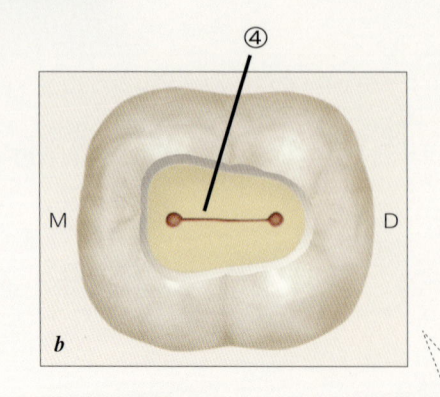

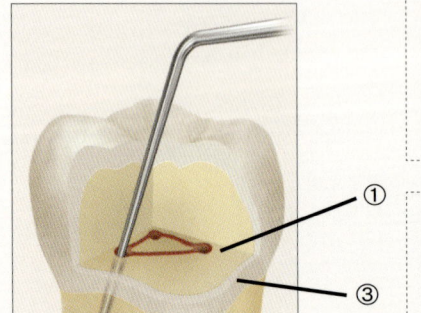

① 根管口は，髄床底の中央で近遠心方向に引いた線に対して点対称の位置に存在する（上顎大臼歯を除く）．
② その髄床底の中央の位置に引かれた線に対して直角に引かれた線上に根管口は存在する（上顎大臼歯を除く）．
③ 髄床底はつねに壁面より色が暗い．
④ 近遠心根に1根管しかなければ，このように近遠心に引かれたライン上に根管口は見つかる．

① 根管口はつねに髄床底と壁面の接合部に位置している．
② 根管口は髄床底と壁の接合部において斜めに角度がついている．
③ 根管口は歯根と歯冠部の融合する末端部にある（CEJより若干根尖方向）．

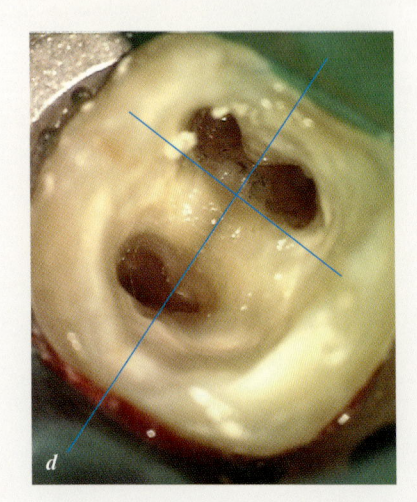

d：実際の下顎大臼歯の根管口の位置．同法則に当てはまる．

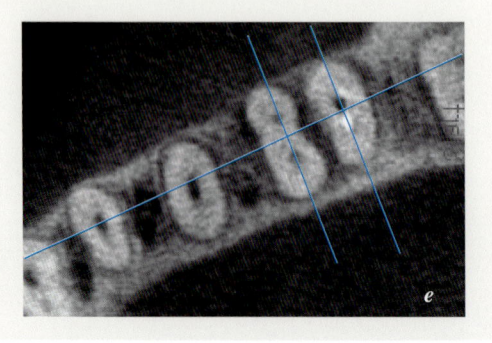

e：CT上でも同法則に当てはまっている．

Part 1 Access Cavity のテクニックを学ぶ

根管口位置の法則に従うことにより，隠れた根管を見つけることができる

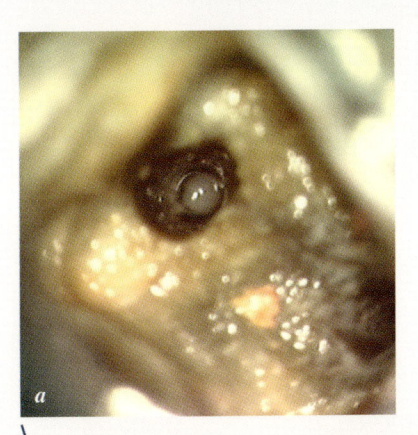

a：術前の下顎第二大臼歯の近心頬側根管．

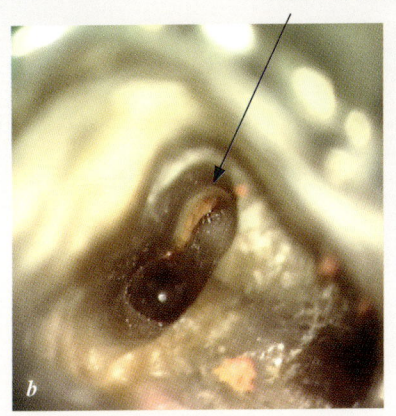

b：法則に従い舌側壁を削除し，舌側根管を発見．

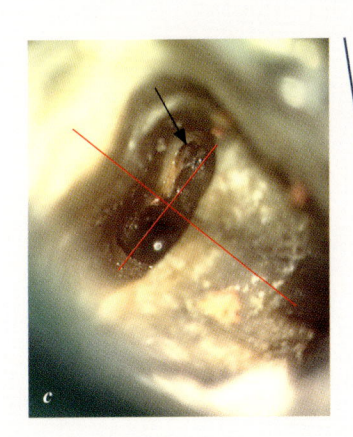

未処置の根管発見

c：舌側根管口を拡大（矢印）．以下の法則が当てはまる．
①下顎大臼歯の場合，髄床底の中央で近遠心方向に引いた線に対して対称の位置に根管口は存在する．
②その髄床底の中央の位置に引かれた線に対して直角に引かれた線上に根管口は存在する．

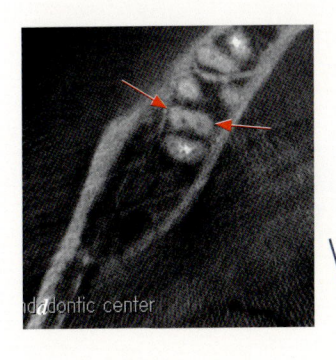

d：CT があればさらに根管の発見は確実である．

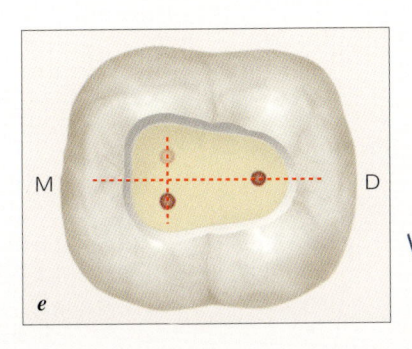

e：近心根の方向に1根管あれば，線対称の位置にもう1つの根管が出現するはずである．

57

How to Endodontics

下顎大臼歯の境界線

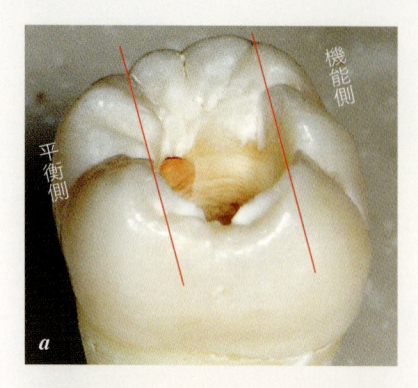

a：頬舌的な境界線は機能側咬頭は咬頭頂まで で，平衡側咬頭は咬頭頂よりも少し中央寄りに 設定するとよい．

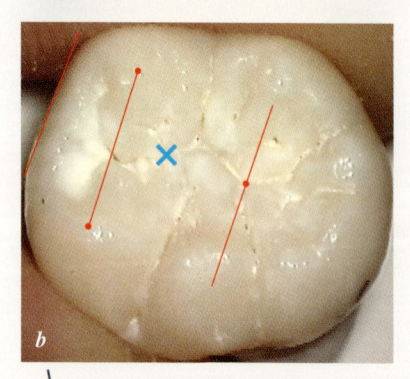

b：近遠心的な境界線．近心は近心頬側咬頭 頂と舌側咬頭頂を結ぶライン．遠心方向は中 心溝と遠心頬側溝の接合部付近で，近心側面 とほぼ平行な頬舌側ラインである．

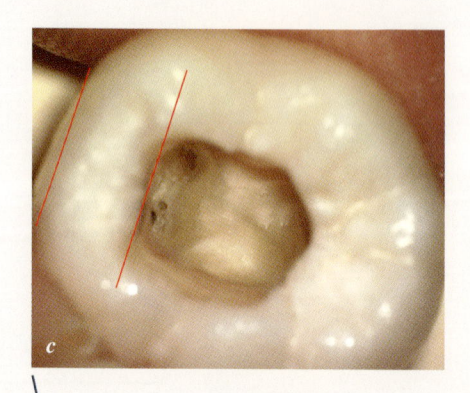

c：近心側面と近心髄室壁は平行になるよう に心がけることで，偶発的な穿孔は予防でき る．

理想的な下顎大臼歯の Access Cavity

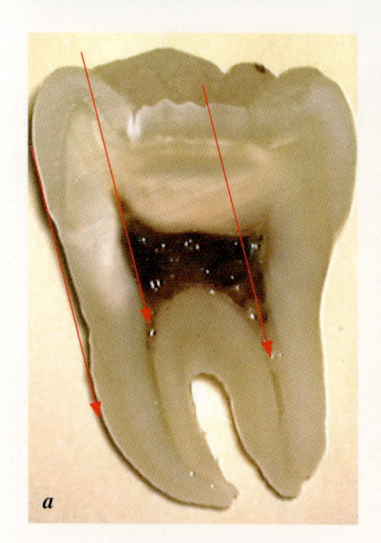

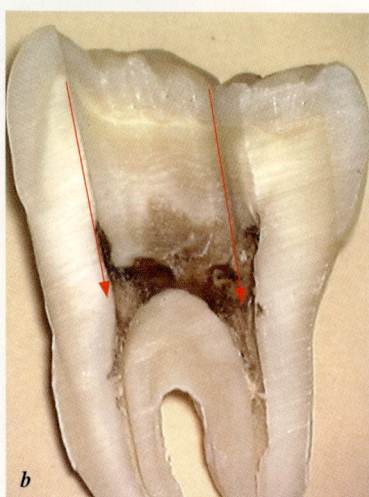

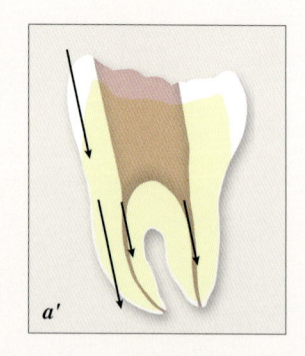

a：術前の下顎大臼歯．近心側面に 平行に近遠心の髄室壁を形成してい くことがポイントである（*a'*）．
b：天蓋を除去し近遠心の髄室壁を 形成後．

Part 1　Access Cavity のテクニックを学ぶ

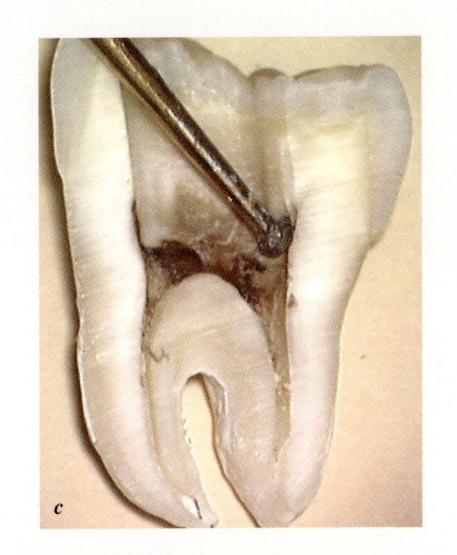

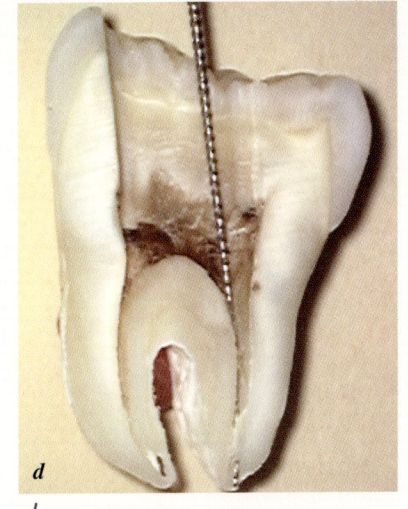

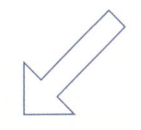

c：髄角を超音波チップで処理．

d：遠心根管にファイルを挿入すると近心に傾斜していることがわかる．

e：近心根管にも根中央部付近までファイルを挿入し，ストレスなく挿入できることでアクセスのスムーズさを確認．

近遠心根管とも湾曲している場合

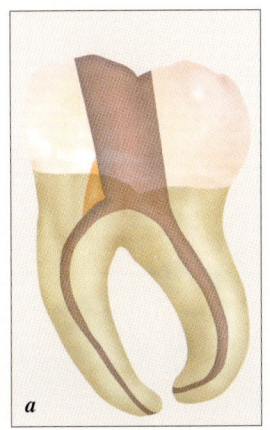

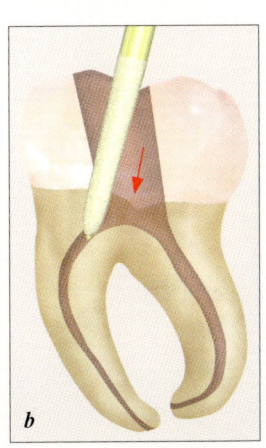

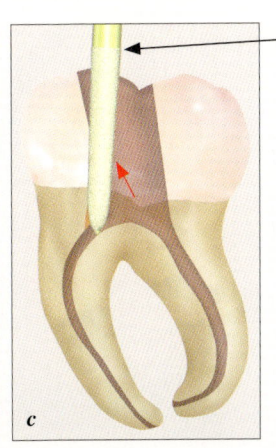

LAX バー

a〜*c*：はじめにそれぞれの根管の反対側にバーを倒し，次第に起こしながらエンド三角を切削除去する．

59

3-⑤ 上顎大臼歯

咬合面からみた上顎大臼歯の Access Cavity

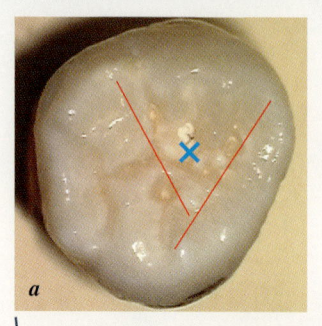

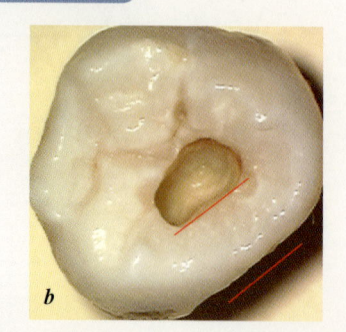

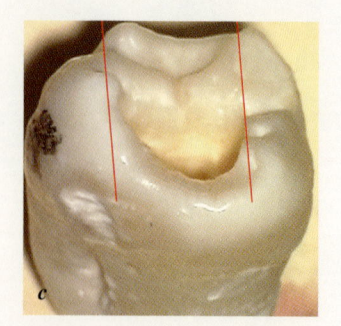

a：アクセスの計画を立てる．近心の境界線は頬側咬頭頂と口蓋側咬頭頂を結んだラインで，これより近心にはみださないようにする．遠心は遠心頬側咬頭と近心口蓋側咬頭の対角隆線のラインが境界となる．バツ印の位置から切削を開始する．
b：近心側面とほぼ平行になるように近心髄室壁を形成する．最初のアクセスの外形は最終的な外形よりも小さめに設定し根管口が見つかるまでは卵形にしておく．
c：頬舌的な境界線は機能側咬頭は咬頭頂までで，平衡側咬頭は咬頭頂よりも少し中心寄りに設定するとよい．

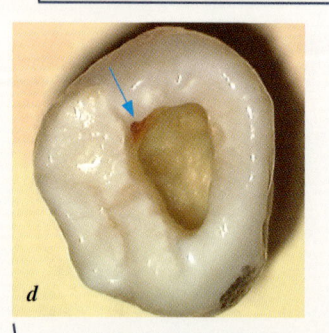

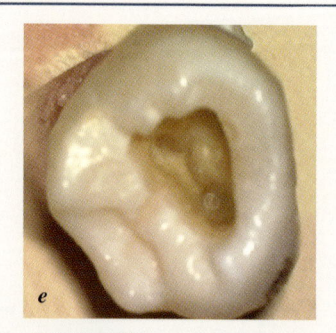

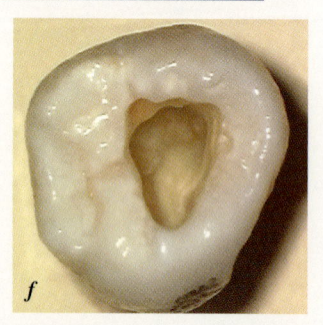

d：臨床的にはよくあることだが，頬側髄室壁にう蝕があり（矢印），除去するとアクセスの外形は遠心頬側に少し拡大されることになる．
e：う蝕除去後のアクセス開口部の外形，遠心頬側根管口と口蓋根管口を示す．遠心側髄室壁と各根管口は移行的に形成されている．
f：近心頬側根管口を示す．近心側髄室壁と根管口は移行的に形成されている．

上顎大臼歯の Access Cavity

エンド三角

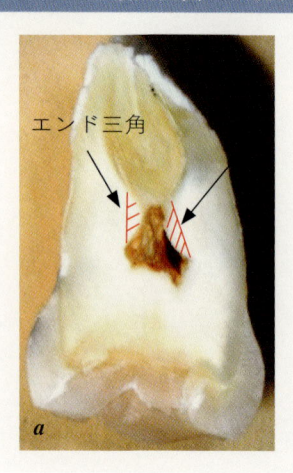

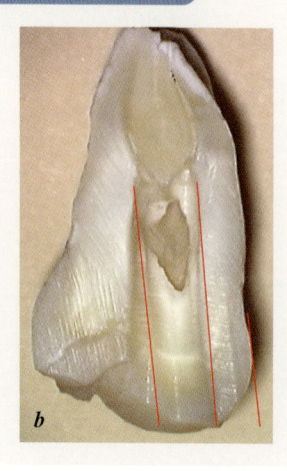

a：術前の抜去歯．エンド三角（矢印）に注意が必要である．
b：近心側面に平行に近心および遠心の髄室壁を形成．

LAX バーを使用した Access Cavity

う蝕を除去し，天蓋を穿孔したならば **LAX バー**に切り替える．上顎は口蓋根，下顎は遠心根の方向にバーを向けて髄床底に接触するまでバーを下げていく．

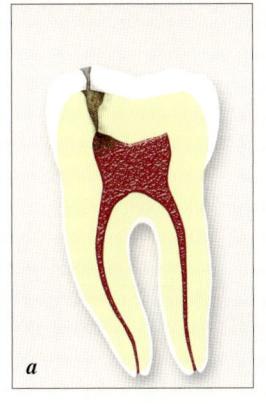

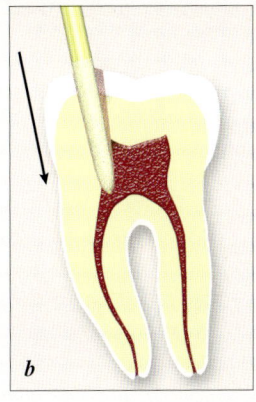

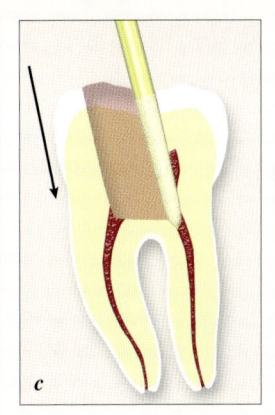

a：術前の根管．う蝕を認める．
b：う蝕を除去（天蓋を穿孔）したら LAX バーを挿入する．
c：近心面と平行になるようにバーを傾斜させ，遠心根管口を拡大．
d：遠心面と平行になるようにバーを傾斜させ，近心根管口を探す．
e：近心根管口内にバーが入ったら近心面と平行になるように傾斜し，エンド三角を除去し根管口を拡大．
f：近心面と平行に近心・遠心根管口が並ぶ．

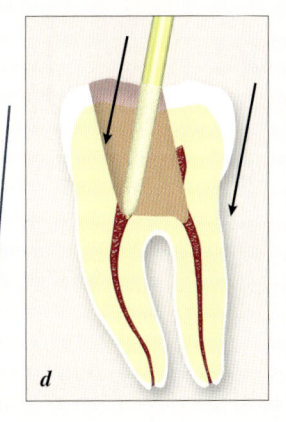

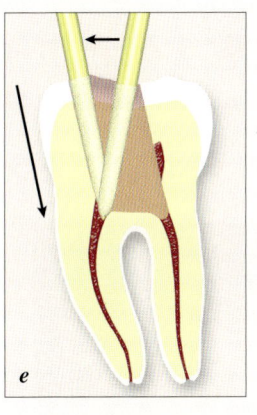

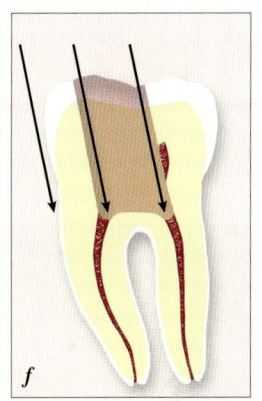

　臼歯の Access Cavity の外形の境界線の目安は以下のとおりである．①頬舌的な幅は，機能咬頭頂（上顎は口蓋側，下顎は舌側）から平衡側咬頭頂（上顎は頬側，下顎は舌側）より数ミリ短い位置までである．②近遠心的な幅は，近心頬側咬頭頂と近心舌側咬頭頂を結ぶラインから，上顎は対角隆線で下顎が遠心小窩までである．最初は，境界線内で理想的な外形の 2/3 程度の卵円形にとどめ根管口が見つかったら，それらを起点にして外形を整えるとよい．

　下顎の遠心根管（上顎大臼歯は遠心頬側根管）は，近心傾斜した状態で根管が開口していることが多く，その傾斜の目安は近心面と同程度にするとよい．したがって，LAX バーも近心面と平行に近心傾斜させた状態で遠心根管を探索していく．根管が見つかると，LAX バーの「沈み込む」感覚が手指に伝わる．

　次に近心根管には「エンド三角」が存在するため，いったん遠心面と平行に LAX バーを傾斜させて近心根管を探索する．根管口にバーの先端が入り込むと，前述したように「沈み込む」感覚が伝わる．ちょうど回転しているコマが凹みにはまり動きが止まるようなもので，回転抵抗も手指に伝わる．この感覚に慣れれば数秒で根管口を探索できるはずである．根管口が見つかったならば，再度 LAX バーを近心面と平行になるように傾斜させ「エンド三角」を除去し根管口まで直線的に形成（straight access）する．そして，ファイルを挿入し，適切な Access Cavity になっているかの確認をする．また複根管歯では顕微鏡下で同時にそれぞれの根管口から数ミリ根尖側方向が直接見え，#10〜15 の K ファイルが根管中央部付近までストレスなく挿入できることが適切な Access Cavity の目安となる．

How to Endodontics

4．失敗から学ぶ注意すべきポイント

　昔から「失敗は成功のもと」といわれるが，治療でも成功例より失敗例から学ぶことはかなり多い．臨床で遭遇する症例は十人十色だが，手強い症例にあたったら幸運と喜ぶべきである．筆者の経験では，難症例であればあるほど記憶に残り勉強になってきた．また難症例をこなせばこなすほど，通常の治療を迅速・効率的に行うことができるようになった．臨床での失敗例をフィードバックし，日々治療技術の向上をめざすのは大変重要である．以下では典型的な失敗例とその対処法を紹介していく．

▶▶▶ 失敗から学ぶ注意すべきポイント

- エンド三角が突出しているため，根管口が見えないケース ☞ 4-①
- 近心髄室壁を削りすぎているケース ☞ 4-②
- 天蓋が残り髄室底と間違えるケース ☞ 4-③
- 歯冠がまったくなく，根管口が見つからないケース ☞ 4-④

失敗から学ぶ注意すべきポイント

4-① エンド三角が突出しているため，根管口が見えないケース

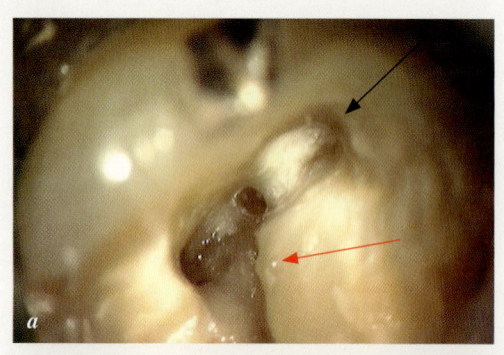

a：近心髄室壁が突出（エンド三角：赤矢印）しているためMB2の存在が隠れて見えない．また，近心頬側方向に過剰な歯質の切削が認められる（黒矢印）．

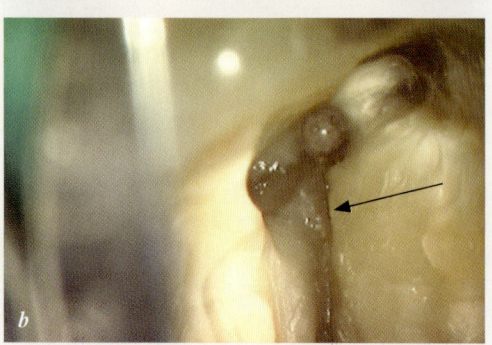

b：エンド三角を除去すると扁平なMB2根管口が確認できた（矢印）．

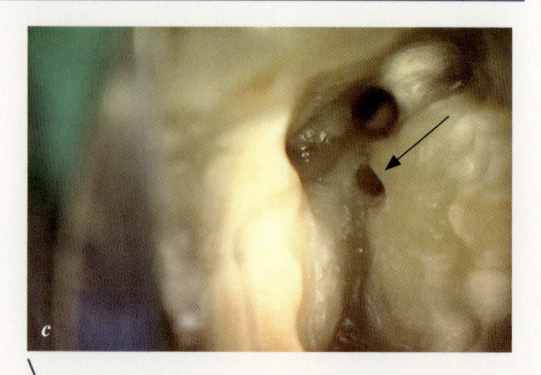

c：MB2根管口を拡大した（矢印）．

Part 1 Access Cavity のテクニックを学ぶ

4-② 近心髄室壁を削りすぎているケース

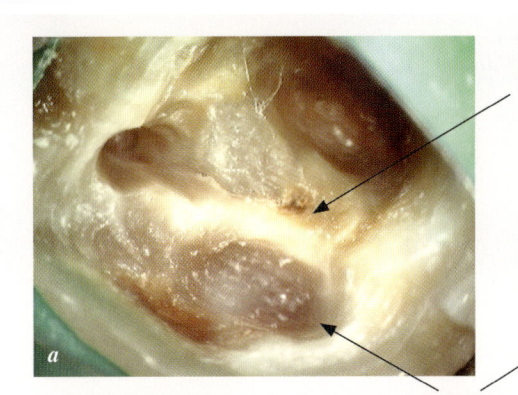

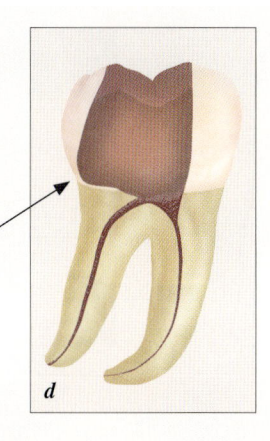

舌側根管

穿孔寸前

a：近心舌側根管の位置を見誤り，近心髄室壁を穿孔寸前の状態．根管口の位置の法則に従い近遠心に線を引き，その線を中心に頬側根管口と対称の位置に近心舌側根管を探す．

舌側根管

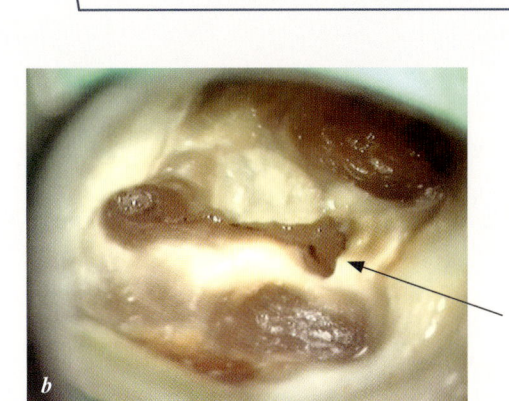

b：舌側根管口を拡大した状態．

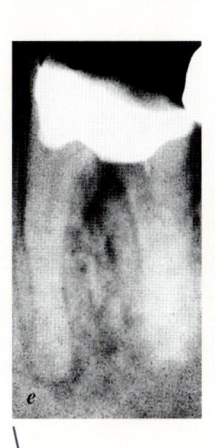

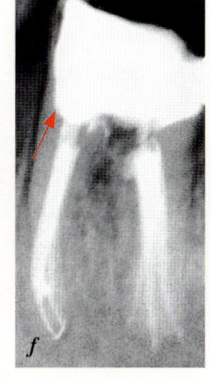

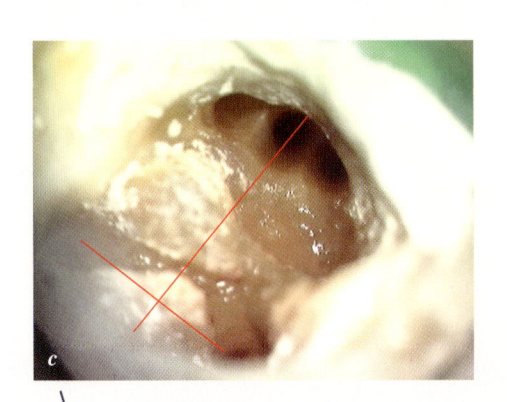

c：遠心根管は3根管であったが，根管口の位置の法則に当てはまっている．

d：近心髄室壁を削りすぎていたので，人工的に髄床底がつくられてしまった（矢印）．感染根管治療で根管口が見つからない場合は，髄室壁が人工的に削られてしまっていて天然の形態が維持されてないケースが多い．このように少ない情報だけで根管口を見つける場合は，根管の位置の法則は役にたつ．削り続ける前に，方向の異なる数枚のエックス線写真と根管口の位置の法則を確認するべき症例である．

e：術前のエックス線写真．
f：根管充填後のエックス線写真．赤矢印は過剰に削られた近心髄室壁を示す．

4-③ 天蓋が残り髄床底と間違えるケース

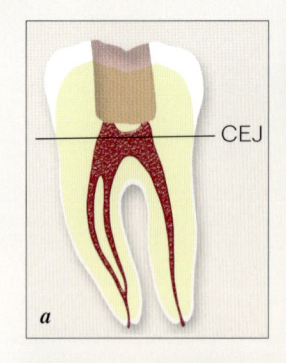

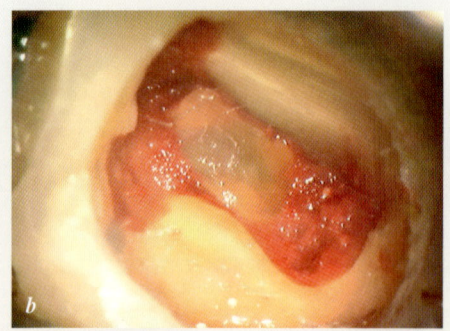

a：参考図．髄床底は CEJ より下で天蓋は上に位置することが目安である．
b：出血により根管口がはっきり見えない．
c：止血し再度根管口の位置を CEJ の位置を参考に確認する． 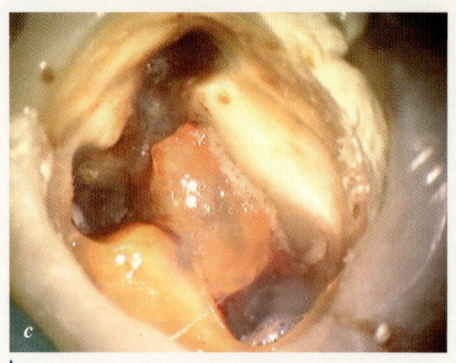
d：天蓋を除去した状態． 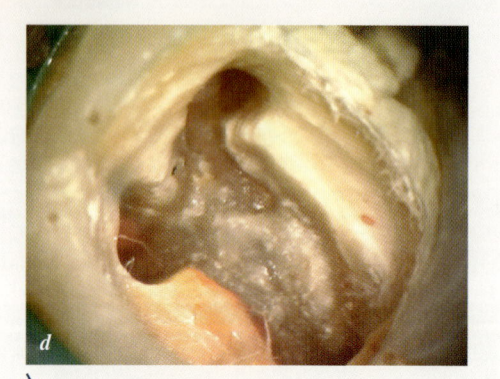

4-④ 歯冠がまったくなく，根管口が見つからないケース

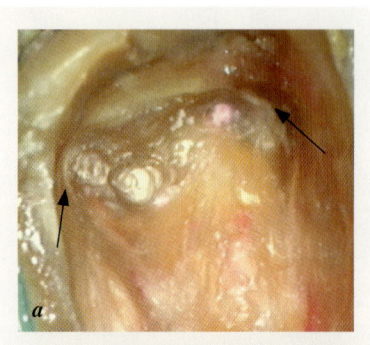

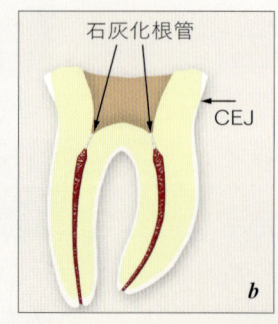

a：根管口が石灰化すると周囲の象牙質よりも色調が明るくなる（灰色〜黄白色；矢印）．
b：典型的な石灰化根管のイラスト．石灰化根管は数ミリで他の象牙質より柔らかいので穿通可能である．
c：色の異なるところをエンド用探針等を用いて突き止める． 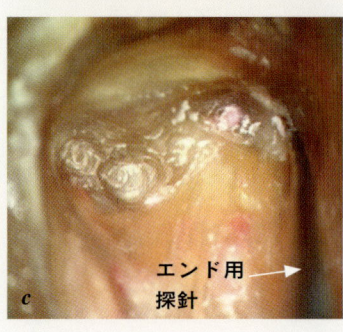 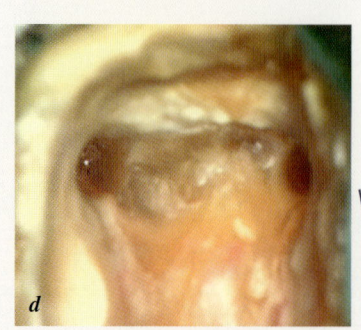
d：根管口が見つかれば広げて明示する．

おわりに

　毎日の臨床で「根管にステップ(レッジ)ができてしまった」「穿通しない」など，根管治療の難しさに嘆いてしまう場面も多いと思うが，そのほとんどがAccess Cavityに原因があり，本来なら根管形成に入る前段階で修正されないといけない．いつも理想的なAccess Cavityをつくることができれば，根管治療は楽になり，得意な治療の1つになるであろう．
　一般的に，米国を中心に歯科医師のゴルフ人口は多いといわれているが，ゴルフの楽しさはどこにあるのだろうか．もし，自分の思った方向にボールが飛ばなければゴルフを嫌いになっていくだろう．しかし，100回打って60回でも自分の思い通りの方向にボールが飛べば楽しくなり，夢中になっていくはずである．70回なら，さらにその傾向は強くなるだろう．根管治療もまったく同じである．思いどおりの治療ができれば，治療が楽しくなっていく．そのためにもぜひ適切なAccess Cavityを習得し，歯内療法を成功に導いていただきたい．

参考文献

1. Kuttler Y. Microscopic investigation of root apexes. J Am DentAssoc 1955；50(5)：544-552.
2. Pineda F, Kuttler Y. Mesiodistal and buccolingual roentgenographic investigation of 7, 275 root canals. Oral Surg Oral Med Oral Pathol 1972；33(1)：101-110.
3. Tang W, Wu Y, Smales RJ. Identifying and Reducing Risks for Potential Fractures in Endodontically Treated Teeth. J Endod 2010；36(4)：609-617.
4. Buchanan LS. Root Canal Access and Negotiation, CE Online, Dental Education Laboratories. CA, 2007.
5. Buchanan, LS. Endodontic Access and Negotiation：Breaking & Entering, lecture, Global Institute for Dental Education. CA, 2006.
6. Beltz RE, Torabinejad M, Pouresmail M. Quantitative Analysis of the Solubilizing Action of MTAD, Sodium Hypochlorite, and EDTA on Bovine Pulp and Dentin, J Endod 2003；29(5)：334-337.
7. Sabins RA, Johnson JD, Hellstein JW：A comparison of the cleaning efficacy of short-term sonic and ultrasonic passive irrigation after hand instrumentation in molar root canals, J Endodon 29：674, 2003.
8. Shabahang S, Pouresmail M, Torabinejad M. *In vitro* antimicrobial efficacy of MTAD and sodium hypochlorite, J Endod 2003；29(7)：450-452.
9. Vertucci FJ. Root canal anatomy of the human permanent teeth, Oral Surg Oral Med Oral Pathol 1984；58(5)：589-599.
10. Kranser P, Rankow HJ. Anatomy of the pulp chamber floor. J Endod 2004；30(1)：5-16.
11. Stephen Cohen, Kenneth M. Hargreaves：Cohen & Hargreaves. Pathways of the Pulp, 9th ed. St. Louis：Mosby, 2006.
12. Stephen Cohen, Richard C. Burns：Cohen & Burns. Pathways of the Pulp, 8th ed. St. Louis：Mosby, 2002

Part 2

根管形成の
テクニックを学ぶ

根管形成のテクニックを学ぶ

根管形成・洗浄の位置づけ

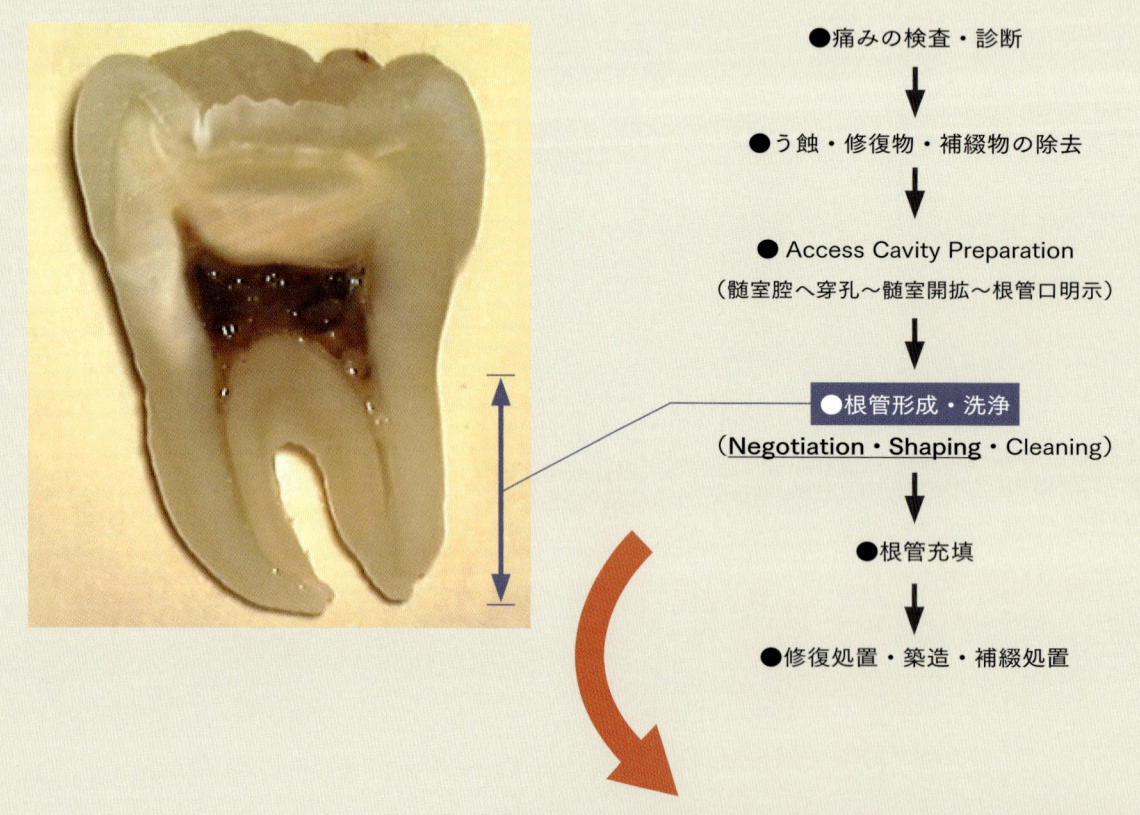

●痛みの検査・診断
↓
●う蝕・修復物・補綴物の除去
↓
● Access Cavity Preparation
（髄室腔へ穿孔〜髄室開拡〜根管口明示）
↓
●根管形成・洗浄
（Negotiation・Shaping・Cleaning）
↓
●根管充填
↓
●修復処置・築造・補綴処置

Access Cavity が根管形成に向けての準備であったのと同様に，根管形成・洗浄は根管内の感染源を除去する処置が含まれるので，根管治療成功のためのもっとも重要なステップとなる．

Learn the Technique of Negotiation and Shaping of a Canal

根管形成を成功させるには……

根管の形態を把握し，それに応じた対処方法の要点を整理して進めていくこと，そしてファイルの特性をよく理解し，状況に合わせて「適材適所」に使い分けていくことが重要．

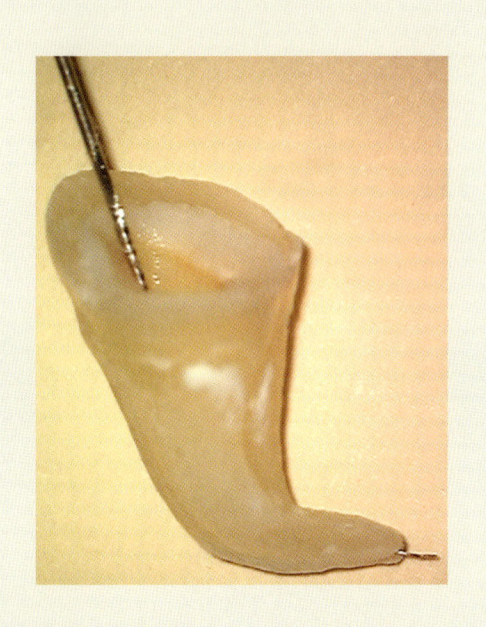

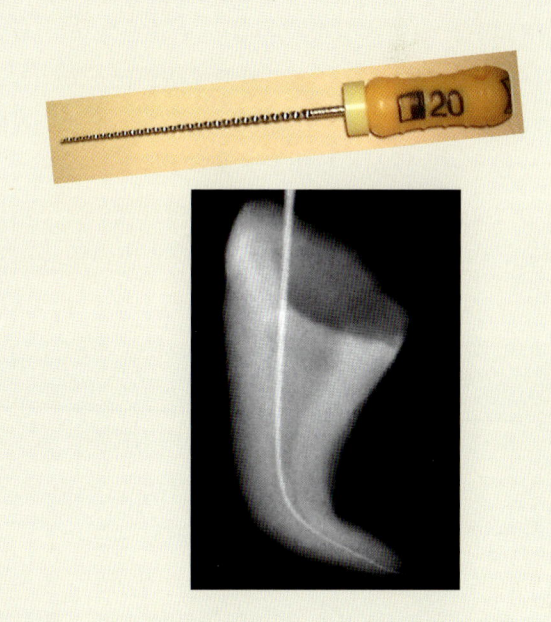

根管形成は，穿通して根管形成用ファイルが進む通路を確保するための道作り（Negotiation）と根管充填のために根管の形を整え，洗浄する処置（Shaping & Cleaning）に分かれる．ここでは，根管形成を行う際に理解しておくべき基礎知識と，上記のステップのうち「Negotiation」と「Shaping」について次の項目に分け，解説していく．

1. 根管形成に使用する器具 → P.70
2. 根管形成のための基礎知識 → P.77
3. 根管形成前の準備：ラバーダムの重要性 → P.85
4. 穿通（Negotiation）→ P.86
5. クラウンダウン法による根管形成（Shaping）→ P.98

1. 根管形成に使用する器具

根管形成を行う際には以下の器具を使用する．
①実体顕微鏡
②ラバーダムセット
③ファイル（Negotiation 用ステンレススチール K ファイル，根管形成用 Ni-Ti ファイル）
④根管洗浄用薬液（EDTA，NaOCl）
⑤超音波チップ
⑥根管治療用探針
⑦電気的根管長測定器

　なかでも，とくに重要なのはファイルである．

　日本における根管形成は従来よりステップバック法が主流だが，米国の大学ではほとんどが根管形成用ニッケルチタン（Ni-Ti）ファイルを用いてのクラウンダウン法による根管形成法を教えている．そのため，米国歯内療法専門医はもとより，一般歯科でもクラウンダウン法がスタンダードになっている．ここでは，近年，米国歯内療法専門医によく用いられている，Ni-Ti ファイルを用いた根管形成のテクニックの基礎を中心に紹介するが，まずは根管形成の準備として，Ni-Ti ファイルの特徴を紹介したいと思う．

　現在市販されている根管形成用 Ni-Ti ファイルを根管形成法により分類すると，Light Speed とそれ以外の Ni-Ti ファイルとなる．前者はゲーツグリデンドリルのように先端部のみに刃部が与えられ，ステップバック法により根管形成するように開発された．ニッケルチタンの柔軟性と刃部が先端部以外にないため，湾曲根管でもレッジ形成やストリップパーフォレーションを起こしにくいとされる．しかし，ステップバック法で用いられるため，多数のファイルが必要となり操作が複雑で多くの時間を要してしまう．このため，近年発売された Ni-Ti ファイルはクラウンダウン法用が主流になっている．そしてクラウンダウン法で用いられる Ni-Ti ファイルは，その機能性により Active Instrument と Passive Instrument の 2 種類に分類される．米国の専門医の間で，クラウンダウン法で従来からよく用いられている Ni-Ti ファイルの代表的なものは，GT（Greater Taper）ファイルである．

▶▶▶ 使用する器具とその特徴

- 根管形成に使用する器具 ☞ 1-①
- Passive Instrument と Active Instrument ☞ 1-②
- GT ファイル ☞ 1-③
- GT 手用ファイル ☞ 1-④
- ファイルのデザイン ☞ 1-⑤

Part 2　根管形成のテクニックを学ぶ

使用する器具とその特徴

1-① 根管形成に使用する器具

①実体顕微鏡
　根管(根管口・イスムス・側枝・フィンなど)，歯根破折，穿孔，破折器具の確認に使う．
②ラバーダムセット(Clamp・Rubber Dam Sheet・Forceps・Frame・Rubber Dam Punch・オパールダム)
　歯の防湿に使う．
③ファイル(根管形成用 Ni-Ti ファイル〈手用・ロータリー〉・アピカルゲージ用(作業長部根管径測定用)Ni-Ti K ファイル・Negotiation 用ステンレススチール(SS)K ファイル)
　穿通と根管形成に使う．
④根管洗浄用薬液(EDTA・NaOCl・CHX・IKI・MTAD 等)
　根管内の切削片や感染源の除去用に使う．
⑤超音波チップ(BUC チップ，CPR チップ)
　根管壁の形態修正・感染象牙質の切削・レッジ除去・破折器具除去などに使う．
⑥根管治療用探針(JW-17, TUE)
　根管の探索や根管内の細かい形態修正に使う．
⑦電気的根管長測定器
　根管長の測定や穿孔部の確認に使う．

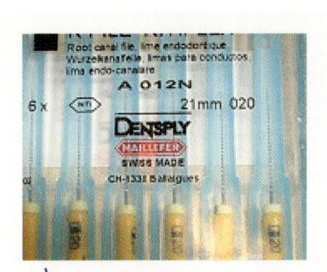

a：Ni-Ti K ファイル．

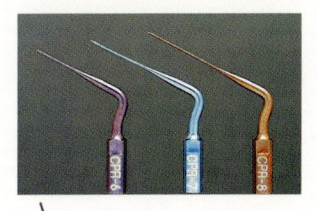

b：CPR チタン合金超音波チップ．

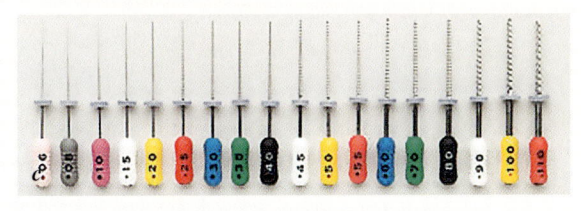

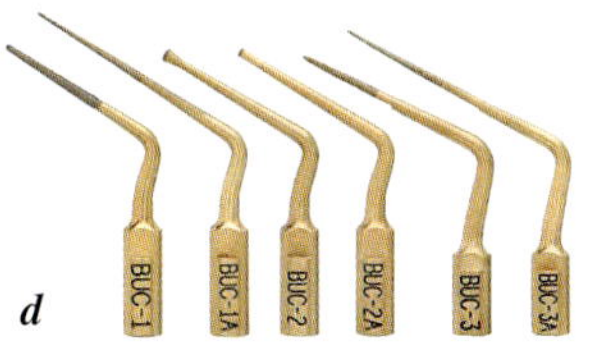

c：K ファイル(#06〜#110)．
d：BUC ダイヤモンドコーティング超音波チップ．

1-② Passive Instrument と Active Instrument

Ni-Ti ファイルを大きく分類すると Passive Instrument(PI) と Active Instrument(AI)になる[2]．

Passive Instrument(PI)

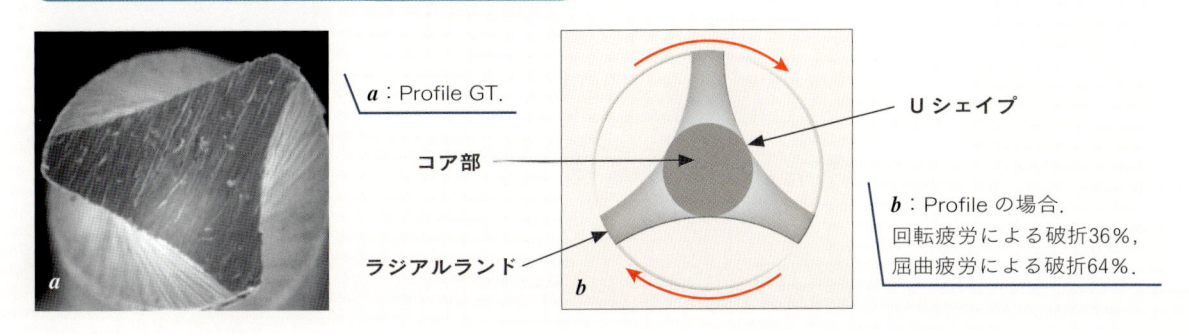

a：Profile GT．

U シェイプ
コア部
ラジアルランド

b：Profile の場合．回転疲労による破折36％，屈曲疲労による破折64％．

71

How to Endodontics

Active Instrument(AI)

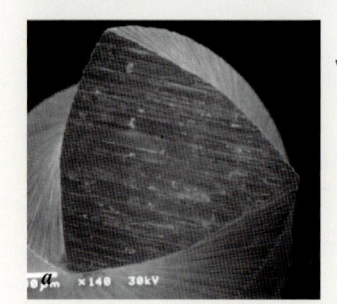

a：Pro Taper.

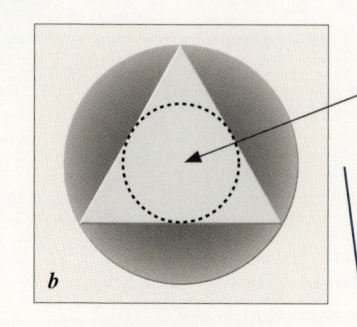

b：Pro Taper の場合．
回転疲労による破折5％，
屈曲疲労による破折95％．

→ コア部

　PI はラジアルランドが付与されているのが特徴で，ラジアルランドの幅が広いほどオリジナルの根管形態を崩さずに根管形成できる．根管内で回転させても根尖方向に押さないかぎり空転してしまう．あまり強く圧接するとコア部が細いので回転によるねじれ疲労が蓄積して破折する．微妙な力の調整が必要である．溝を深くとることでコアの面積が小さくなっているので，ニッケルチタンの特徴である柔軟性が活かされ耐周期疲労性(cyclic fatigue, bending fatigue)が高い．しかしその反面，根管壁を切削する際の耐ねじれ疲労性(torsional fatigue)が低いのが特徴である．

　AI はラジアルランドがないので根管内で回転すると能動的に根尖方向に進んでいくことが特徴である．このため，湾曲根管で回転させ続けると根管は直線化する傾向がある．また，根管壁の切削抵抗に耐えられるようにコアの部分が大きくとられているため，柔軟性に乏しい．よって耐ねじれ疲労性は高いが，耐周期疲労性は低い．

1-③ GT ファイル

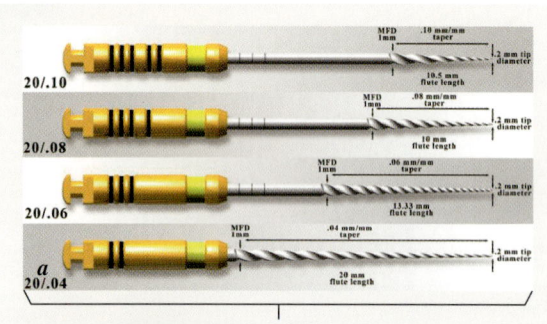

標準的 GT ロータリーファイル

a：GT(Greater Taper)ファイルは通常の ISO 規格のファイルよりもテーパーが大きくつけられた Ni-Ti ファイルである．GT ロータリーファイルは PI なので軽いタッチで根尖方向に押すとよい．

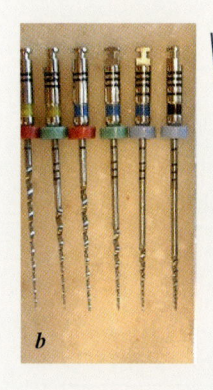

b：GTX ファイル(GT Series X Rotary File：DENTSPLY Tulsa Dental)．GT ファイルシリーズに追加された新型の GT ファイル．形態は GT ファイルと同様だが，ラジアルランドの幅が変更されたのと，「M-wire(R相ファイル)*」という新たに開発された Ni-Ti ワイヤーを使用している．熱処理を複数回繰り返すことで，柔軟性と耐久性が従来の Ni-Ti ファイルよりも3倍ほど向上した．*M-wire の M は martensite(マルテンサイト)からきている．

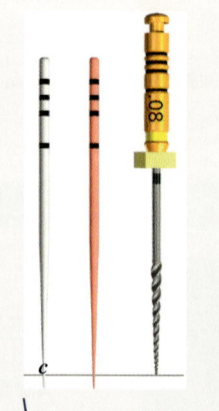

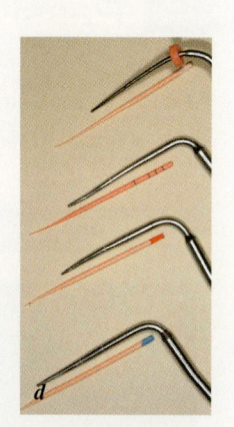

c：テーパーに応じペーパーポイントとガッタパーチャポイントが同じ規格で作られている．*d*：根管充填時に使うプラガーもテーパーに応じた形態である．

GT ロータリーファイル

　GTロータリーファイルの標準サイズは4種類ある．先端部の太さはすべて#20（0.2mm）でテーパーのみが異なり.10, .08, .06, .04テーパーが用意されている．ファイルのテーパー度とはファイル径の増加率である．つまり，増加した太さ（mm）を長さ（mm）で割ることで，1mmあたりどのくらい太くなるかを示す値である．先端の太さが#20（0.2mm）でテーパーが.10のファイルならば，ファイルの先端から1mm手前の太さは#30（0.3mm）になる．

　GTファイルの最大径は，天然の根管の平均的な最大径に準じて1mmに設定されている．径が1mmを超えると根管形成時の不注意な扱いにより，ストリップパーフォレーションを起こすとされている．推奨回転数は通常は300rpmだが，.04と.06テーパーを細い根管で使う場合は周期疲労を考慮して150rpmである．

　標準タイプの他に，先端の太さが#30（0.3mm）と#40（0.4mm）のファイルがある．天然の状態の作業長部の根管径がそれぞれ#30や#40までの場合に用いられる．はじめから#40より太い場合は，#50/.12と#70/.12と#90/.12のGTファイルが補助的（主に根管口拡大用に使われる）に使われる場合もあるが，最大径が1.5mmでテーパーも大きく柔軟性がないのであまり用いられない．通常，根尖孔が大きい場合はover-instrumentationさせることで根尖部を広げてテーパー形成する．ただし#50を超える場合は，封鎖性の確保からMTAによる根管充填が推奨される．#40/.10のGTファイルは最大径が1.25mmとなり，切削時のねじれ疲労に耐えられるようにしている．

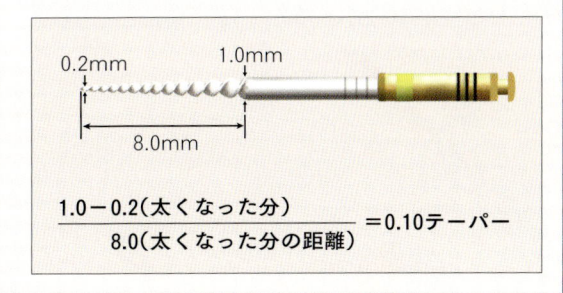

$$\frac{1.0 - 0.2 \text{（太くなった分）}}{8.0 \text{（太くなった分の距離）}} = 0.10 \text{テーパー}$$

Positive と Negative

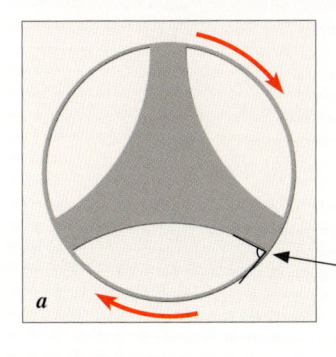

　ファイルの長軸に対して垂直に切断した断面をみたとき，刃部の切削方向と刃部の成す角度を**すい角（rake angle）**という．刃部が切削する対象物に対して成す角度が鈍角ならば傾斜角は「鋭利」または「positive」とよばれる．逆にこの角度が鋭角ならば「擦り」または「negative」とよぶ．

a: rake angle (cutting angle)

[Positive]
トルク小
positive

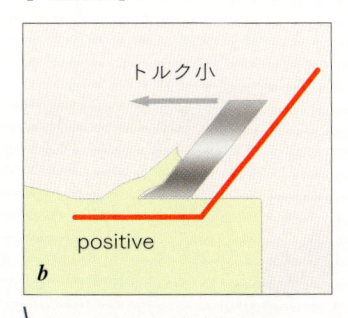

b：対象物に対して刺さるように入り込むので，切削抵抗は小さく切削効果も高くなる．回転数を高く設定できる（500〜600rpm）．

[Negative]
トルク大
negative

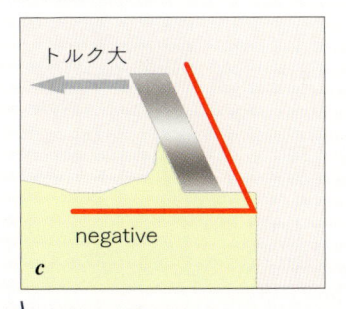

c：対象物に対して擦りつけるように動くので，スムースな感じが手指に伝わるが切削抵抗は大きくなる．このため，回転数は低く設定される（150〜350rpm）．そうでないとねじれ疲労度が高く，破折のリスクが増える．

1-④ GT手用ファイル

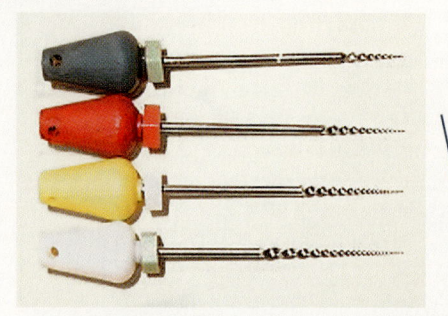

GT手用ファイル(下から#20/.06, .08, .10, .12テーパー). GT手用ファイルはActive Instrumentで，反時計周りに切削するようになっている．Balanced Force法により根管形成できるように，ファイルのハンドル部の上部は円錐状になっている．

Balanced Force法

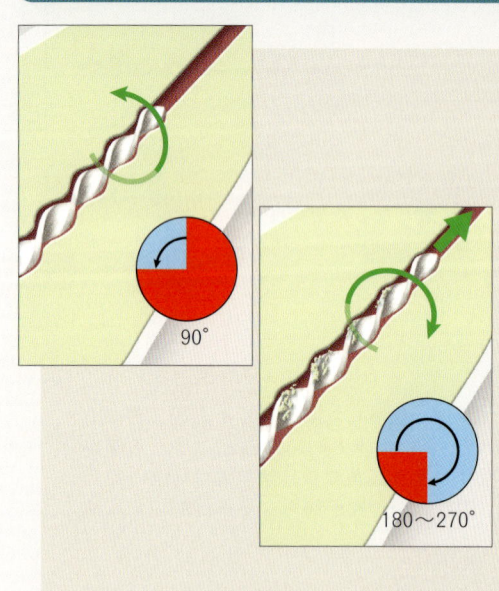

Balanced Force法[6]とは根管壁を切削する方法で，まずファイルが切削する方向へ(GT手用ファイルの場合は反時計回りに切削されるのでReversed Balanced-force法という)根管壁に刃部が切れ込み抵抗を感じるくらい(通常，1/4回転が目安)まで回転させる(刻みを入れる). 続いてファイルが根管の中央に位置するように根尖方向に軽く押し込むようにして逆回転(3/4回転が目安)させて(刻みが入ったところを前進することで剃り落とす)根管形成していく方法である．逆回転時に「カッチ」と切削される感覚が手に伝わってくる．この逆回転する意義は大きく，逆回転している限り根管壁は切削されず，根尖方向にファイルが進むときのみに切削されるので回転抵抗が少なく，ニッケルチタンの柔軟性を活かして湾曲部の根管形成が行える．このため，レッジやファイルの破折も予防できる．この根管形成方法は利点が多いため，Kファイルを使った根管拡大にも応用される[5].

ただし注意点として，切削抵抗が強い場合は正逆回転のくり返しでcyclic fatigueが蓄積して破折する危険がある．この場合，切削抵抗を感じたらそのまま引き上げて(逆回転しないで)切削部に負荷がかからないようにする．

1-⑤ ファイルのデザイン

ファイルの性能は材質以外にデザインで決定される．ファイル刃部(cutting edge)にある溝のことを「フルート(flute)」といい，そして刃部と刃部の距離を「ピッチ(pitch)」という．

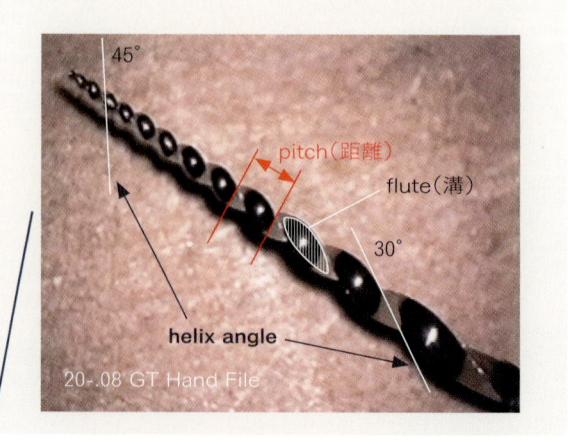

ピッチが大きいとフルート幅も広がり(コア径は小さくなるので)柔軟性は高くなる．そして切削片は幅の広いフルート内に納められるので切削効率も高くなるが，切削抵抗が増しコア径も小さくなるので耐ねじれ疲労は低下する．このため，ピッチはファイル先端部では狭く，末端部では広くデザインされているものが多い(variable pitch).

ファイルを側面から見たときにファイルの長軸に対して刃部と成す角度を「**螺旋角（helix angle）**」という．ピッチが大きいと螺旋角は小さくなり，切削効率は高くなる．ピッチは切削効率に比例し，螺旋角とフルート数と耐ねじれ疲労には反比例する．

一般的なロータリーファイルは，先端部と末端部とでは螺旋角が異なる．**螺旋角が小さいほど切削率は高くなるが，刃部接触面積も広がるので切削抵抗も高くなる．** この螺旋角を調整することでファイルが切削時に受ける負荷を増減できるので，ピッチと同様に切削効率や耐疲労性を考慮してデザインされている．

各ファイルの比較

[TF ファイル]

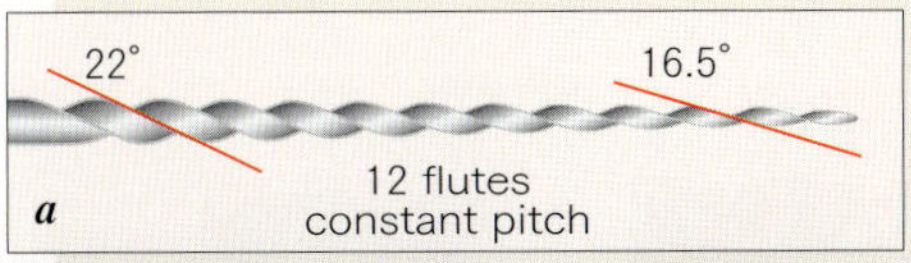

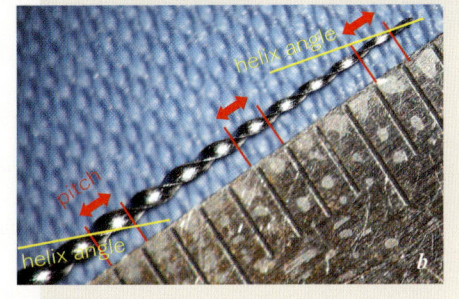

a 22° / 16.5° 12 flutes constant pitch

b helix angle / pitch

[Vortex ファイル]

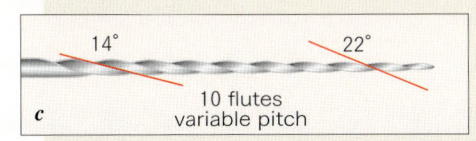

c 14° / 22° 10 flutes variable pitch

[EndoSequence ファイル]

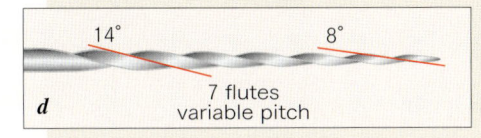

d 14° / 8° 7 flutes variable pitch

R相の **TF ファイル**（*a, b*；ヨシダ）は先端部から末端部までのピッチが同一（constant pitch）であるため，耐ねじれ疲労は螺旋角が大きいほど，径が太いほど高くなる．他のファイルと異なり先端部のピッチが広く，R相ファイルなので先端部の柔軟性は高い．しかし，ねじれ疲労には弱いのでTFファイルの先端径は#25と太めになっている．フルート数は12と多いので，結果ピッチが縮まりファイルは全体的に耐ねじれ疲労が向上している．ファイル先端部の螺旋角は16.5°，末端部では22°にして先端部での切削効率も上げている．

同じくR相の **Vortex ファイル**（*c*；DENTSPLY Tulsa Dental）のピッチは，先端部では小さく，末端部では大きくしてあり（variable pitch），径の小さい先端部での耐ねじれ疲労を向上させている．市場にでているほとんどのロータリーファイルは，この variable pitch になっている．Vortex ファイルのフルート数は10だが，先端部のピッチは末端部より小さくフルート数は多いので，耐ねじれ疲労を向上させ負の効果を打ち消している．さらに Vortex ファイルの先端部の螺旋角は22°，末端部では14°に設定してあることから，先端部の切削抵抗を小さくしてねじれ疲労破折を抑制している．一方で太い径をもつ末端部では先端部より切削効率をあげてクラウンダウン法による根管形成を促進できるデザインとなっている．このように材質は同じでもファイルのデザインにより性能が異なる結果となる．

EndoSequence（*d*：Brasseler USA）は従来型の Ni-Ti ファイルである．variable pitch でフルート数は7と数が少ないので，helix angle も非常に小さくなっている．このため，先端部ではコア径が小さく柔軟性は高いがねじれには弱い．切削率は高いのでねじれ抵抗が発生する前に切削してしまう設定である．切削効率は非常に高く，先端部の柔軟性も高いが，ねじれにより破折するリスクが非常に高いといえる．

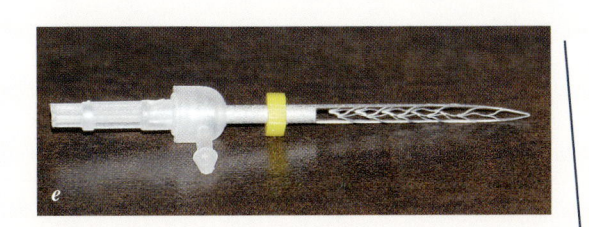

e：近年，Self-Adjusting File（SAF）という回転させないで根管形成できるファイルが登場して話題を呼んでいる．上下動で切削し，根管内でファイルが膨らむことで天然の形態を崩さずに根管壁を切削する仕組みである．圧縮時は#25Kファイルと同等の細さになる根管形成時に根管からファイルを抜かずに根管洗浄できるよう，洗浄路がファイルの末端部に確保されている．回転しないことから，ねじれ疲労や周期疲労が蓄積されないため根管形成で折れないファイルとして注目を集めている．

ニッケルチタンの金属特性

　ニッケルチタン（Ni-Ti）の特徴は大きく分けて2つある．1つが「超弾性」，そしてもう1つが「形状記憶」である．現在使われている大半のファイルは形状記憶ではなく超弾性の方を応用している．

　Ni-Tiに「加熱」，「冷却」，「応力を与える」，「応力を取り除く」のいずれかの変化を与えるとオーステナイト相，中間変態相（オーステナイト相とマルテンサイト相の間の移行状態にある相），マルテンサイト相の間で変態する．Ni-Tiは加熱や冷却すると中間変態相を中心に結晶構造が変化（変態）し，マルテンサイト相またはオーステナイト相に移行する．この変態する温度よりも高温側の相がオーステナイト相（母相）であり，がっちりとした原子間の結晶構造をもつ．また，変態温度より低温側をマルテンサイト相という．マルテンサイト相は見かけ上軟らかく曲がり，外から力をかけてやれば簡単に変形させることができる．また，Ni-Tiではこの変態温度以下のマルテンサイト相以外にもう1つマルテンサイト相が存在する．これは，オーステナイト相にあるNi-Tiに応力をかけると結晶構造が歪みマルテンサイト相になる．このことから，応力誘起マルテンサイト相とよばれる．しかし，どちらのマルテンサイト相であっても原子の配列は屏風のようになっていて，変形させても原子間の配列は変わらないので，変態温度より上昇させるか，与えている応力を取り除くことで元のオーステナイト相の状態に戻すことができる．

　変態温度より上昇させてオーステナイト相に戻し，元の形状が回復することを「形状記憶」と一般的によばれる．一般的には，Ni含有率が高いと反比例して形状回復温度が下降するので，Ni含有率の調整によりNi-Tiファイルの変形を元に戻せる温度を設定することができる．この性質を応用したファイルがNRTファイル（マニー）である．このファイルは，変形したファイルをオートクレーブ滅菌するときの熱を形状回復温度に設定することでオーステナイト相に戻し，元の形状に回復させることができる．

　また，オーステナイト相のNi-Tiに負荷（応力）をかけると歪みが生じる．そして負荷をかけ続けると，負荷の大きさがほぼ一定値になっても歪みが上昇を続ける領域に入る．つまり同じ応力でNi-Tiワイヤーをさらに曲げ続けることができる領域なのだ．これが中間変態相である．そして，この中間変態相の状態が「超弾性」とよばれる．市場にでているNi-Tiファイルのほとんどが，この「超弾性」の特性を利用し湾曲根管での根管形成を可能にした．近年，中間変態相で結晶格子が菱面体（rhombohedron）になるR相とよばれる相を生じさせ，より広い柔軟性領域を得ることができた．現在このR相を生じさせ柔軟性領域が広くなるように改善したNi-Tiファイルが米国では主流となりつつある．R相が出現するということは超弾性領域が広くなる（**sweet spotが広くなる**）ということであるので，柔軟性や耐周期疲労が向上したことを意味する．

　ある組成のNi-Tiワイヤーを冷却加工後に400〜500度程度の熱処理でR相を生じさせ，完全にマルテンサイト相とオーステナイト相になる前の変態温度内で冷却・加熱の熱サイクル（不完全熱サイクル）を繰り返すことでR相を安定させることができる．さらにこのR相ワイヤーを冷却することで形状記憶を取り除き，「切削」または「ねじれ」加工し，再度加熱して形状記憶させてR相ファイルを制作している．

　代表的な切削加工のR相ファイルはGTXファイル（DENTSPLY Tulsa Dental，**b**），Vortexファイル（DENTSPLY Tulsa Dental，**c**）で，ねじれ加工ではTFファイル（ヨシダ，**d**）である．また，超弾性領域にあるNi-Tiファイルにさらなる負荷を与え続けると応力誘起マルテンサイト相に移行し，歪みに比例した応力が必要となる．この応力誘起マルテンサイト相でも応力をかけ続けると，結晶構造が破壊され塑性変形し元の状態に戻らなくなり，さらには破折に至る．

　Ni-Ti合金の形状記憶回復量は最大で約11％である[8]．理論上これ以上変形した場合は元に戻らない永久変形となる．

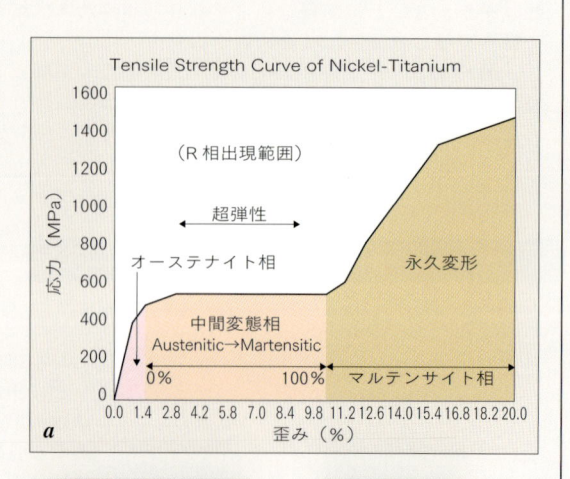

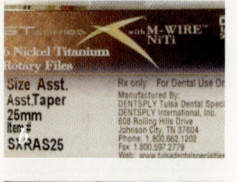

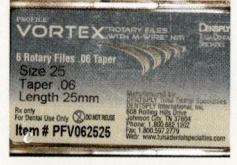

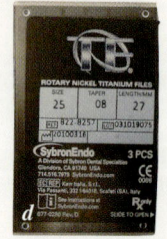

［R相ファイル］

2．根管形成のため基礎知識

　根管形成は，ファイルを根尖まで穿通する「Negotiation」と実際に根管を拡大して根管に適切な形態を与えていく「Shaping」の2つのステップに分かれる．そして根管形成には，根管内でインスツルメンテーションできない部分の清掃と切削片除去のために根管洗浄を併用していく「Cleaning」が含まれる．これを総じて「Cleaning & Shaping」といい，穿通後の根管形成における基本的概念である．

```
根管形成 ＝ 穿通 ➡ 根管のフレアー状形成
              ＋
             洗浄
```

　現在では，根尖までの穿通はステップバック法で，根管形成はクラウンダウン法で進めることが効果的であるとされている．また，根管洗浄の目的は，前述したように根管内の切削片などの汚れを排除することはもちろんだが，ファイルが接触できない根管内部の残渣や感染源を取り除くことにある．

　適切なAccess Cavityにより根管口が見つかりファイルの挿入準備が整っていれば，根管形成のステップは容易である．とくに抜髄症例では，湾曲根管であっても術者が初めて触れる根管なので，レッジ形成や穿孔しないための注意点を守っていれば困難なことではない．目標として，Access Cavityが根管形成を見据えての準備であったように，根管形成は根管充填を見据えて行うべきである．湾曲根管であっても，確実に根管充填できるような根管形態にしていかなければならない．そのためには，根管の形態的特徴を把握し，それらに応じた対処方法の要点を整理して進行していくことが重要である．

▶▶▶ 根管形成のための基礎知識

- テーパーの意義 ☞ 2-①
- クラウンダウン法とは ☞ 2-②
- クラウンダウン法根管形成＋垂直加圧充填法 ☞ 2-③
- ステップバック法根管形成＋側方加圧充填法 ☞ 2-④
- 作業長の決定 ☞ 2-⑤

How to Endodontics

根管形成のための基礎知識

2-① テーパーの意義

すべての根管の共通点は「テーパー」である

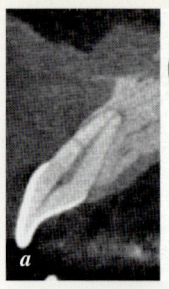

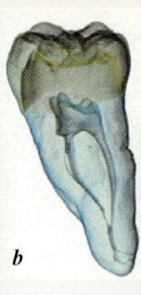

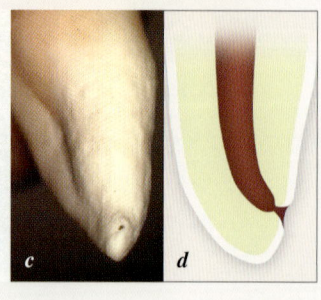

a：CT画像.
b：三次元構築画像.
c：抜去歯の根尖孔.
d：根尖部根管のイメージ図.

　天然の根管の形態は根尖部根管で，**細く歯冠側に向けて太くなるフレアー（テーパー）状**になっている．このため根管形成でもこの形態を崩さぬように必要最小限の切削量（MI）でテーパー形成していくことが理想である．このテーパー状形態を維持するための根管形成法として**ステップバック法**や**クラウンダウン法**がある．
　ステップバック法は日本でも従来より広く用いられている．理想的なテーパー形成のためには多数のファイルと多くの時間を必要とした．さらに湾曲根管では根尖側から形成が開始されるため太いファイルの不注意な扱いによりレッジ形成されやすく，根管形成後のテーパー度にもばらつきが生じやすいなどの欠点が多い．これに対してクラウンダウン法は歯冠側から形成が開始され，1〜4本程度のNi-Tiファイルを使い，短時間で根管形成が終了する．Negotiation なら SS#08〜#15Kファイルで**ステップバック法**，Shaping なら Ni-Ti ファイルを使用する**クラウンダウン法**が効果的である．

2-② クラウンダウン法とは

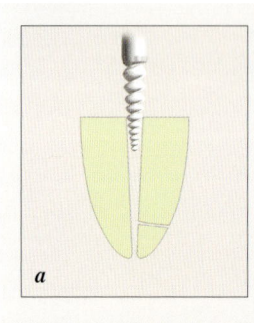

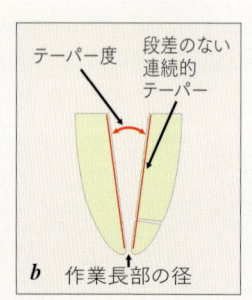

a：形成前（ファイル末端部で歯冠側から切削し，ファイルの先端部はガイドとして作用する）．根尖孔はなるべく細く天然の形態を維持し，**連続的なテーパー**形成を目指す．
b：クラウンダウン法により形成された根管のイメージ図．根管充塡時には，テーパー度と作業長部の径がポイントとなる．ステップバック法と違い，毎回どの症例でも最後に使うファイルにより同じテーパーに形成されるのでばらつきが少ない．*c*：欠点は，偽根管やレッジに気づかないで根管形成すると，テーパー度が大きい分，修正のための処置がかなり困難になることである．*d*：根尖側1/3付近で湾曲（矢印）している根管の例．このような場合は，クラウンダウン法が有利である．

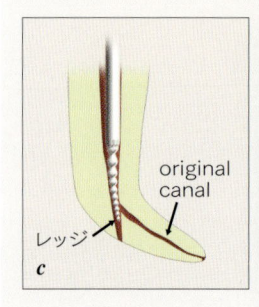

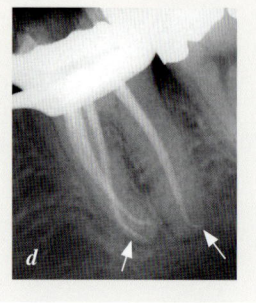

　クラウンダウン法[7]の根管形成とは，簡単にいうと歯冠側から根尖側方向に根管を拡大形成していくことである．ステップバック法と比較しての利点は，根管口から広げるので，①湾曲度が緩和できる，②洗浄効果が向上する，③ファイルの破折が予防できる，④根尖部の形態が見渡せる，⑤切削片を根尖孔外へ押し出す量が少ない，ことである．

78

フレアーアップの予防法

　クラウンダウン法は歯冠側から根管を形成を開始し，根尖側の形成は最後になるので，**根管内の起炎物質（感染象牙質・壊死歯髄）が根尖孔から出ていく量は少ない**．根尖孔外へ出た切削片が術後疼痛（フレアーアップ）を引き起こすことが多いので[13]，これは大きな利点である．また，Ni-Ti ロータリーファイルによる根管形成法（クラウンダウン法）は，手用ファイルを用いたステップバック法よりはるかに根尖孔外へ切削片の押し出しが少なく，根管内に切削片がつまりにくいのでファイルへの負担は少ないとの報告もある[14]．

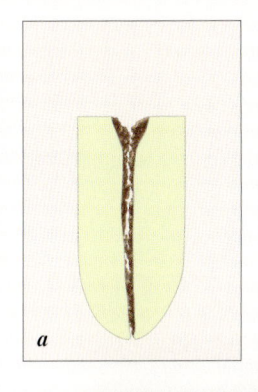

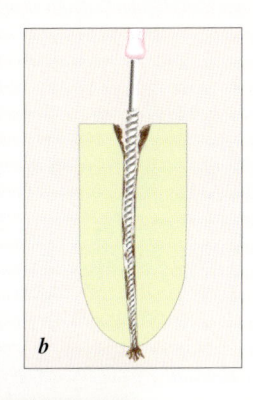

a, b：根管内に起炎物質（感染象牙質・壊死歯髄）が残っている状態（*a*）でファイルをいきなり作業長までもっていくと，根尖孔外に感染源を押し出し（*b*），フレアーアップを起こす危険がある．根管内の壊死歯髄等は，Negotiation 前に除去しておくことが望ましい．

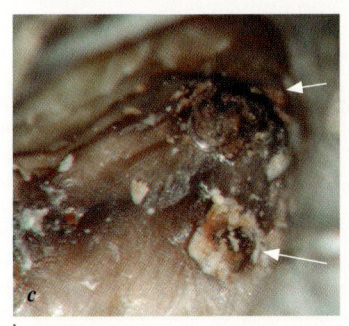

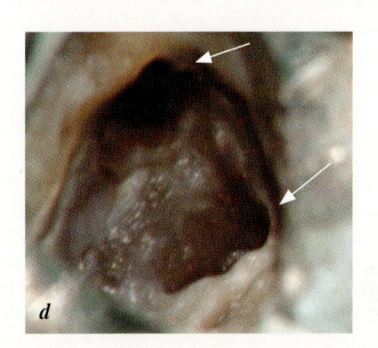

c：近心・遠心頬側根管．壊死歯髄が残っている（矢印）．*d*：根管口周囲の感染象牙質や壊死歯髄を除去した．この状態ならファイルを挿入できる．

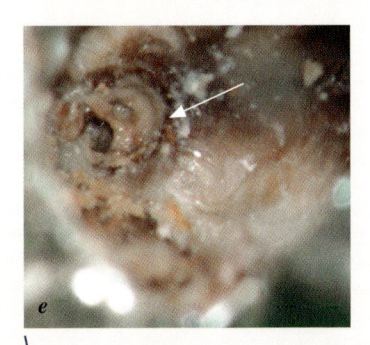

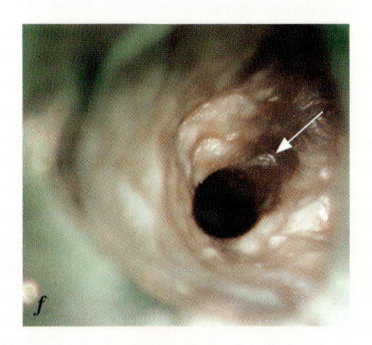

e：口蓋根管（矢印）も同様に壊死歯髄が残っている．この状態でファイルを挿入すると感染源を根尖孔外に押し出し，術後疼痛（フレアーアップ）を引き起こす可能性がある．*f*：根管口周囲の感染象牙質や壊死歯髄を除去した．この状態ならファイルを挿入し Negotiation を開始できる．

2-③ クラウンダウン法根管形成＋垂直加圧充填法

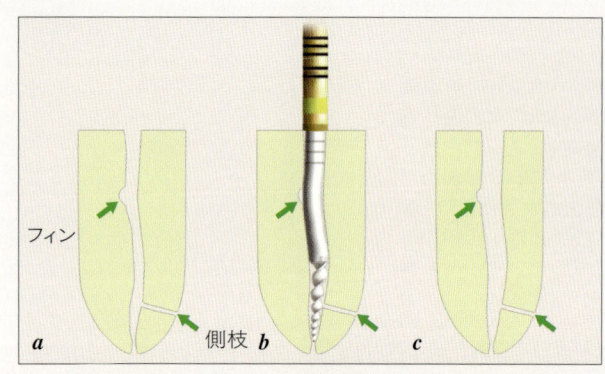

a：穿通後，術前の根管．
b：GT ファイルでテーパー状（フレアー）の根管形成を目指す．歯冠側から広げるため，根管の凸凹がとれて連続的なテーパー形態が得られる．
c：テーパー状に形成された根管．通常，1〜4本の GT ファイルで根管形成は終了する．

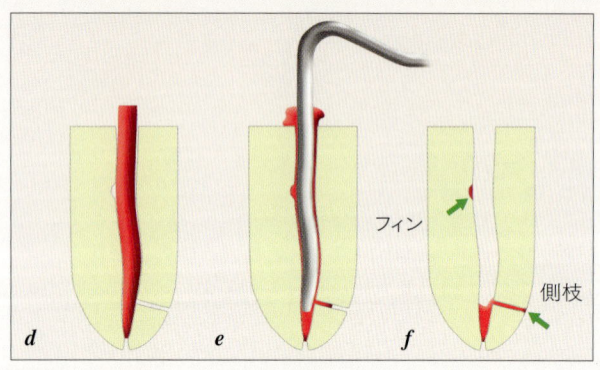

d：根管形成で最後に用いたファイルと同一規格のガッタパーチャ（GP）ポイントを根管に挿入．
e：同一規格の System B プラガーを用いて，加熱および加圧し三次元的根管充填を行う．
f：プラガーを引き抜く．根尖部根管およびフィンと側枝部への根管充填が終了．歯冠側の根管充填を行う場合は，「backfill」へ続く．

2-④ ステップバック法根管形成＋側方加圧充填法

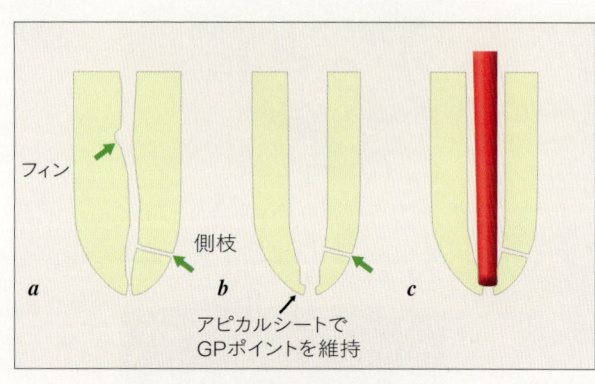

a：穿通後，術前の根管．
b：穿通できた一番大きいファイルの号数から2号程度上のサイズ（根尖孔の平均の太さが #25 前後なので #35〜#40 のファイルが多い）でアピカルシートを形成，ここから1.5〜2 mm 程引いた位置に1号上げたサイズで拡大しアピカルカラーを設定する．そして順次1号サイズを上げる毎に0.5mm 程減じてテーパー形成していく．
c：アピカルシートを形成したファイルと同サイズの GP ポイントを挿入する．

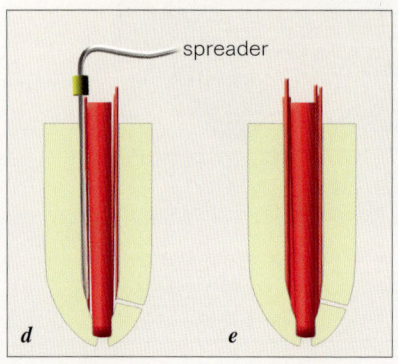

d：根管壁との隙間にはシーラーとアクセサリーポイントを挿入し，側方加圧して根管充填していく．
e：根管充填後，はみ出した部分の GP ポイントは焼き切る．このように根管をフレアー形成するためには多数のファイルを使い，また根管充填には GP ポイントと多数のアクセサリーポイントを使うので，多くの時間を必要とする．熟練者でも根管のフレアー形態のばらつきやすき間が生じやすい．

2-⑤ 作業長の決定

米国の学会に行くと，根管充填材は根管のどこまで到達させるべきかがよく議論されている．つまり，根管充填材を到達させるために**作業長をどこに設定して根管形成するべきなのか**ということである．

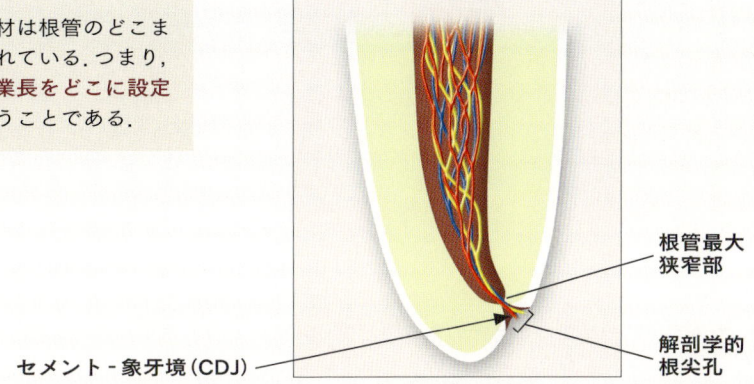

根管最大狭窄部
解剖学的根尖孔
セメント-象牙境（CDJ）

作業長の論点は，①**根尖孔**，②**根尖部根管最大狭窄部**，③**セメント-象牙境（CDJ）**である．電気的根管長測定器のなかった時代は，エックス線写真を頼りに根尖孔まで根管充填していた．しかし現在では，根管最大狭窄部は電気的根管長測定器により発見することができる．この部位は，解剖学的にも血管数がもっとも少なく垂直加圧充填においてもっとも高い圧力をかけられるので，**封鎖性を高くするのにはもっとも有利な位置**となる．抜髄の術後痛も，この位置を越えた根管形成で血管や歯根膜が損傷された場合に生じるといわれる．最大狭窄部根管径の平均は歯種により0.13〜0.47mmである．また，根管内のCDJとはセメント質と象牙質の境界線であるとともに，歯髄組織がここで終わり歯周組織に移行する場所でもあるので，**組織学的にはこの位置に作業長を設定することが正しくなる**．しかし，現在このCDJを正確に探す方法はない．根尖孔からCDJまでの平均値は約1mmである[9,10]．また年齢が上がるに従いセメント質が根尖部に添加されていくので，根尖孔からの距離が長くなる．

若者の根管最大狭窄部から根尖孔までの平均値は0.5mmであるが，中高年では0.67mmである[11]．根尖孔は根管最大狭窄部から漏斗状に広がった歯根表面の開口部である．この位置には歯周組織も入り込み，根尖孔径の平均値は若者で0.502mm，中高年で0.681mmと年齢とともに広がり，当然ながら封鎖性は最大狭窄部より劣ることになる．

さらに，図のように**歯の解剖学的根尖は最大狭窄部（生理学的根尖孔）と一致しないことが多く**，0.5mmから3mmくらいずれていることもある．これも増齢とともにセメント質が添加されるので，ずれていく傾向が強くなる．根尖孔と最大狭窄部，またはCDJと位置が一致していれば問題はないのだが，臨床的にはそれぞれが異なった位置にあるので論議をよんでいる．

そこで，根管形成の効率と根管封鎖性の観点から，歯髄面積がもっとも小さく根管径が最小となる最大狭窄部に作業長を設定することが治療上もっとも有利となるので，作業長に設定することが好ましい．

垂直加圧に耐えられるフレアー形成

根管最大狭窄部に作業長を設定した場合，最小限の切削量で根管形成し，解剖学的形態に逆らわないフレアー状の形成ができる．根管充填時には，このフレアー形態があるため垂直加圧による根管充填材の根尖孔外への押し出しを抑制できる．

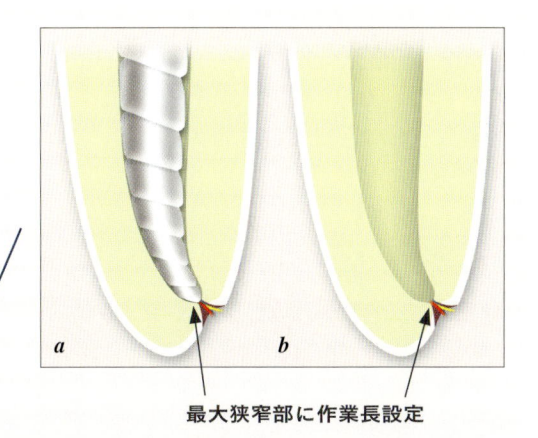

a, b：最大狭窄部を作業長にするが，位置が多少前後しても成功率に大きな影響はない．

最大狭窄部に作業長設定

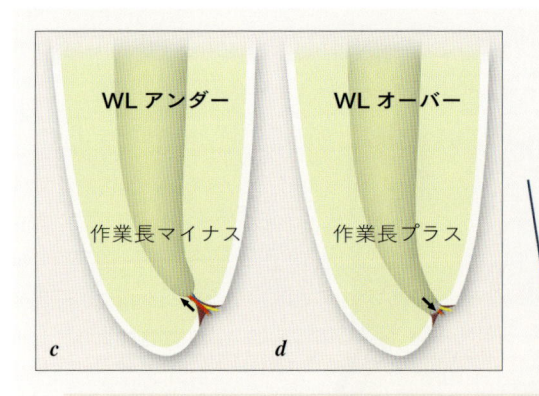

How to Endodontics

c, d：作業長が最大狭窄部より 1 mm 前後アンダー・オーバーになっても，テーパー形態がある限り加圧により封鎖性が得られるので大きな問題とはならない．アンダー・オーバーの場合は作業長部での根管径が最大狭窄部よりも太くなる．

根管充填時の根管内は無菌的な環境が得られていなければならないので，抜髄時の歯髄切断面も細菌などの炎症起因物質が存在しない環境になっているはずである．したがって理論的には残髄などによる術後痛も生じない．しかし **2 mm 以上作業長よりアンダーになると有意に壊死歯髄，細菌やその産生刺激物質などが残存し**，根尖性歯周炎の原因になるとの報告がある[12]．

湾曲根管の場合

［ステップバック法］

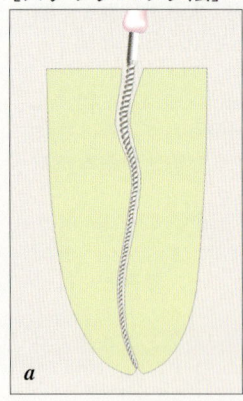

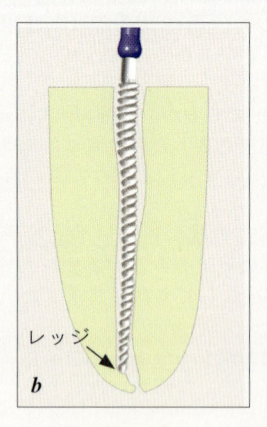

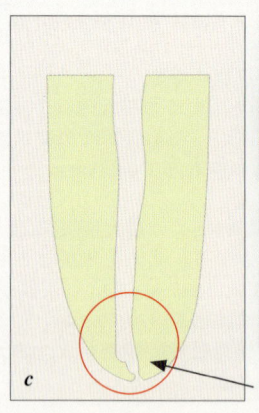

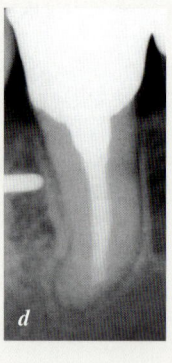

GP ポイント挿入困難

a～d：湾曲根管におけるステップバック根管形成法では15本ほどのファイルを根尖側から階段状に形成を開始するので，断続的な根管形態になりやすい．したがって，作業長がアンダーになると，根管レッジとなりアピカルシート部まで GP ポイントを挿入できなくなることがある．

［クラウンダウン法］

GP ポイント挿入可能

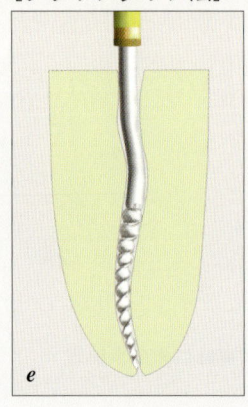

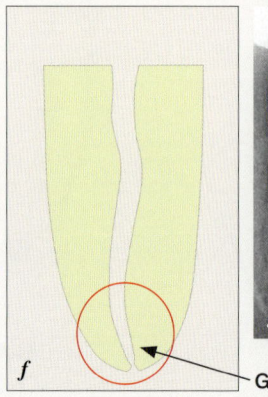

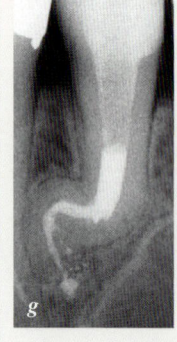

e～g：一方，クラウンダウン法では，1～数本の Ni-Ti ファイルにより歯冠側から連続的なテーパー状に根管形成されるので，作業長がアンダーになってもレッジ形成が生じにくい．

Part 2 根管形成のテクニックを学ぶ

ステップバック法での作業長の変化

ステップバック法では作業長(WL)で**アピカルシート**を設定する．

［直線根管オーバーの場合］　［湾曲根管オーバーの場合］　［湾曲根管アンダーの場合］

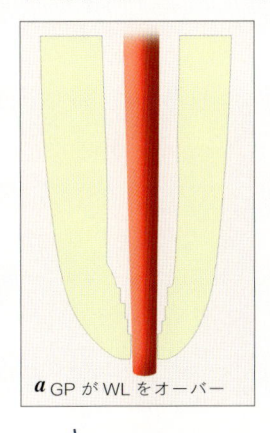

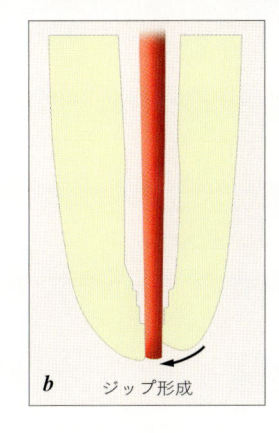

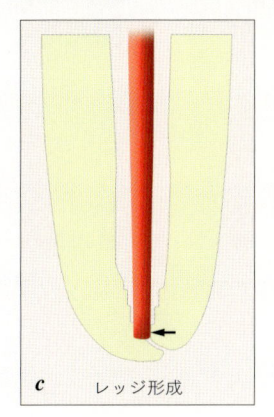

a GP が WL をオーバー　***b*** ジップ形成　***c*** レッジ形成

作業長よりもアピカルシート部が長くなってしまうと，直線根管では GP ポイントは留まる場所がなくなるためオーバーしてしまい(***a***)，湾曲根管ではジップ形成され直線根管同様に GP ポイントはオーバーとなる(***b***)．また作業長よりもアピカルシート部が短くなってしまうと直線根管では問題は生じないが，湾曲根管ではレッジ形成されてしまう(***c***)．いったんレッジ形成してしまうと，GP ポイントを作業長まで到達させるのが困難となる．

湾曲根管におけるステップバック法根管形成の特徴

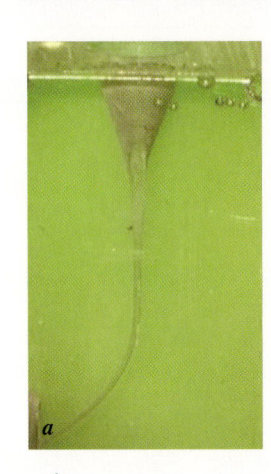

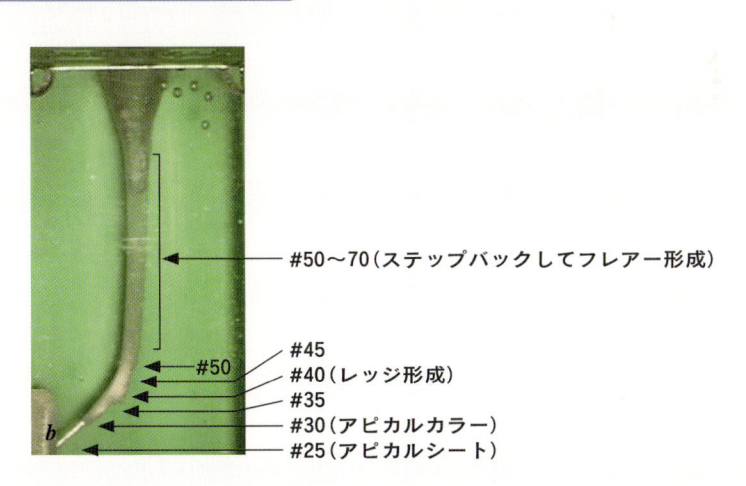

#50〜70（ステップバックしてフレアー形成）
#45
#50
#40（レッジ形成）
#35
#30（アピカルカラー）
#25（アピカルシート）

プラスチックブロックの湾曲根管模型を SS 手用 K ファイルでステップバック法にて形成した．***a***：形成前のプラスチック模型．***b***：根管形成後のプラスチック模型．
アピカルシートを #25 の太さで作業長の位置に設定し，1.5mm 引いた位置にアピカルカラーを #30 で設定した．それからファイルの号数が増加するごとに 0.5mm づつ #70 の太さまでステップバックしてフレアー形成した．***b*** に示すように #40 の太さになると湾曲根管では明らかなレッジとなり，アピカルシートの位置まで #25 のファイルの挿入もできなくなった．根管形成が終了するまで約 15 分要した．

83

How to Endodontics

湾曲根管におけるクラウンダウン法根管形成の特徴

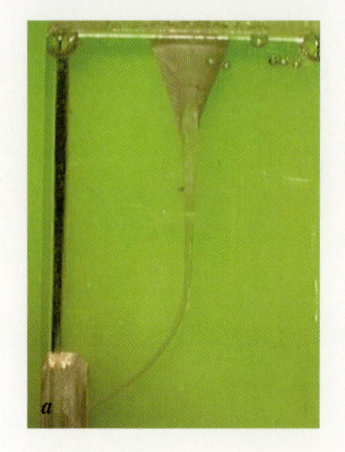

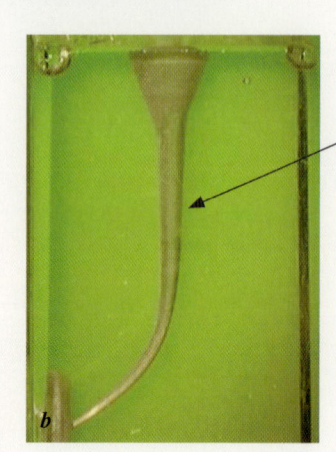

連続的なテーパー形成

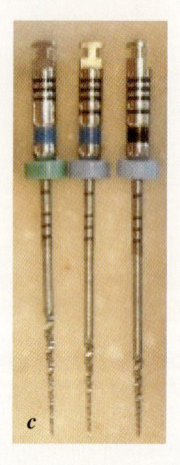

c：GTXファイル．ラジアルランドがあるのでぶれない．

プラスチックブロックの湾曲根管模型をNi-Tiロータリーファイルでクラウンダウン法にて形成した．*a*：形成前のプラスチック模型．*b*：根管形成後のプラスチック模型．#30/.06GTXファイルにて歯冠側より根管形成を開始し，50秒後に作業長に到達した．このように最後に根尖部を形成するのでレッジ形成されにくい．連続的な.06テーパーに形成された．作業長部での太さは#30で，.06テーパーの段差のない根管なので#30Kファイルをスムーズに作業長まで挿入することが可能である．また1本のファイルで根管を形成することができた．

3．根管形成前の準備：ラバーダムの重要性

　根管形成に入る前には，感染予防のためにラバーダム防湿は確実に行うべきである．歯冠が崩壊しているような場合はコンポジットレジンによる4壁性の隔壁が必要で，さらに防湿後に唾液のリークがある場合は光重合型のオパールダム（ULTRADENT Japan）をラバーダムシートと歯の周囲に塗り完全に防湿すべきである．これは，感染根管の原因の多くが，唾液からの汚染，封鎖性の乏しい仮封材，さらに根管充填後においても適合不良な補綴物や修復物からくる coronal leakage であるためである．

▶▶▶ 根管形成前の準備

- ラバーダムの装着 ☞ 3-①

3-① ラバーダムの装着

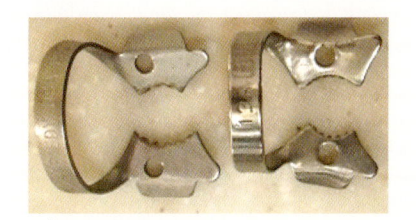

a：臼歯用のクランプは，内面が鋸歯状になっているほうが安定が得られる（写真は12A：左と13A：右）．

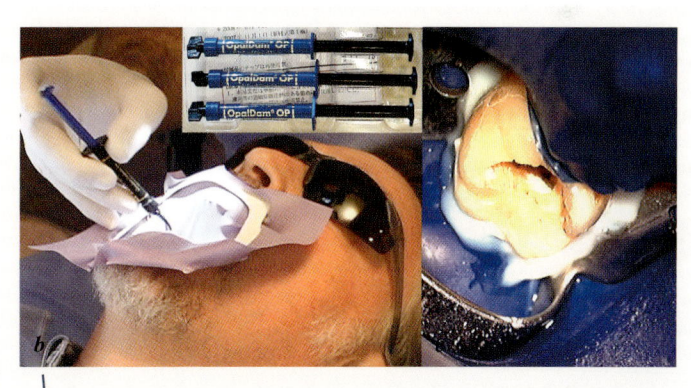

b：根管形成を開始する前に，患者にゴーグルを装着して薬液などの飛散から目を保護しておくと安全である．ラバーダムシートと歯の間に隙間がある場合は，オパールダム（光重合型）で埋めて唾液がリークしないようにする．
c：オパールダムで隙間を埋めているところ．

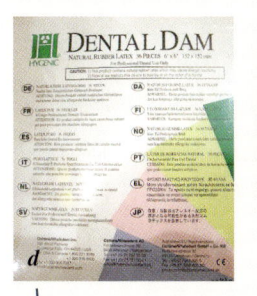

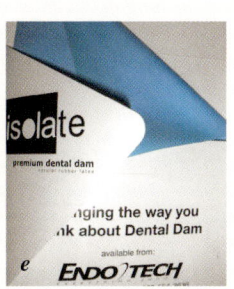

d：一般的によく使われるラテックスのラバーダムシート．
e：ラテックスフリーのラバーダムシート．肌触りと伸展性に優れている．ラテックスにアレルギーのある患者にも使用できる．

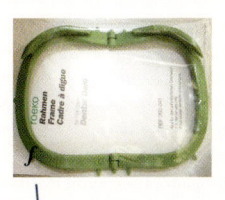

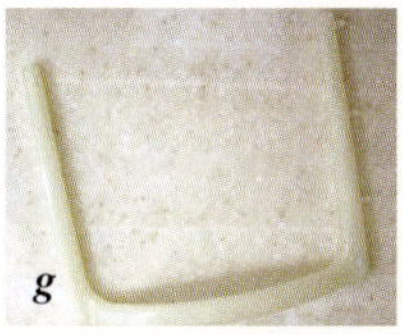

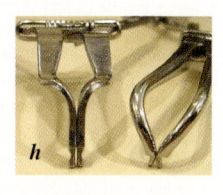

f：プラスチック製フレーム（中央で折れるので装着性がよい．エックス線透過性）．g：ナイロン製のフレーム（突起部が鋭くラバーダムシートを引っかけやすい．エックス線透過性）．h：Ivory のフォーセップス（左）．他社のもの（右）と比べ先端のクランプをかける部分が長く，脱着が容易である．

How to Endodontics

4．穿通（Negotiation）

　穿通するまでの一連の操作を「Negotiation」といい，根管に対してある意味「交渉」なのだ．つまり，根管口から根尖孔まで根管の複雑な形態に注意しながら，ファイルを通していく作業のことである．穿通操作（Negotiation）が達成されると，テーパー形成用ファイル（GTロータリーファイル）の通る道を確保したことになる．つまり根管の形を整える「Shaping」のための準備が整ったことを意味する．また，Negotiation時にはある程度の穿通力（腰）が要求されるので，SSファイルを用いてのステップバック法が効果的である．ファイルを根尖まで通すことが目的なので，根尖孔の太さよりも有意に細いファイルを選択することが大切である．したがって，#08と#10の細いSS Kファイルを中心に用いる．90度以上に湾曲する根管でも，この程度の細いファイルなら穿通させることができる．

▶▶▶ Negotiation のテクニック

- 穿通用ファイルの選択と注意点 ☞ 4-①
- 抜髄時の Negotiation ☞ 4-②
- 抜髄と湾曲根管の Negotiatioin ☞ 4-③
- 強度湾曲根管の Negotiation ☞ 4-④

Negotiation のテクニック

4-① 穿通用ファイルの選択と注意点

　穿通用ファイルの大きさの目安として，#08，#06（細い根管，湾曲根管），#10（太い根管，直線根管）のファイルから穿通を試みる．またつねに電気的根管長測定器を使いながら穿通を試みるとトラブルが少ない．

ISOファイルの増加率

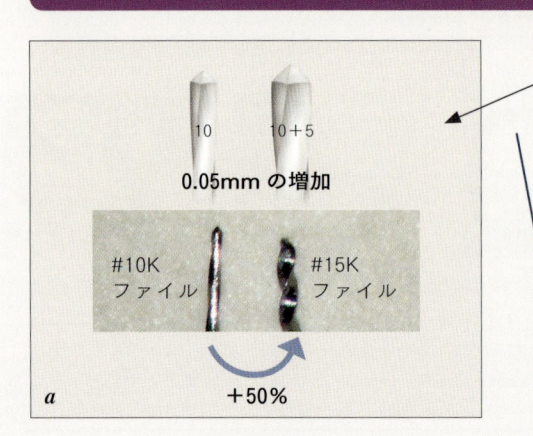

10　　10＋5
0.05mm の増加

#10K ファイル　　#15K ファイル

a　　＋50％

ファイルの増加率は #10 から #15 が一番大きい
＝
レッジをつくりやすい

a：ファイルの増加率で一番大きくなるのが，#10から#15の間である．#15のファイルは天然の根尖部根管径に近く柔軟性も高くはないので，何度も回転させるとレッジをつくりだしてしまう．したがって，ファイリング時にはもっとも注意しなければならないファイルである．もちろん他のファイル間でも増加率はあるので，レッジにならないように気をつけるべきである．

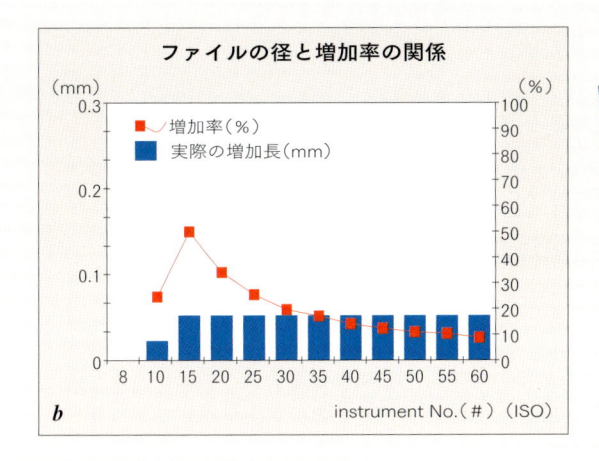

Part 2　根管形成のテクニックを学ぶ

ファイルの径と増加率の関係

b：♯08と♯10の間の先端径の差は0.02mmで増加率は25％である．♯10と♯15の先端径の差は0.05mmなので，増加率は50％となり最大である．

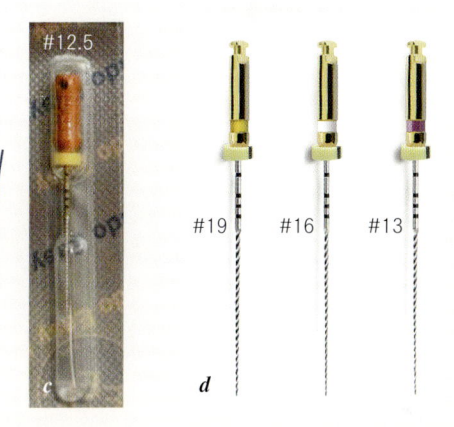

c：♯12.5Kファイル（♯10と♯15のKファイルの中間サイズにあたるファイル）．d：♯13，♯16，♯19PathFile．Beruttiら[15]の研究によると，手用KファイルよりもPathFileの方がレッジ（transportation）が少なかった．

Kファイルで穿通させるときの動きの基本は，**湾曲根管で回転させるとレッジになる可能性があるので上下動（Push-pull Motion）をメインに根尖方向にファイルを進めていく**．途中ひっかかるようならば多少のWatch-winding Motionを入れるとよい．Negotiation時は，ステップバック法によりGTファイルの先端部がガイドされ始める♯15のサイズまで拡大しなければならない．標準的なGTファイルの先端部の太さは♯20であるが，先端部は円錐形状で刃がついていないので♯15のサイズでも十分にガイドされる．また，通常♯15Kファイルの次に使うファイルは♯20Kファイルなので，同様の理由で♯15KファイルまでNegotiationする必要がある．♯20まで上げてしまうとレッジをつくるリスクが増えるので注意する必要がある．

顕微鏡下でのNegotiation

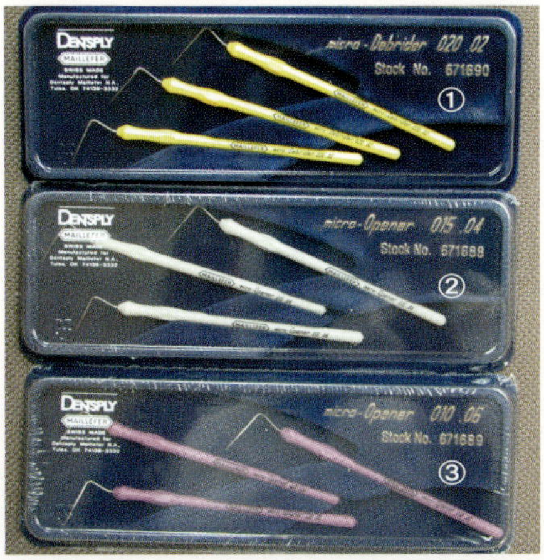

①micro-Debrider（♯20/.02），②micro-Opener（♯15/.04），③micro-Opener（♯10/.06）．

顕微鏡下でのNegotiationは，**回転操作を必要としない**MicroFileSystemが便利である．とくにmicro-OpenerはKファイルの形状をとり，先端径がわずか0.1mm（♯10）や0.15mm（♯15）でもテーパーがそれぞれ.06，.04テーパーと太くなっているので，腰があり穿通力に貢献している．micro-Debriderはいわゆる通常のHファイルである．もともと回転させないで使うファイルであることから，Negotiationに適しているといえる．

レッジ形成の謎

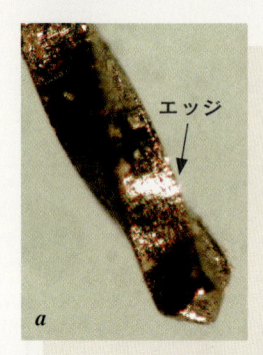

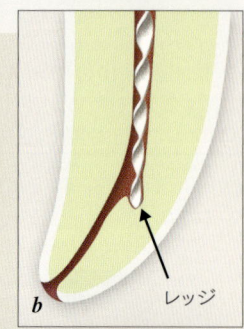

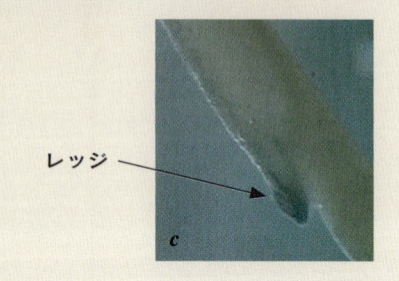

ファイルが根尖孔まで穿通しないときによく想像されるのが，「根管の石灰化」である．たしかに石灰化は起こるのだが，穿通しないケースのほとんどの場合，**湾曲根管外輪部にファイルが当たり，根尖方向にファイルを進めることができないこと**に起因している．

通常用いられるKファイルの先端部側面にはエッジが付与され，側方への拡大ができるようになっている．このため，ファイルが湾曲部を通過しないで回転し続けると，その位置でのみ側方に拡大されレッジとなってしまう．

根管形成時にできる段差を**レッジ(ledge)** とよぶが，根尖部にできるとチャック（Zipper）を開くような形になるので**ジップ(zip)** とよばれる．レッジ形成された位置により，*d〜g* のように分類される．

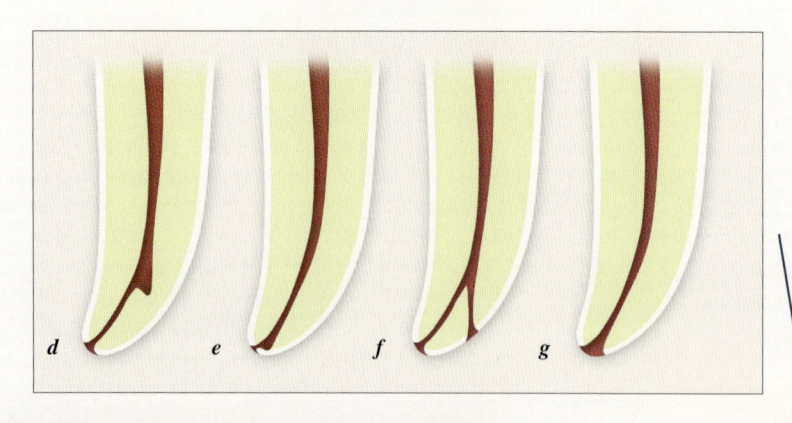

a：エッジ
b：レッジ
c：レッジ

d：レッジ．
e：ジップ．
f：レッジ＋穿孔．
g：ジップ＋穿孔[3]．

電気的根管長測定器の読み方

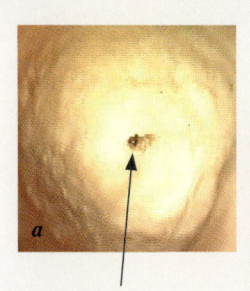

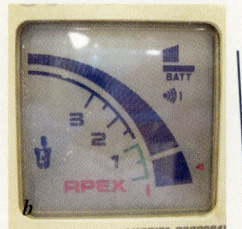

a：#10ファイル

a：#10のファイルは根尖孔の太さと比較して十分に小さいので，歯髄組織を圧縮しないで穿通できる．
b：電気的根管長測定器では，根尖孔の太さに対してファイルのサイズが小さいと電気抵抗値が不安定になるのでメーターの指針（表示値）も上下動して安定しないことがある．この場合，ファイルのサイズを上げて根尖孔の太さに近づくと安定していく．また根尖孔の形態は必ずしも円形ではないことにも注意したい（メーター指針の不安定要素になる）．

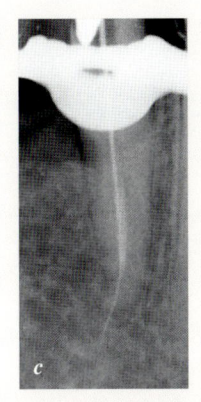

Part 2　根管形成のテクニックを学ぶ

電気的根管長測定器では，ファイルを根尖孔外に突き出した位置で指針が反応しなくなることがある．このような場合ファイルの先端は電解質の少ない皮質骨の中か上顎洞内に位置していることがほとんどである．

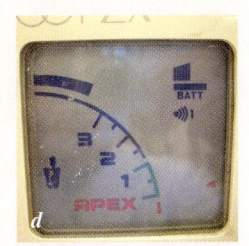

c*, *d：下顎右側第一小臼歯に #15 K ファイルを挿入しても電気的根管長測定器の指針は反応しなかったので，エックス線写真を撮影した．この対策としては，ファイルが根尖孔を通過し PDL（歯根膜）にでるとメーター上では一瞬正確な値が示される，この瞬時の値を見逃さないことである．さらにエックス線写真などからおおよその根管長を予測して，つねに穿通時に長すぎる場合は疑ってからなければならない．

根管最大狭窄部の平均値

歯種	平均値 (mm)
上顎切歯	0.2894
下顎切歯	0.2625
上顎小臼歯	0.210
下顎小臼歯	0.26825
上顎大臼歯	
P	0.298
MB	0.23505
DB	0.2322
下顎大臼歯	
M	0.2575
D	0.392

生活歯の平均根管最大狭窄部の径は，下顎大臼歯の遠心根管以外ほぼ0.25mm前後である．上顎小臼歯がもっとも小さい．細いファイル（#08，#10）使用時には，電気的根管長測定器の値に注意が必要である．またそれより大きいファイルを抜髄で用いる場合は，根尖方向に歯髄を圧縮させないように注意が必要である．このように，天然の根管の太さがすでに0.25mm前後なので，GTロータリーファイルをいきなり用いても根尖までガイドされ（先端部の太さが#20なので），根管形成することも可能かもしれないが，強度に湾曲している場合には根管形成時に前進しずらく，無理に押し込むと破折してしまうリスクもある．#15までのKファイルを根尖まで通し，0.15mm径の通路があった方が確実である．しかも，根管形成前にNegotiationをしておけば，ある程度根管の形態を把握することができる．ここにテーパー形成前のNegotiationの重要性がある．

4-② 抜髄時の Negotiation

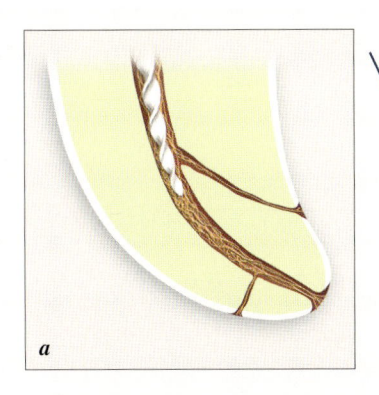

a：有髄根管に #15 K ファイルをいきなり挿入するところ．

b：生活歯の最大狭窄部の太さが偶然0.15mmほどしかなければ，#15K ファイルにより歯髄組織が根尖付近で圧縮されて塊になり，穿通できなくなる．この歯髄組織の塊を残すと感染源になるので，必ず除去しなければならない．

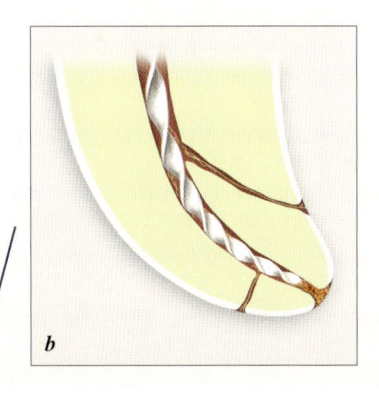

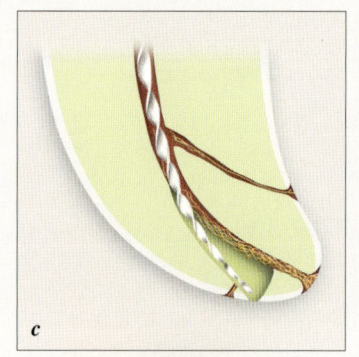

How to Endodontics

c：穿通しない状態でファイリングし続けると，レッジ形成や穿孔を起こし不可逆的な状態になる．

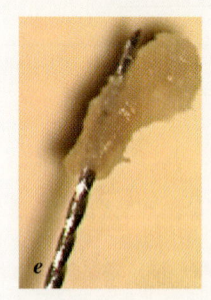

d：#8のファイルから穿通を試みれば問題は生じない．

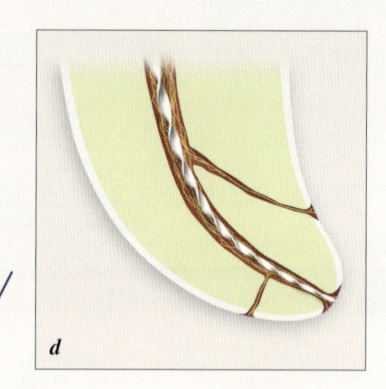

e：圧縮された歯髄組織の塊．

　抜髄時によく起こることで，#08Kファイルが穿通，#10Kファイルも穿通し，#15Kファイルを挿入したら穿通しなかったので#10や#08Kファイルへ回帰し穿通を試みるもレッジができたかのように穿通できなくなることがある．この現象のメカニズムは以下のとおりである．
　#08, #10のKファイルが刀のように歯髄組織を貫通し穿通する．しかし，ファイルを引き抜いた後の歯髄組織は元の状態に戻る．続いて，#15Kファイルなどのように根管の太さに近いファイルを挿入すると，ピストン作用により歯髄組織は根尖部で圧縮され硬いコラーゲンの塊となり根管をブロックしてしまう．
　#10Kファイルは天然の根管より細いので，切削片が生じて詰まることはまれである．もし切削片が根管に詰まれば，EDTA溶液を入れて溶かせば解決する．したがって，抜髄ケースで穿通しなくなる原因のほとんどは歯髄組織の圧縮である（感染根管なら，壊死歯髄組織は圧縮されずに根尖孔外に押しだされ，フレアーアップの原因となる）．これを予防するには，ファイルを根管内に挿入する前に必ず潤滑剤（溶液）を入れ，根管を乾燥させないことである．潤滑溶剤（溶液）内では歯髄組織は穿通操作により軟化し，根尖部で圧縮されにくくなる．
　また，圧縮された硬い歯髄組織塊を溶かす対策としては，次亜塩素酸ナトリウム溶液を根管内に挿入し，一度穿通した#10以下の器具を細かく上下動させて薬液を浸潤させる．そして徐々に溶解させながら前進させていくとよい．ただし，器具へのダメージもあるのでつねに新品を使い，長時間の使用は控えるべきである．

穿通させるファイルサイズと根管の目安

#06, #08ファイル
細い根管（下顎前歯，2根管の小臼歯，上顎大臼歯の頬側根管，下顎大臼歯の近心根管）

#10Kファイル
太い根管（下顎犬歯，上顎前歯，1根管の小臼歯，上顎大臼歯の口蓋根管，下顎大臼歯の遠心根管）

　Negotiationとして最初に挿入するKファイルは根管最大狭窄部の径により異なる．元々細い径の歯には#06, #08Kファイル，太い径の歯では#10Kファイルからスタートさせるとよい．#10Kファイルを挿入しても穿通できなければすぐに#08ファイル，これもだめなら#06Kファイルを試すことが重要である．無理に扱うとレッジ形成やファイル破折することもあるので注意しなければならない．

根管切削用潤滑剤（溶液）

　乾燥した状態でファイルを根管内に挿入すると，ファイリングに対しての抵抗が強くなる．根管内に切削片が詰まったり，レッジ形成で穿通しづらくなる．ファイルを根管内に挿入する前に潤滑剤（溶液）で根管内を満たしておく必要がある．そうすることで，ファイル挿入時，自動的に潤滑剤（溶液）がコーティングされる．潤滑剤（溶液）の成分はどれもほぼ同じで，ワックス，グリセリン，EDTA，過酸化尿素などが主成分で切削片を除去し器具の滑りをよくするために開発されている[3]．RC-Prep™，ProLube®，Glyde™などがある．

　潤滑剤（溶液）を使用すると，グリセリンの作用によりはじめは回転抵抗が低いが，切削片が蓄積すると徐々に高くなる．切削片の溶解率は，ゲル状の潤滑剤よりもEDTA溶液の方が高い．そのため，手用ファイルで根管形成するのであればEDTA溶液を根管内に入れた状態で行った方が効率的である．さらに，液が透明な状態から白濁してくることによりEDTA溶液の切削片溶解の限界がわかる．

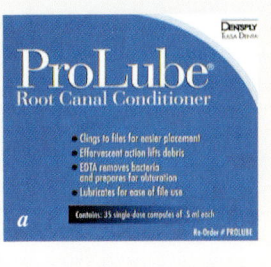

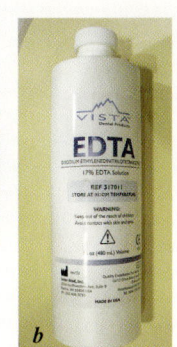

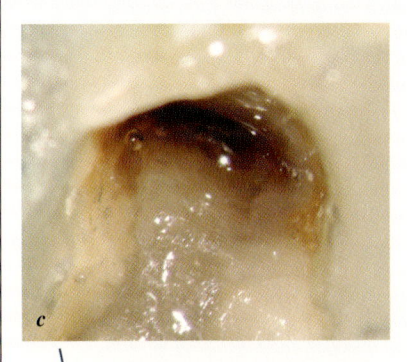

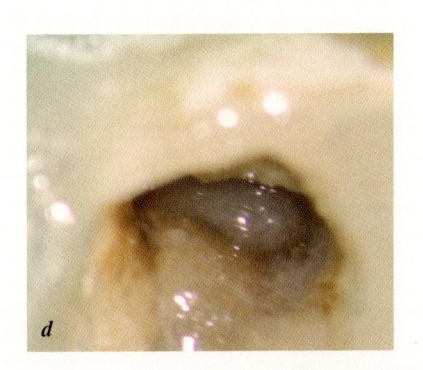

c：EDTA溶液を根管内に注入．透明である．*d*：根管形成を開始すると象牙質切削片が溶解しだして，EDTA溶液は透明から白色に変わった．このようにEDTA溶液の象牙質切削片の飽和度が目測できるので，溶液交換の目安となる．交換時にはEDTA溶液を追加するだけでいい．

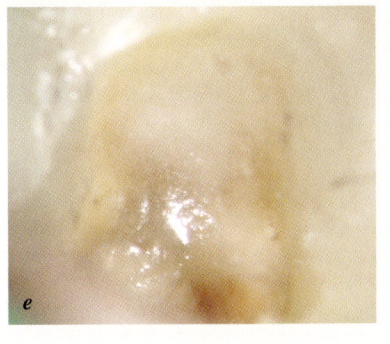

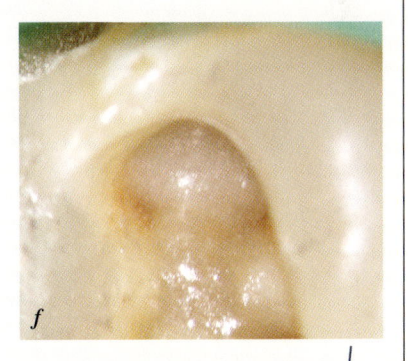

e：根管潤滑剤で比較的液状成分の多いProLube®を根管内に注入．潤滑剤の色はEDTA溶液と異なり元々白色である．*f*：根管形成を開始し，象牙質が切削されたところで潤滑剤の色を確認した．若干白濁しているように見えるが，形成前と明らかな差は認められない．根管形成時の切削抵抗は切削片が増えると手指の感覚で感じ取れるが，潤滑剤の交換時期はファイルを挿入する度に洗い流し，新しいものに交換した方が安全である．潤滑剤を新たに追加しても根尖側の潤滑剤は切削片を含んだ古い状態のままなので，EDTA溶液で洗い流す必要がある．潤滑剤を使用するメリットは，グリセリンやワックスを含むため滑らかな感覚を得られることと象牙質を削りすぎないことである．

How to Endodontics

4-③ 抜髄と湾曲根管の Negotiation

基本的には，穿通時には **SS K ファイル** を用いて **ステップバック法** で行う．細い #10 以下のサイズであれば湾曲根管も穿通できる．

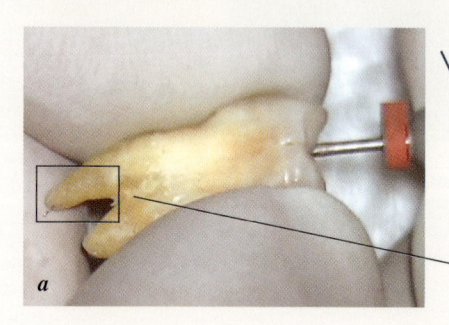

a：#08 K ファイルを穿通させる．

b：さらに 1 mm ほどファイルを根尖孔へ突き出して確実な抜髄と穿通路を確保する．突き出すか否かによる術後痛の有意差はないとされる[6]．

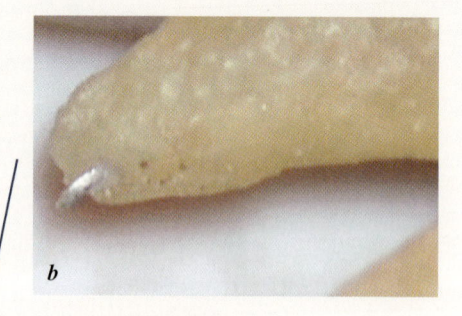

レッジ形成しないための3つのテクニック

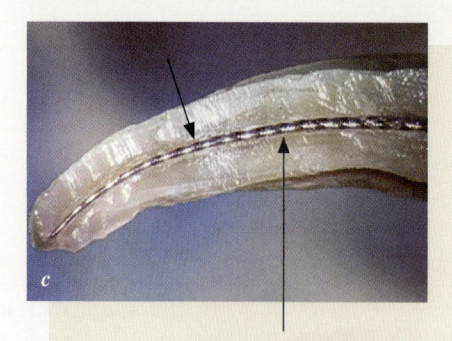

ファイルと根管壁が干渉している部位

　#10 から #15 K ファイルへ移行するときにもっともレッジ形成が生じやすいので，#15 K ファイルを挿入する前に①#10 K ファイルで 40〜50 回の Push-pull Motion を繰り返して根管を拡大するか，②その中間サイズのファイルを使うことにより予防することが一般的である．しかし，ほとんどの抜髄ケースで #15 K ファイルが穿通できないのは根尖より手前のどこかでファイルと根管壁が干渉しているためである．直径が #10 以下の根管の存在や石灰化した根管が原因であることは稀である．したがって，逆に一段太い③#20 の K ファイルを #15 K ファイルが挿入できた位置より 2〜3 mm 短い位置で Balanced Force 法により歯冠側根管を拡大すると，#15 K ファイルの穿通が容易になることが多い．穿通時に #25 以上の K ファイルを用いると，太く柔軟性がないのでレッジ形成してしまう危険がある．

Negotiation のテクニック
#06〜#10 K ファイル→ #15 K ファイルまで
➡ ステップバック法＋ Push-pull Motion

#10 K ファイルが穿通して #15 ファイルが穿通しない場合の対処法
①#10 K ファイルで約 50 回の Push-pull Motion
②中間サイズのファイルを使用
③#15 K ファイルが挿入できた位置から 2〜3 mm 歯冠側の位置で #20 K ファイルで Balanced Force 法で拡大

#08 K ファイルが穿通しない場合の対処法
ファイルを先端部 1〜2 mm に 45 度プレカーブを付与して Push-pull Motion

d：#08 K ファイルで穿通させる途中で，根管内の凸凹（唐突な湾曲部）に当たり通過できない場合は，ファイルの先端部約 1〜2 mm の位置を曲げて（ラバーストップにそのプレカーブの方向を記録する）湾曲部を乗り越える必要がある．ファイルを軽いタッチで上下動（Push-pull Motion）させながら，挿入毎に方向を少しずつ変えて穿通できる方向を探る．上下動時に突然粘着感（sticky feeling）を感じたら，ファイルを抜かずにその位置で約50回 Push-pull Motion を繰り返し，湾曲部根管を拡大しファイルの通りをよくすることが重要である．#10や#15のKファイルが穿通しなければ ***c*** と同様の方法ですすめる．このようにして根管の凸凹部乗り越えるとよい．
e：理想的な先端のプレカーブ（先端部 1〜2 mm 位置だけ約45度曲げる）．
f：プレカーブの悪い例．根管の形態に合わせて曲げても，根管内に入れると直線状になってしまう．

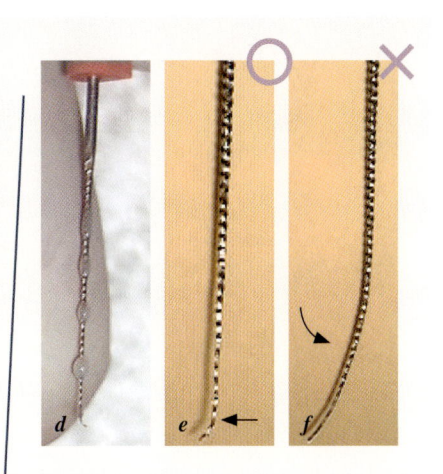

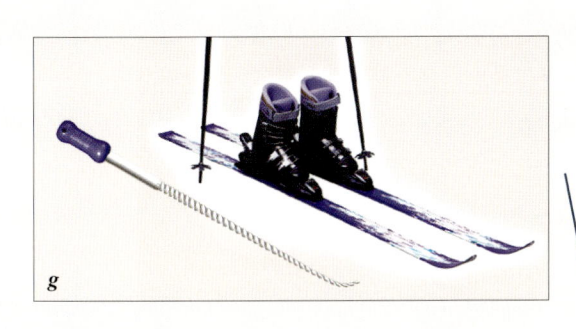

g：スキーの板と同じで，先端部だけが屈曲していると地面の凸凹を乗り越えるのにひっかからず，効果的に前進できる．

抜髄と湾曲根管の根管形成例

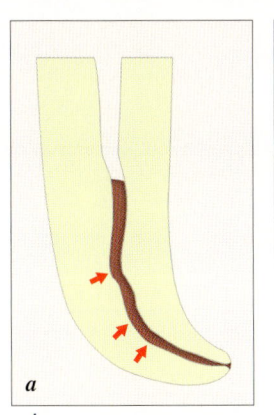

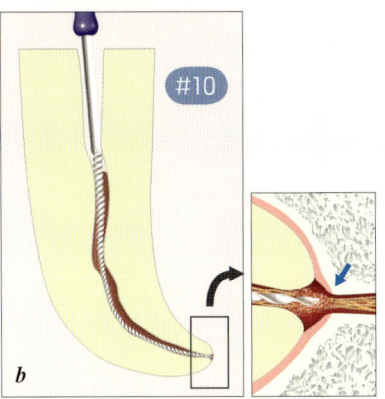

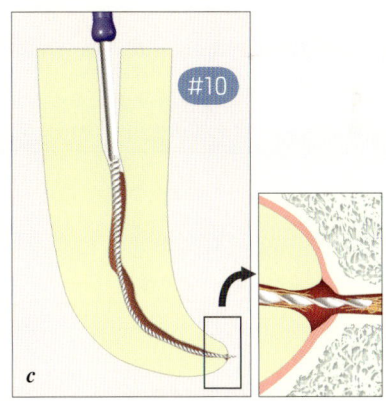

a：Access Cavity 後の根管．太めのファイルでは歯冠側の根管の形態に規制されて，湾曲部外側の凸凹（矢印）にひっかかり根尖方向に進むことができなくなることが多い．
b：ファイルを根尖孔の位置で穿通をやめてしまうと歯髄は歯根膜との間で圧迫されているか，歯髄組織の中に刺さっているにすぎず（青矢印），ファイルを引き抜く際に歯髄は再度一緒に引き戻されてしまう．次回来院時，ファイルの挿入で痛みを感じることが多い．
c：穿通時にファイルを完全に根尖孔より 1〜1.5mm 突き出し，歯髄を切り離さなければならない．同時に，根尖孔で歯髄組織の圧縮が起こらないように，Negotiation 操作を確実なものにする．

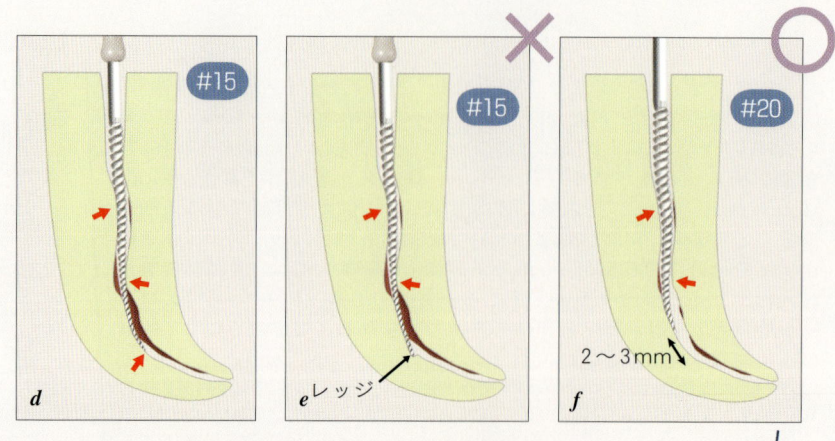

d：#15 K ファイルが穿通しない．矢印のように根管壁の凹凸部が干渉して前進しない．
e：ファイルの挿入が根管壁により制限され，穿通しない状態でファイルを回転させ続けるとレッジ形成される．
f：#15 K ファイルが挿入できた位置から 2〜3 mm 減じた位置で，一段上の #20 K ファイルを使い歯冠側根管を拡大，根管壁の干渉部を少なくし湾曲度も減少させる．

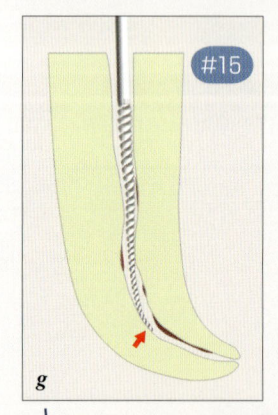

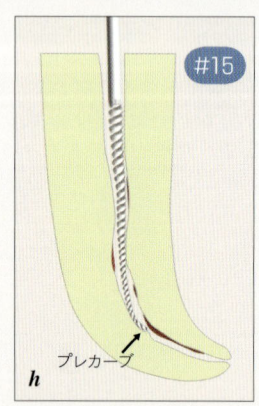

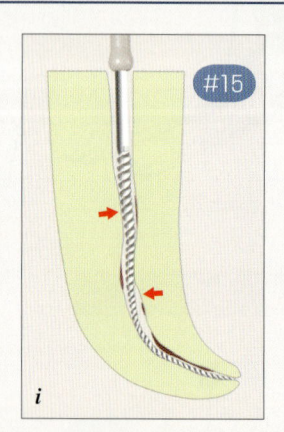

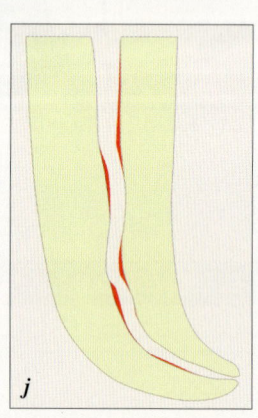

g：#15 K ファイルを再度挿入すると根尖方向に進めることができる．
h：歯冠側根管を拡大しても #15 K ファイルが依然と進まない場合は，根管内の凹凸に引っかかっているので先端 1〜2 mm に湾曲方向へプレカーブを付与する．そして，根尖方向を探るためにわずかな Watch-winding Motion を混ぜ Push-pull Motion で根尖方向にファイルを進めていく．
i：根管内に障害がなくなったために #15 K ファイルは穿通できる．
j：術前の根管と根管形成後の根管形態の変化を示す（赤が形成された部分）．主に湾曲部手前の歯冠側根管が拡大され，根管壁の凸凹が取り除かれた．

4-④ 強度湾曲根管の Negotiation

　強度の湾曲根管では #08（#06）K ファイルでも穿通できないことが多いので，湾曲部より歯冠側根管を先に拡大してファイル挿入のストレスを緩和させる．#08→ #10→ #15の順に，ファイルを無理なく挿入できる範囲で Balanced Force 法により歯冠側根管を拡大する．そして，再度プレカーブを付与した #08ファイルを挿入すると，穿通しやすくなる．#15 K ファイルが穿通しなければ，#20 Ni-Ti K ファイルを先に用いて Balanced Force 法でさらに歯冠側の根管を拡大しておくと穿通しやすくなる．

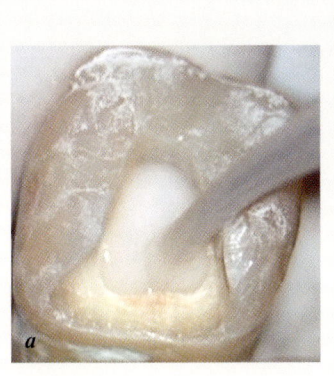

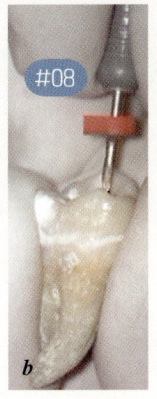

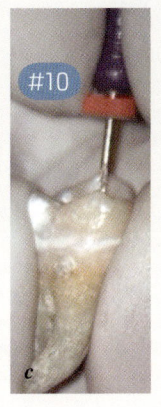

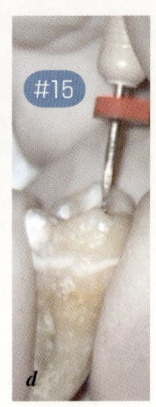

Part 2 根管形成のテクニックを学ぶ

a：潤滑剤を髄室内に入れておく．
b：#08Kファイルを挿入．
c：#10Kファイルを挿入．
d：#15Kファイルを挿入．

e：プレカーブさせた#08Kファイル．
f：再度，#08Kファイルを挿入し，穿通．
g：#10Kファイルを穿通し根尖部根管を拡大（#08Kファイルが穿通できれば，たいてい#10のサイズもクリアできる）．
h：#15Kファイルが穿通しない．

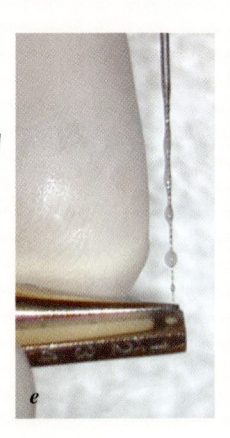

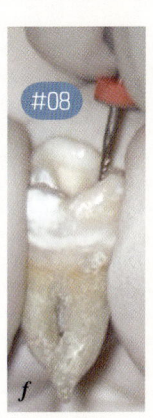

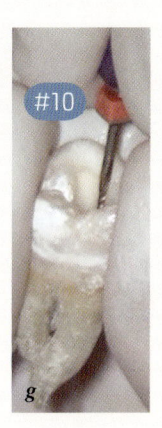

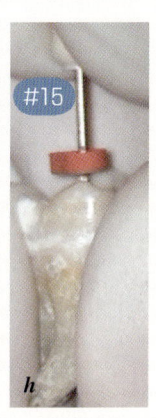

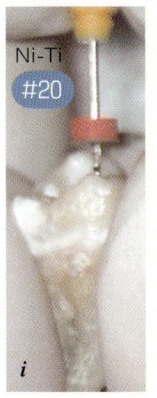

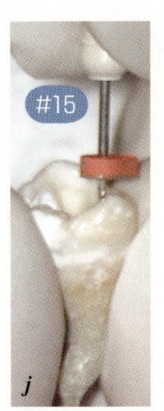

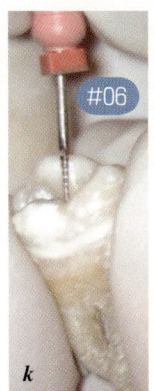

i：#15Kファイルが挿入できた位置より2～3mm引いて，#20Ni-Ti KファイルでBalanced Force法により歯冠側根管をさらに広げて湾曲を緩和させ，#15Kファイルが通過しやすくする．
j：#15Kファイルが穿通した．通常は，以上の方法により#15ファイルまでを強度湾曲根管の根尖まで通すことができる．しかし，#08Kファイルでも穿通しない場合は，湾曲部にレッジができたか，根尖付近の根管が湾曲かつ非常に細くなっている可能性がある．前者の場合はレッジ除去を試みる．後者の場合は，#06Kファイルを用いて前述した方法（*b*～*j*の方法）を繰り返すとよい．しかし，#06ファイルを使うことは大変稀なことである．
k：#06Kファイルを穿通させているところ[4]．

How to Endodontics

強度の湾曲根管の根管形成例

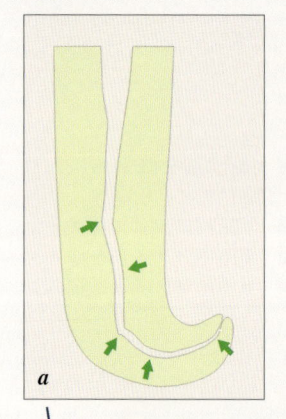

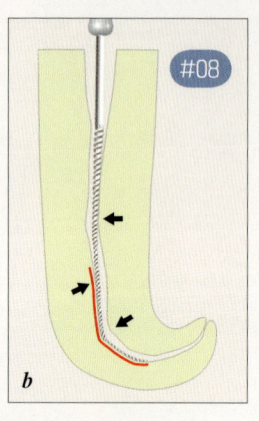

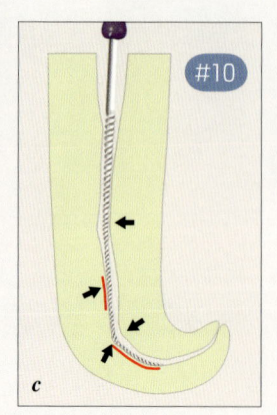

a：術前の強度の湾曲根管（矢印は湾曲部）.
b：#08Kファイルを挿入できる範囲で，Balanced Force法により湾曲部から歯冠側の根管を拡大する（赤線はファイル接触部，黒矢印は根管拡大部：以下同様）.
c：#10Kファイルを挿入できる範囲で，Balanced Force法により湾曲部から歯冠側の根管を拡大する.

d：#15Kファイルを挿入できる範囲で，Balanced Force法により歯冠側から湾曲部の根管を拡大する.
e：先端にプレカーブを付与した#08Kファイルが穿通（赤矢印はファイル接触部）．続いて#10Kファイルを穿通させる.
f：プレカーブを付与した#15Kファイルが穿通できない（赤線と赤矢印はファイル接触部）.

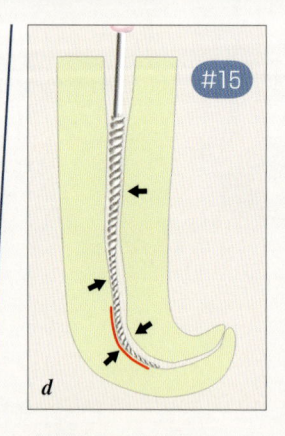

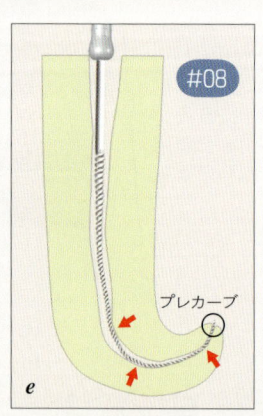

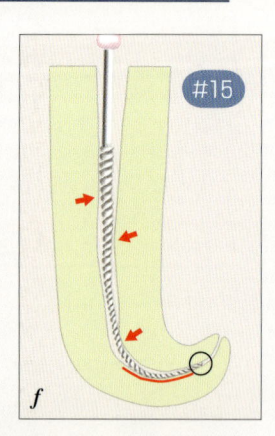

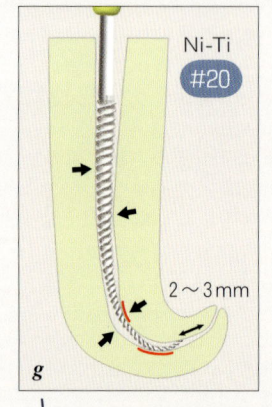

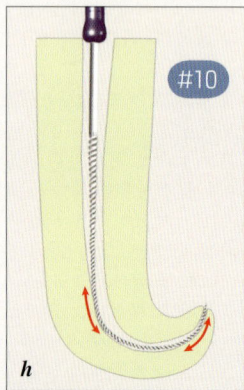

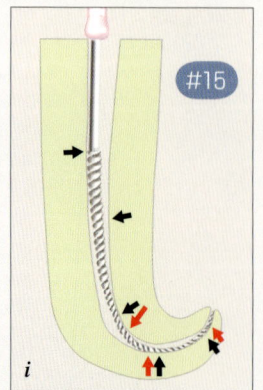

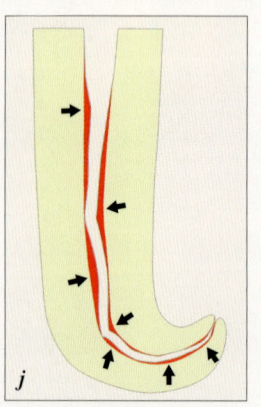

g：#20Ni-Ti Kファイルで Balanced Force 法により歯冠側根管をさらに広げて湾曲度を緩和させ，#15Kファイルが通過しやすくする.
h：または穿通した#10Kファイルを50回ほど作業長部で Push-pull Motion によりファイリングし，根管拡大する.
i：#15Kファイルが穿通した（赤矢印はファイル接触部，黒矢印は根管拡大部）.
j：術前の根管と Negotiation 後の根管形態の変化を示す（赤が形成された部分）.

Part 2　根管形成のテクニックを学ぶ

湾曲根管の感染根管臨床例

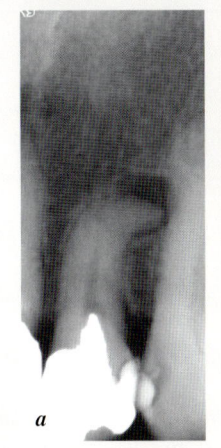

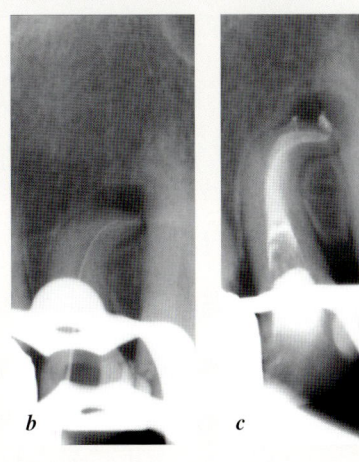

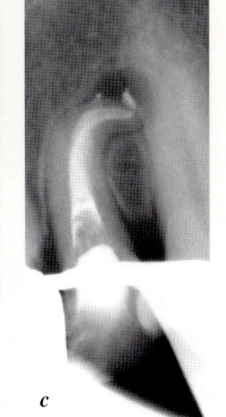

a：術前の|2 の根管．根管は約90度に湾曲し根尖部透過像を認める．
b：まず Negotiation し #10K ファイルを穿通させる．
c：#15K ファイルが穿通できたことで Ni-Ti ロータリーファイルによる Shaping が可能となり，湾曲根管でも根管充填できた．

湾曲根管の抜髄臨床例

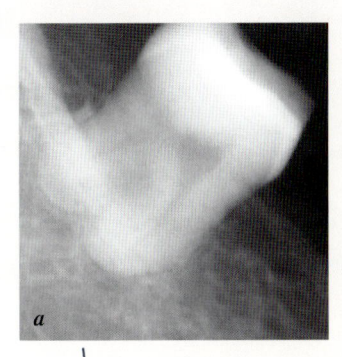

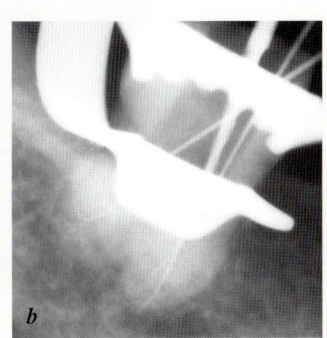

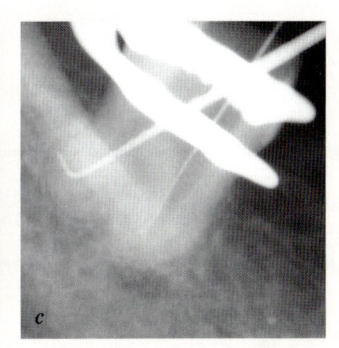

a：術前の|7 エックス線写真．
b：Negotiation して #10K ファイルを作業長まで挿入し，エックス線写真で確認．遠心根管は遠心に約90度湾曲している．
c：Negotiation で「通路」が確保されたので，Ni-Ti ロータリーファイルにより根管形成した．遠心根管の作業長の位置で #20/.08Ni-Ti ファイルを挿入し，エックス線写真で確認した．Negotiation 時とずれていないことが確認できた．

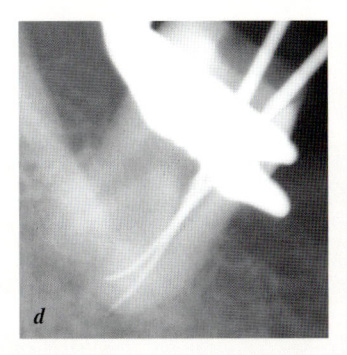

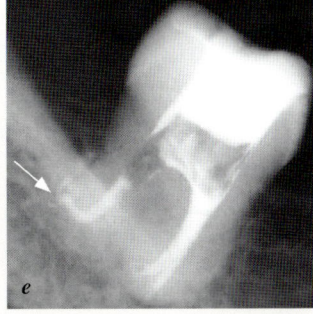

d：近心両根管も同様に Ni-Ti ファイルで根管形成し，レッジがないことをエックス線写真で確認した．
e：根管充填は System B と Obtura にて行い，エックス線写真で確認した．根管充填材もそれぞれの根管の作業長の位置まで緊密に充填できていることが確認できた．

How to Endodontics

5．クラウンダウン法による根管形成（Shaping）

　Negotiation達成後は，穿通した通路に沿ってファイルを進め根管を広げ形を整えていく「Shaping」にとりかかる．ここからの根管形成は効果的な「根管清掃」と「根管充填」ができる形態をつくることが目的である．つまり，根管内に歯髄や感染象牙質を残さずに根管充填材を作業長まで届かせ，緊密な充填ができるような形態に整えなければならない．これらの目的を達成できなければ「根管形成」が完成したとはいえない．

　これらの目的を達成するためには，細くて湾曲の多い根尖部から根管形成を開始するのではなく，太くて直線的な歯冠側の根管から開始したほうが効果的である．このような根管形成法をクラウンダウン法といい，現在米国では主流となっている．ここでは，このクラウンダウン法を中心に解説していくので，正しい根管形成のテクニックを身につけていただきたい．

>>> **クラウンダウン法による根管形成テクニック**

- GTファイルの基本的な使い方 ☞ 5-①
- 根尖部が太い直線根管 ☞ 5-②
- 根尖部が細い強度湾曲根管 ☞ 5-③

クラウンダウン法による根管形成テクニック

5-① GTファイルの基本的な使い方

　テーパーの大きいファイルから使う． 1本のファイルで作業長まで到達することもある．テーパーの大きいファイルからその下のテーパーのファイルに交換するタイミングは，PI（Passive Instruments）の場合，**ファイルの先端部に切削片が付着しないで空転し根尖方向に進まなくなるときである．** 湾曲根管でAI（Active Instruments）を使い続けると根管は直線化する傾向がある．根尖方向に進まなければすぐにテーパーの小さいファイルに変換すべきである．

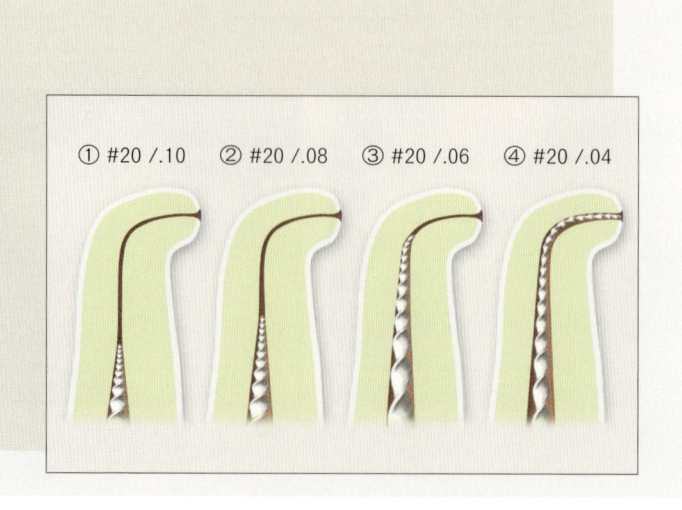

① #20 /.10　② #20 /.08　③ #20 /.06　④ #20 /.04

クラウンダウン法で根管形成するために，根管形成の初期ではファイルの末端部（シャンクに近い側）で根管壁を削り，ファイル先端部は根尖方向へガイドさせる働きのみをする．そして順次，**切削する位置はファイル末端部から中央部，そして先端部に移動する．**つまり先端部に切削片が付着してくれば，**そのファイルのもつ切削限界点に近づくので注意し始めなければならない．**そして，切削片の付着がなくなればファイルは根管内で空転しているにすぎないので，この時点がそのテーパーを有するファイルの切削限界であり，より小さなテーパーのファイルに交換する時期となる．この操作を繰り返すうちにファイルは作業長に到達する．

ファイルの使い方は大から小へ

ロータリーファイルを用いたクラウンダウン法による根管形成では，**テーパーの大きい（.10テーパーなど）方から小さい方へと使う必要がある**．いきなりテーパーの小さいものを使うと根管壁に径の小さいファイルがくい込み，ねじれ疲労による破折を早期に起こしてしまう．

根管壁がファイルのテーパー部全体を
受け止めている（テーパーロックする）．

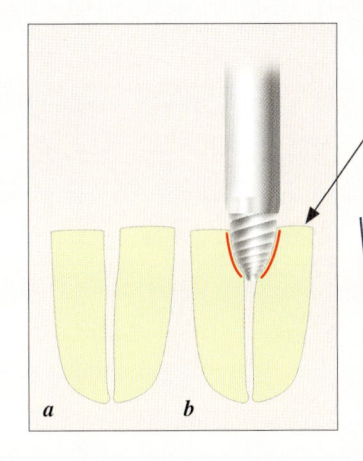

a, b：1本のファイルで抵抗なく作業長まで到達し根管形成されれば問題ないが，根尖方向にファイルが進まず空転した場合は，一段小さいテーパーのファイルに交換する必要がある．ファイルが根尖方向に前進しないのはファイルの刃部全体が根管壁と接触しているためで，ファイル全体で大きな切削抵抗が生じているためである．

空転したら順次テーパーを小さくする．

テーパーを小さくすると
当たりが変わる．

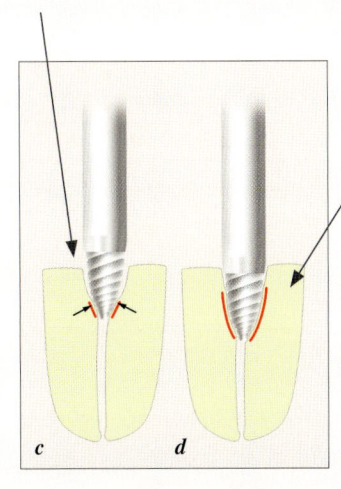

c, d：テーパーの小さいものに換えることで再度根管壁との間に隙間ができ，テーパーが小さくなった分だけ根尖方向に移動できる．そして，ファイル刃部が接触する根管壁の面積も小さくなり，切削抵抗が下がり根尖方向の根管形成が再度可能となる．空転しているのに無理に根尖方向にファイルを押し込むと，ねじれ疲労度が高くなり破折する可能性が高くなる．

How to Endodontics

5-② 根尖部が太い直線根管

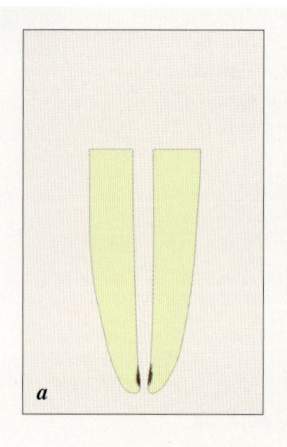

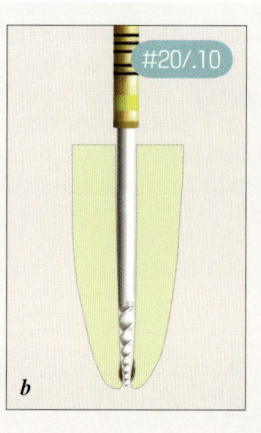

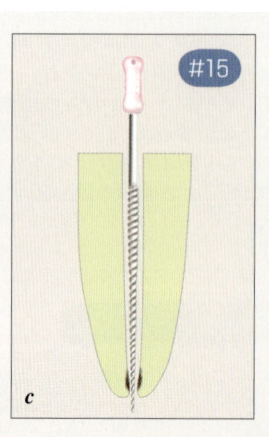

a：術前の根尖部根管が太い直線状根管．
b：#20/.10GTファイルがすぐに作業長まで到達する（根管形成できていない）．
c：#15Kファイルから穿通性と根尖孔の太さを確認．

d：#20Kファイルは根尖孔を通過．
e：#30Kファイルは作業長の位置で止まる（根尖孔の太さが確認された）．
f：#40Kファイルは作業長より手前で止まる．

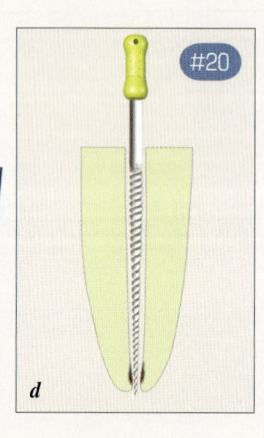

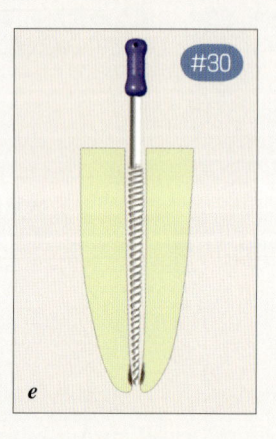

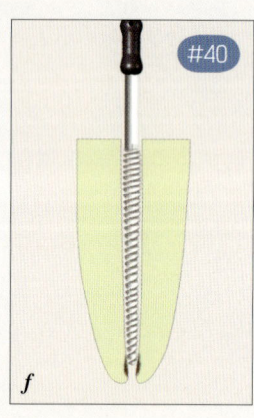

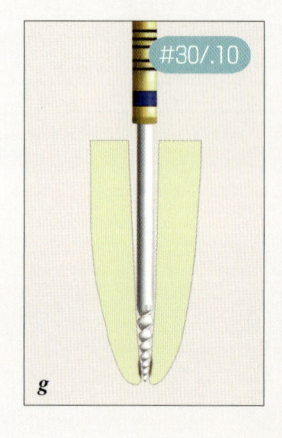

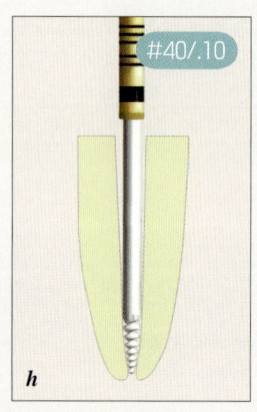

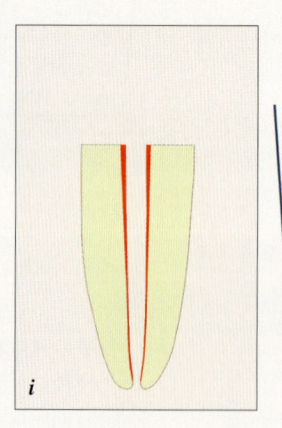

g：#30/.10GTファイルを挿入．まだ根尖部根管は形成されない（ファイルの先端部に切削片が付着しない）．
h：#40/.10GTファイルを挿入．根尖部根管が形成された．
i：術前の根管と根管形成後の根管形態の変化を示す（赤線が形成された部分）．

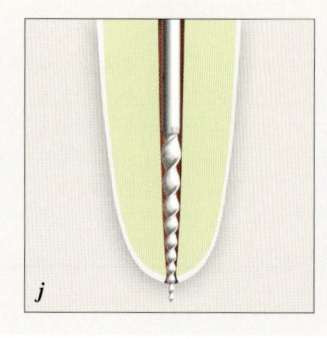

j：最大サイズが#20/.10テーパーのGTファイルしかない場合は，1mmまたは2mm根尖よりオーバーさせることにより，このテーパー度からそれぞれ#30(0.3mm)，#40(0.4mm)の太さに根管形成することができる[16]．

100

Part 2　根管形成のテクニックを学ぶ

根尖部が太い直線根管（抜去歯例）

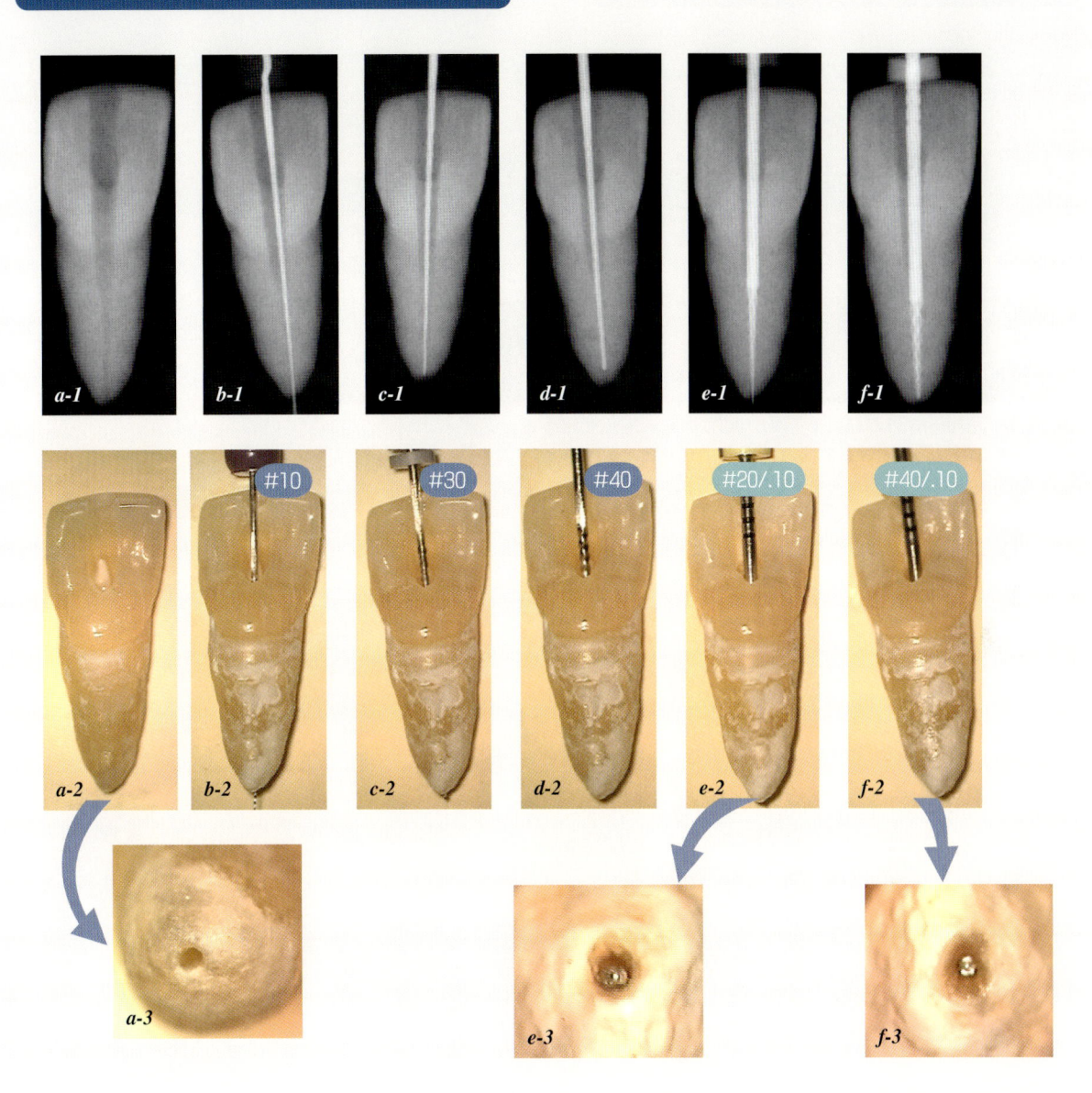

a：Access Cavity後の前歯のエックス線写真と舌側面の写真．根尖孔は始めから太くなっている．
b：#10Kファイルを挿入した状態．
c：#30Kファイルを挿入した状態．ほぼ根尖孔の位置でファイルは止まるので，根尖孔の太さは0.3mmほどであることがわかる．
d：#40Kファイルを挿入した状態の．作業長よりも2mm程手前で止まる．ファイルの先端は見えなくなる．
e：#20/.10GTファイルを挿入した状態．根尖孔の間に隙間がある．
f：#40/.10GTファイルを挿入した状態．ファイルと根尖孔の間に隙間がなくなる．

根尖部が太い直線根管(臨床例)

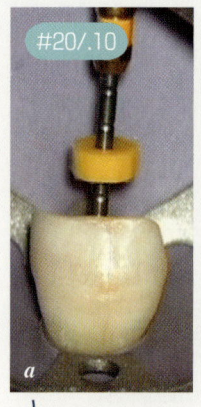

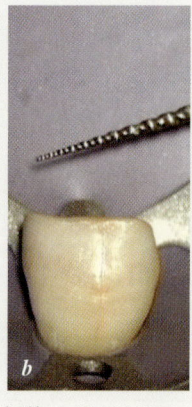

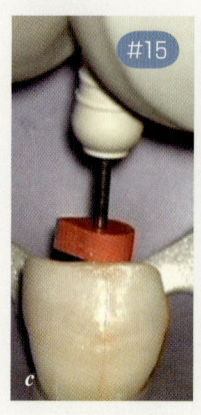

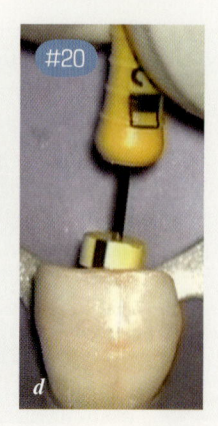

a:300rpm の回転数で #20/.10GT ファイルから始める.
b:作業長に到達してもファイルの先端部に切削片が付着しないので,根尖孔が #20/.10テーパーより大きいことが推測できる.
c, d:したがって,根尖孔の太さを測るために #15〜#40 の K ファイルを挿入する.#20/.10 の GT ファイルが穿通しているが,一段下のサイズの #15 から始め,根尖までの穿通性を再確認する.

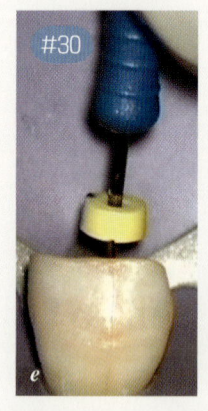

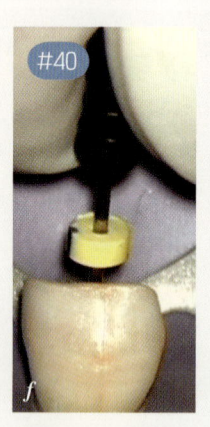

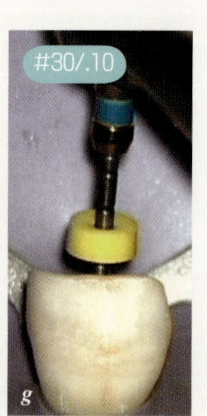

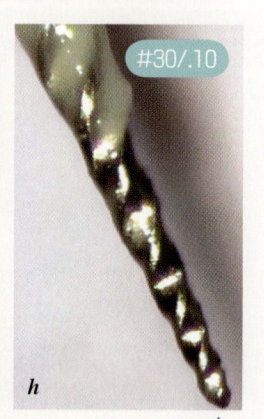

#30 K ファイルは根尖孔を通過するが(**e**),#40 K ファイルは作業長より少し手前で止まることがわかった(**f**).したがって,#40/.10 の GT ファイルなら根尖部を形成することができる.念のため,#30/.10GT ファイルで根尖部を切削してみると(**g**),やはり,ファイル先端部に切削片は付着しない(**h**).

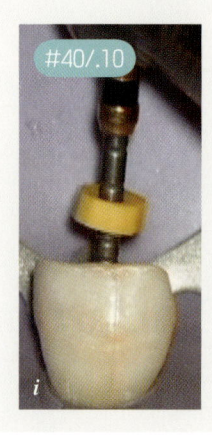

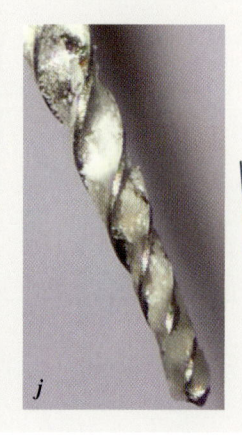

続いて,#40/.10GT ファイルを根管に通し回転させると(**i**),先端部に切削片が付着した(**j**).よって,根尖部の根管は切削され新たに #40/.10テーパーに形成されたことがわかる.根管切削によりスメア層が形成されるので,ファイルを交換するたびに EDTA 溶液により洗浄し,スメア層を除去することが重要である.スメア層を残してしまうと,新鮮な象牙細管が露出されないため感染源が残る可能性がある.

Part 2　根管形成のテクニックを学ぶ

5-③ 根尖部が細い強度湾曲根管

Ni-Ti ファイルの根管形成の特性[18,19]

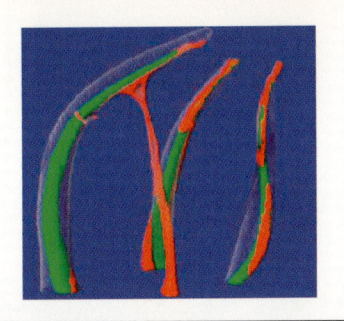

Al（Ni-Ti プロテーパー）によって形成された湾曲根管三次元構築画像．透明部は拡大部，緑色部は根管形成前の形態，赤色部はファイルの非接触部を示す[17]．直線部根管は全体に拡大され，湾曲部は外側に切削され，内側部は切削されない．S字状湾曲根管は直線化され，それぞれの湾曲部の内側が切削され外側は切削されない．

根尖部が細く強度湾曲根管の例

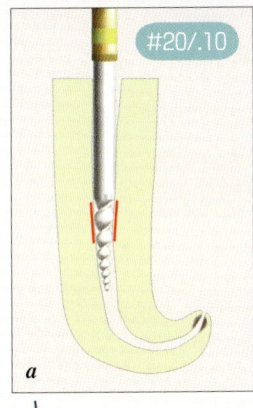

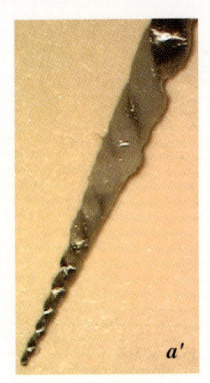

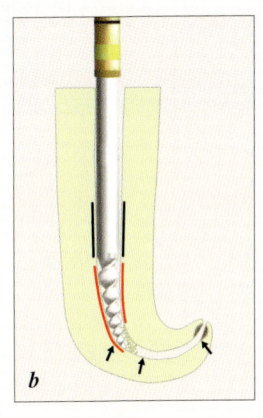

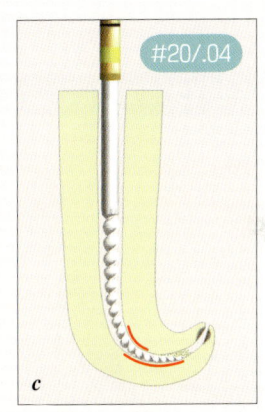

*これより前の作業については P96 *a*～*i* を参照．*a*：#20/.10GT ファイルから根管形成を始める（赤線は接触部位）．*a'*：ファイルのシャンク側より切削していることを示す．*b*：ファイルは空転し，切削片がどこにも付着しなくなる（赤線は接触部位，黒線は拡大された根管壁，黒矢印は湾曲部，ファイルの根尖側根管に切削片が生じる）．*c*：#20/.04GT ファイルでも作業長まで到達できない（赤線は接触部位，ファイルの根尖側根管に切削片が生じる）．

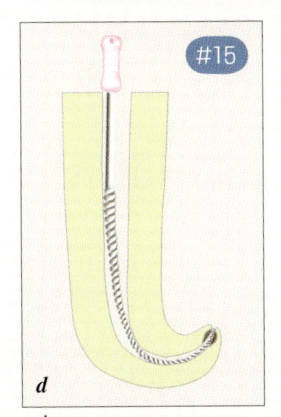

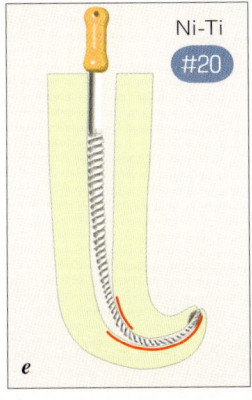

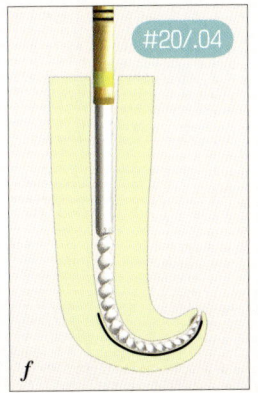

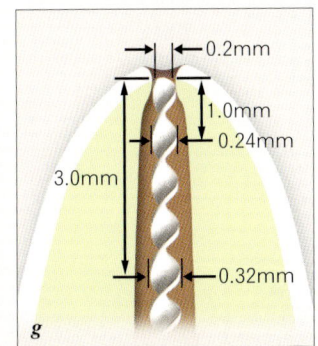

d：#15 K ファイルで穿通路を確認する．*e*：#20 Ni-Ti K ファイルで穿通の障害となる根管壁を拡大する（赤線は接触部）．*f*：#20/.04GT ファイルが作業長まで到達する（黒線は根管拡大部）．しかし，ファイルの先端部に切削片が付着しないので，ファイルのテーパーが不足している．*g*：#20/.04GT ファイルが作業長まで到達しても，ファイルの先端部に切削片が付着していなければ根尖部根管は形成されていない．このため，①テーパーを上げるか②最大狭窄部の径に合わせて太いファイルを用いなければならない[19]．

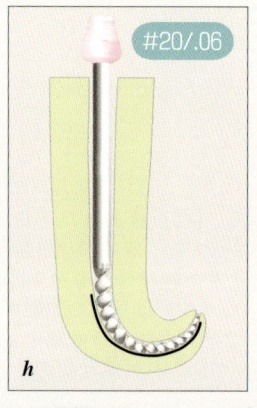

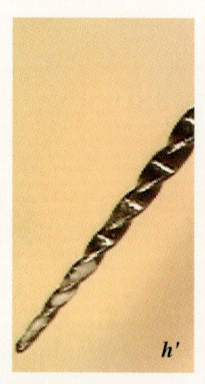

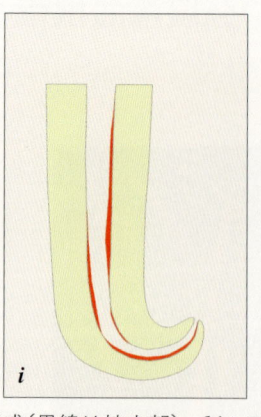

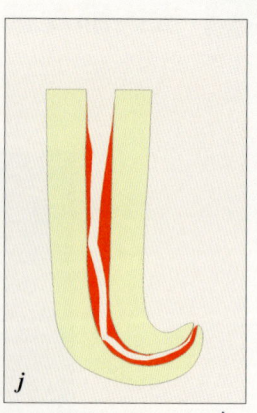

How to Endodontics

h：#20/.06手用GTファイルで根尖部根管を拡大し，形成（黒線は拡大部）．*h'*：ファイルの先端部に切削片が付着したので，根尖部根管が形成されたことを示す．*i*：術前の根管と根管形成後の根管形態の変化（赤が形成された部分）．*j*：Negotiation前の根管と根管形成後の根管形態の変化（赤が形成された部分）．S字状根管は直線状（内側が切削される）になり，湾曲部は主に外側部が拡大される．

根管形成後に作業長部根管径とテーパーを確認（根管充填の準備）

作業長部根管径（最大狭窄部根管径）の太さをNi-Ti Kファイルを用いて測る意義

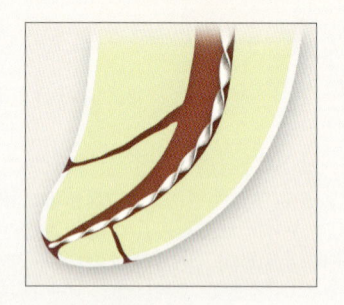

作業長部根管径を把握するためには，Kファイルを用いる．湾曲根管の場合は，Ni-Ti Kファイルのほうが挿入しやすい．GTファイルのテーパーは，最低でもISO規格の.02テーパーの倍以上（.04～.12テーパー）あるので，GTファイルを根尖まで通した後にKファイルを挿入すると，根管壁との干渉はなく最大狭窄部のみが接触する[15]．したがって，挿入したKファイルのサイズにより，作業長部根管径（最大狭窄部根管径）の太さが把握できる．

#20/.10テーパーのGTファイルで根管形成後に#20Kファイルを挿入した例．最大狭窄部以外の根管壁からの干渉がない．この測定した太さを元にして，最大狭窄部から始まるテーパー状の根管形態になっていなければならない．判明した径を元に段差のない連続的なテーパー状の形態が得られれば緊密な根管充填が可能になる．

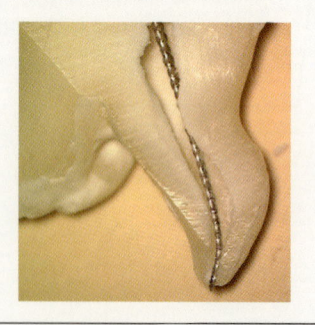

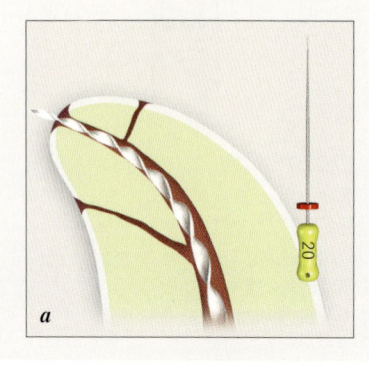

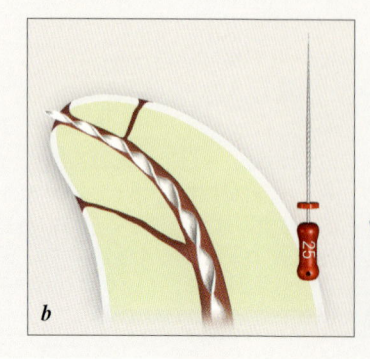

a：#20Kファイルは根尖孔を通過．
b：#25Kファイルも通過．

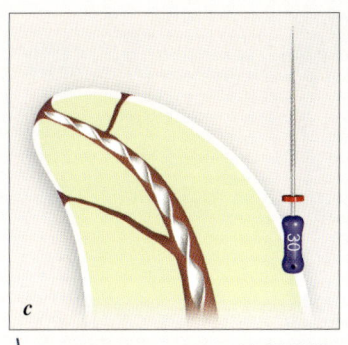

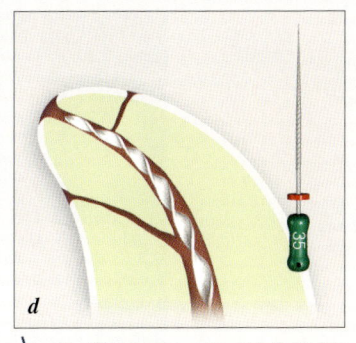

Part 2　根管形成のテクニックを学ぶ

c：#30 K ファイルは根尖孔で止まる．根尖孔の太さが #30 の大きさであると確認できる．

d：#35 K ファイルは作業長より手前で止まる．

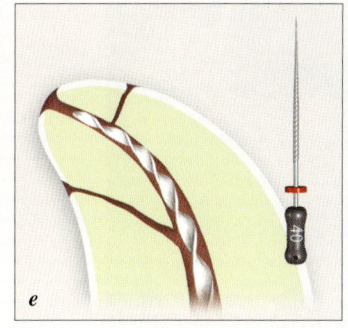

e：#40 K ファイルは #35 K ファイルよりさらに手前で止まり，ファイルの号数を上げるごとに作業長からの距離が長くなることで根管形成により得られたテーパー形態を確認できる．

根尖部が細い湾曲根管を有する抜去歯の根管形成例

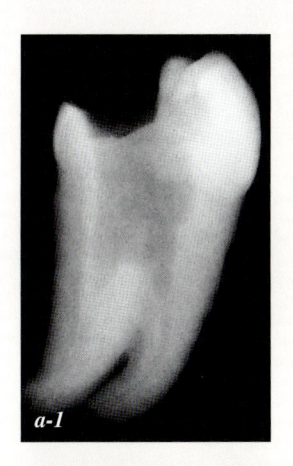

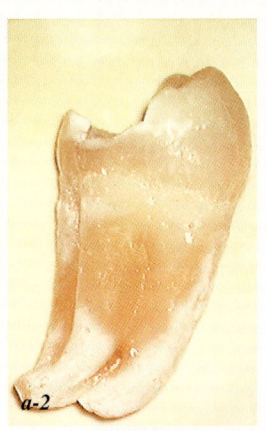

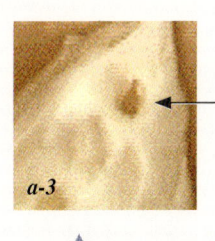

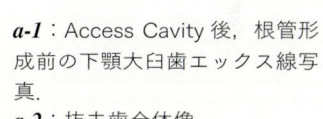

→ だ円形の根尖孔

a-1：Access Cavity 後，根管形成前の下顎大臼歯エックス線写真．
a-2：抜去歯全体像．
a-3：術前の遠心根の根尖孔．根尖孔の形態は正円ではない．

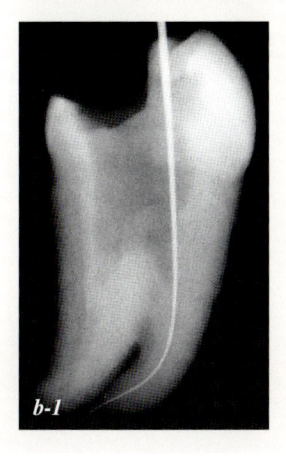

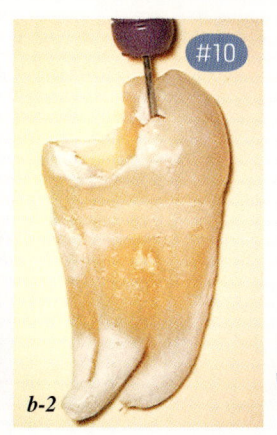

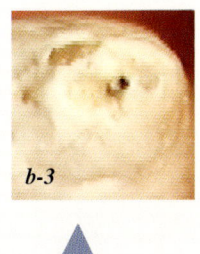

b-1：#10K ファイルで遠心根管を穿通した状態のエックス線写真．根尖孔をオーバーしている．
b-2：#10K ファイルを穿通した状態の全体像．
b-3：#10K ファイルを穿通した状態の根尖孔．ファイルと根尖孔の間には少し隙間がある．この隙間が閉じれる太さのファイルを挿入しなければならない．

105

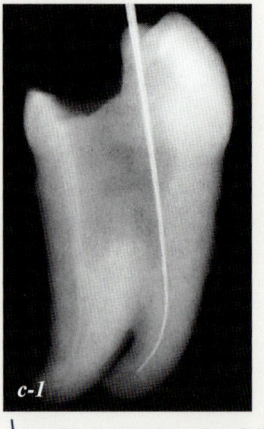

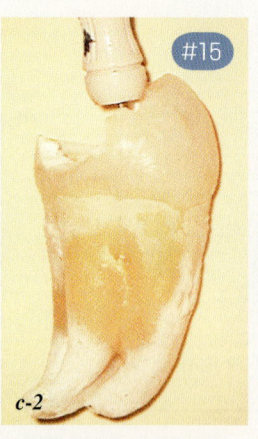

How to Endodontics

c-1：#15K ファイルを遠心根管に挿入した状態でのエックス線写真．ファイルは作業長まで到達していない．
c-2：#15K ファイルを根管に挿入した状態の全体像．

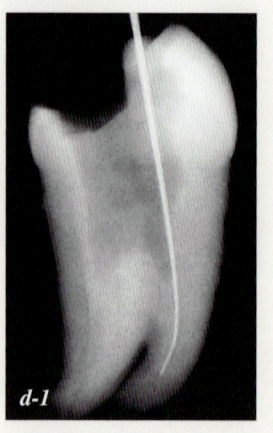

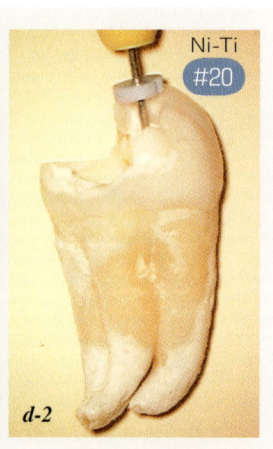

d-1：*c* のファイルの位置から 2 mm ほど引いた位置に #20Ni-Ti K ファイルを挿入した状態でのエックス線写真．この位置で歯冠側根管を拡大．
d-2：#20Ni-Ti K ファイル根管に挿入した状態の全体像．この後 #15K ファイルが作業長まで到達．「Negotiation」が終了．

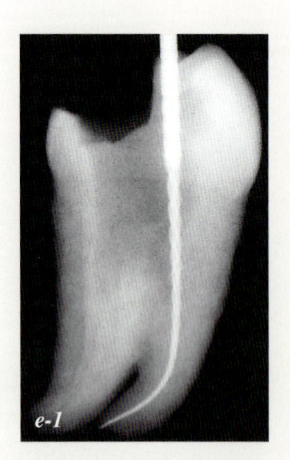

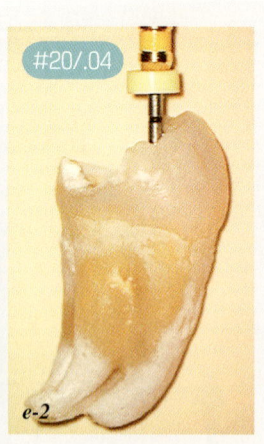

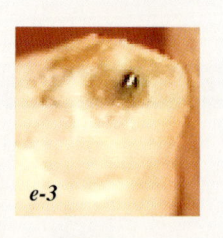

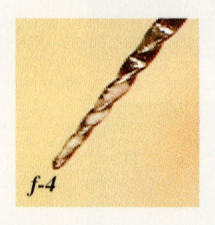

e-1：#20/.04GT ロータリーファイルを作業長まで到達させた状態でのエックス線写真．Shaping（根管形成）を開始する．*e-2*：#20/.04GT ロータリーファイルを作業長まで挿入した状態の全体像．しかしファイルの先端部に切削片が付着しなかったので，#20/.06GT 手用ファイルで根尖部の根管形成を続ける．*e-3*：#20/.04GT ロータリーファイルを挿入した状態での根尖孔．根尖孔とファイルの間の隙間はわずかである．

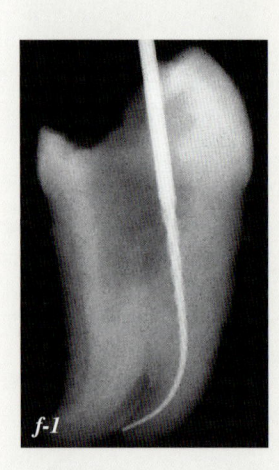

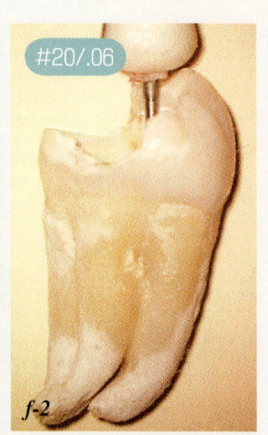

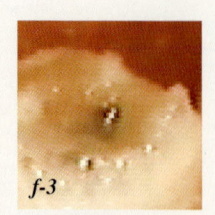

f-1：#20/.06GT ファイルを作業長まで到達させた状態でのエックス線写真．さらにテーパーを上げて根尖部を拡大形成する．*f-2*：#20/.06GT 手用ファイルを作業長まで挿入した状態の全体像．*f-3*：#20/.06GT 手用ファイルを挿入した状態での根尖孔．根尖孔とファイルの間には隙間がない．*f-4*：ファイルの先端部に切削片が付着した．根尖部の根管形成ができたことを確認できる．

根尖部が細い強度湾曲根管（臨床例）

臨床では限られた情報である**手指の感覚**に加え，**ラバーストッパーの位置とファイルの切削片**を頼りにすすめていくしかないので，イメージトレーニングが必要である．まずは根管内でのファイルの「動き」を学習しよう．

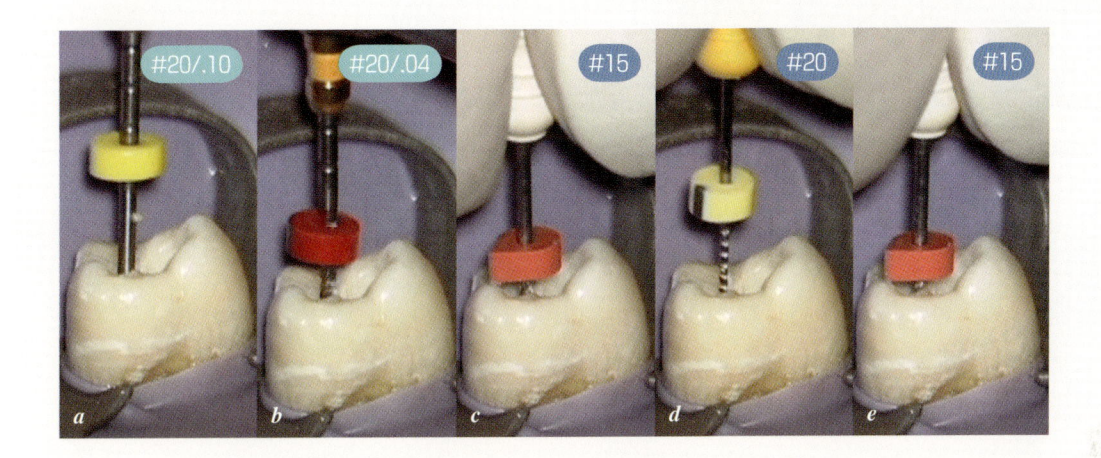

a：つねに #20/.10 テーパーの GT ファイルから始める．テーパーが大きいため湾曲部にぶつかると通過できない．順次テーパーの小さいファイルに交換していく．*b*：#20/.04 テーパーの GT ファイルで少し前進できたが，作業長までは到達できない．*c*：Negotiation 時に用いた #15 K ファイルを再度通し，穿通路を確認する．GT ファイルの先端径と同じ太さの #20 の太さまで拡大して，GT ファイルが前進できるように穿通路を拡大をする．*d*：#20 の SS K ファイルでは湾曲部でレッジを作るので，Ni-Ti K ファイルを使い，Balanced Force 法にて #20 の大きさに拡大する．*e*：拡大後は EDTA 溶液で洗浄し，再度 #15 の SS K ファイルを穿通させて切削片が湾曲部で詰まらないようにする．

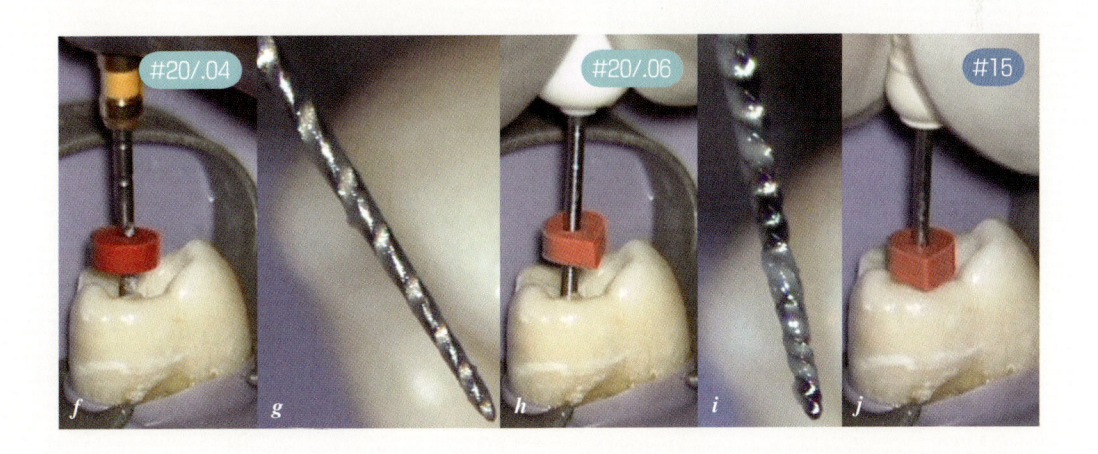

f：根管の太さが #20 になったので，再度 #20/.04 テーパーの GT ファイルで作業長まで根管形成することができた．*g*：しかし，切削片がファイルの先端部に付着しなかった．*h*：強度の湾曲根管のため，あまり回転させなくてすむ #20/.06GT **手用**ファイルで手指の感覚を頼りに根尖部の根管形成をする．*i*：ファイル先端部に切削片の付着を認めた．最後に切削片が根管内に詰まらないように EDTA 溶液で洗浄．*j*：再度，#15 の SS K ファイルで穿通路を確認して根管形成を終了する．

強度湾曲根管の根管形成臨床例（感染根管）

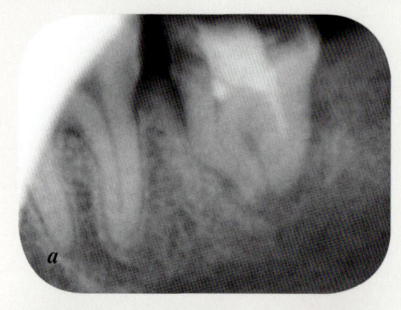

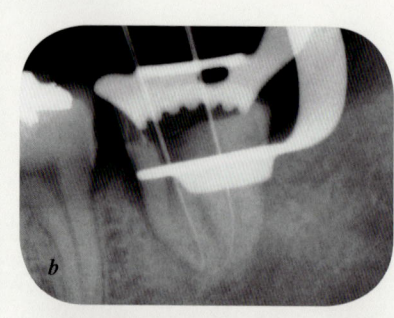

a：術前の$\overline{7}$のエックス線写真．
b：#10 K ファイルを穿通させたところ．細いので SS ファイルでも湾曲部を通過し穿通できる．根尖部で湾曲していることがわかる．
c：柔軟性に富んだ #20/.06 Ni-Ti GT ファイルで根管形成し，確認のためエックス線写真を撮影．近心および遠心根管の根尖付近の根管は，レッジ形成されることなく天然の湾曲根管形態を維持した状態で形成できている． 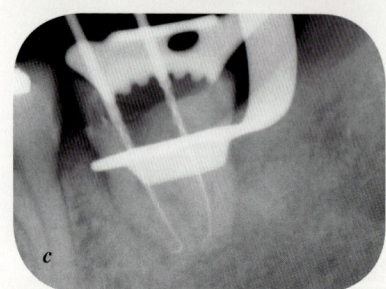 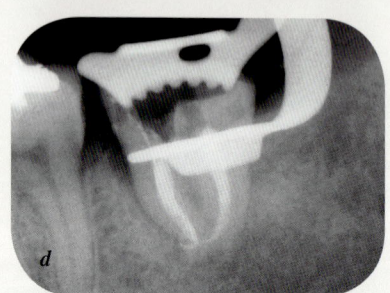
d：根管充填後．湾曲部まで緊密に根管充填できたことが確認できる．

レッジを有する湾曲根管の根管形成例

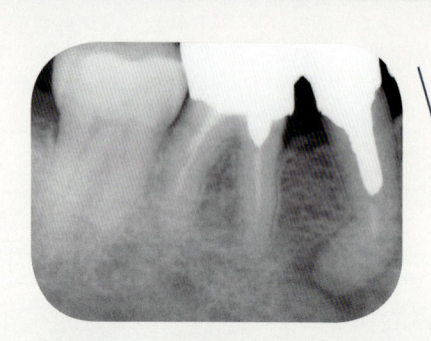

a：術前の$\overline{5|}$のエックス線写真．根尖部にエックス線透過像を認める．
b：超音波チップにてレッジを除去し #10 K ファイルを挿入した．細いので，SS ファイルでも湾曲部を通過できる．GT ファイルで根管形成後，EndoVac にて根管洗浄した． 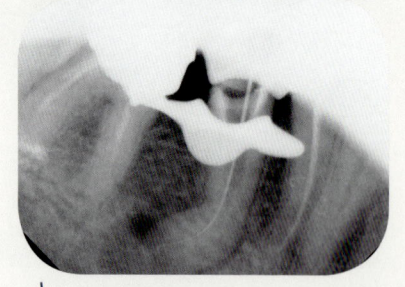
c：根管充填後のエックス線写真．湾曲部根管や側枝にも根管充填されたことがわかる．

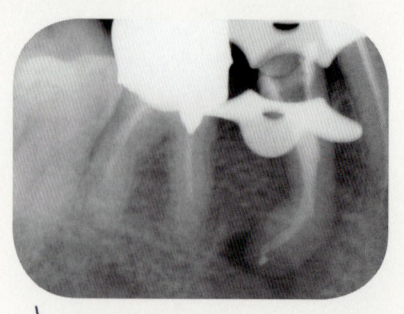

おわりに

　根管治療を成功させるためにもっとも重要なのが，感染除去処置が含まれる根管形成のステップである．細菌感染がなければ炎症は生じないからである．根管充填材がなくても，感染していなければ問題は起きないのである．

　根管形成（Negotiation & Shaping）で大事なことは，目的と使う器具の役割をはっきりさせておくことである．位置づけとしては，Access Cavity に続く根管充填前の処置になるので，感染除去をしながら根管の形を整えて根管充填できる環境と形態にしなければならない．

　根管形成における「Negotiation」はファイルの通路を確保する"道作り"であり，成功すると根尖までの通路が整えられるため湾曲根管でも柔軟な Ni-Ti ファイルを使ってテーパー状に根管形成することが可能になる．Negotiation の成功は，根管形成上，必要不可欠な過程でる．これが達成できなければ根管形成も不十分になるため，根管充填も妥協的なものになってしまう．

　一方，「Shaping」は根管形態を整えることで根管洗浄薬を根管の隅々まで届かせて洗浄効率を上げることと，効率よく根管充填可能な形態に整えることが目的である．根管清掃ができる形態に整えることはとくに重要で，穿通（Negotiation）しただけでは薬液を作業長まで届かせることはできない．根管を作業長からスムーズにテーパー状に形成することでこれらの目的を達成することができる．

　米国では医師（とくにエンドドンティスト）のゴルフ人口が多いため，根管形成術もゴルフのテクニックに例えられることが多い．もっとも印象に残っているフレーズを紹介する．
「誰が打っても狙い通りにボールを飛ばせる完璧なゴルフクラブは存在しない．そこで，臨機応変なクラブの選択が重要だ．根管形成で使うファイルも同様である．誰が使っても狙い通りに形成できる完璧なファイルは存在しない．各々のファイル特性を把握し，症例に応じた適切なファイルを選択しなければならない」

　どんなに高価で優れたファイルでも使い方を間違えると，その特性が生かせない．有名なプロゴルファーのクラブ同様，根管治療では，ファイルを「適材適所」で活用すること，術者が活用しうる独自の技術（≒自分の「勝ちパターン」）を身につけることが重要である．

参考論文

1. Pineda F, Kuttler Y. Mesiodistal and buccolingual roentgenographic investigation of 7,275 root canals. Oral Surg Oral Med Oral Pathol 1972；33（1）：101-110.
2. Johnson WB. Right Facts…Wrong Conclusion：Pre-session Symposium, Lecture, AAE. Philadelphia, 2007.
3. Cohen S, Hargreaves KM. Pathways of the Pulp, 9th ed. St Louis：Mosby, 2006.
4. Buchanan LS. The standardized-taper root canal preparation--part 6. GT file technique in abruptly curved canals. Int Endod J 2001；34（3）：250-259.
5. Marshal FJ, Pappin J. A crown down pressure-less preparation root canal enlargement technique, Technique Manual, Portland OR, Oregon Health Science University, 1982.
6. Roane JB, Sabala CL, Duncanson MG Jr. The "balanced force" concept for instrumentation of curved canals. J Endod 1985；11（5）：203-211.
7. Marshall FJ, Pappin J. A crown down pressure-less preparation root canal enlargement technique, Technique Manual, Portland OR. Oregon Health Science University, 1982.
8. Miyazaki S, Kimura S, Otsuka K, Suzuki Y. The habit plane and transformation strains associated with the martensitic transformation in Ti-Ni single crystals. Scr Metall 1984；18（9）：883-888.
9. Saad AY, Al-Yahya AS. The location of cemento-dentinal junction in single-rooted mandibular first premolars from Egyptian and Saudi patients：a histologic study. Int Endodon J 2003；36（8）：541-544.
10. Smulson MH, Hagen JC, Ellenz SJ. Pulpoperiapical pathology and immunologic considerations. In Weine FS: Endodontic Therapy. ed 5. St Louis, 1996, Mosby.
11. Kuttler Y. Microscopic investigation of root apexes. J Am Dent Assoc 1955；50（5）：544-552.
12. Farzaneh M, Abitol S, Friedman S. Treatmentoutcome in endodontics：The Toronto study. Phases Ⅰ and Ⅱ orthograderetreatment. J Endod 2004；30（9）：627-633.

13. Torabinejad M, Bakland LK. Immunopathogenesis of chronic periapical lesions. A review. Oral Surg Oral Med Oral Pathol 1978 ; 46(5) : 685-699.
14. Reddy SA, Hicks ML. Apical extrusion of debris using two hand and two rotary instrumentation techniques. J Endod 1998 ; 24(3) : 180-183.
15. Berutti E, Cantatore G, Castellucci A, Chiandussi G, Pera F, Migliaretti G, Pasqualini D. Use of nickel-titanium rotary PathFile to create the glide path : comparison with manual preflaring in simulated root canals. J Endod 2009 ; 35(3) : 408-412.
16. Buchanan LS. Fast Track Oneday Hands-on Course. Lecture. University of the Pacific. CA, 2000.
17. Peters O, Peters C, Shönenberger K, Barbakow F. Protaper Rotary Root Canal Preparation Effects of Canal Anatomy on Final Shape Analyzed by Micro CT. Int Endod J 2003 ; 36(2) : 86-92.
18. Peters O, Schönenberger K, Laib A, Effects of four Ni-Ti preparation techniques on root canal geometry assessed by micro computed tomography. Int Endod J 2001 ; 34(3) : 221-230.
19. Buchanan LS. Procedural Atlas of Conventional Endodontic Therapy. The Art of Endodontics Core DVD Series. CA : Dental Educatinal Laboratories, 2007.

Part 3

トラブルへの対処・洗浄の
テクニックを学ぶ

トラブルへの対処・洗浄のテクニックを学ぶ　>>>

根管形成・洗浄の位置づけ

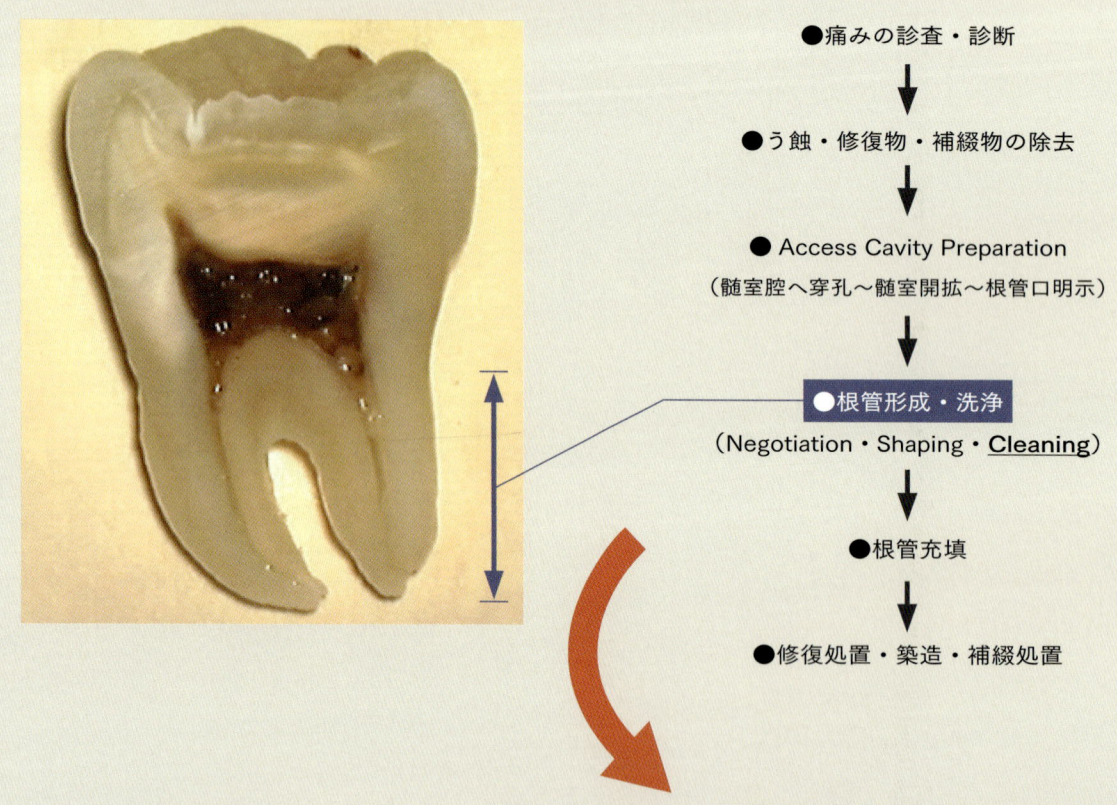

●痛みの診査・診断
↓
●う蝕・修復物・補綴物の除去
↓
● Access Cavity Preparation
（髄室腔へ穿孔〜髄室開拡〜根管口明示）
↓
●**根管形成・洗浄**
（Negotiation・Shaping・**Cleaning**）
↓
●根管充填
↓
●修復処置・築造・補綴処置

Access Cavity が根管形成に向けての準備であったのと同様に，**根管形成・洗浄**も次のステップ（根管充填）を成功させるための準備である．

Learn the Technique of Trouble Shooting and Irrigation Root During Canal Preparation

適切に洗浄を行えば……

ファイル未接触領域の起炎物質も排除できる

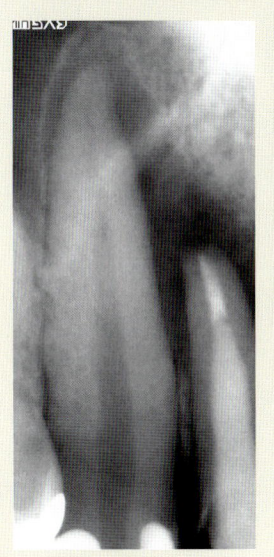

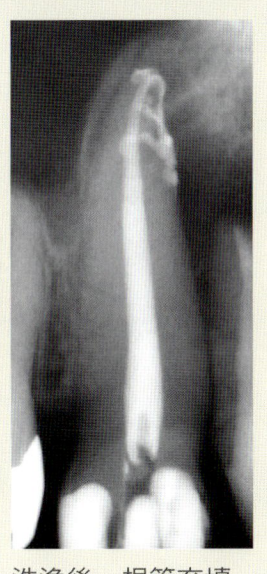

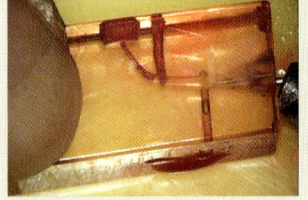

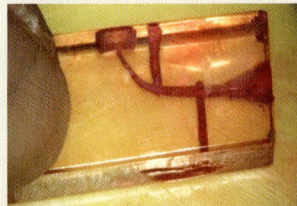

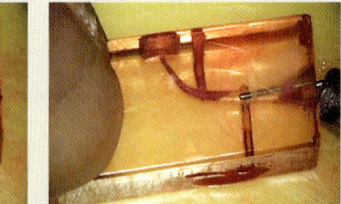

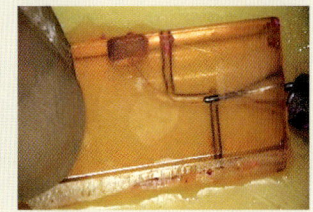

術前の根管　　　洗浄後，根管充填　　　超音波根管洗浄により洗浄筒先端部が届いていない部分も洗浄できている．

　根管充填準備のための機械的形成が終わったら，最後に機械的に除去できなかった感染象牙質，歯髄組織，Debrisなどの根管内起炎物質を化学的に排除していかなければならない．ここでは，洗浄溶液を根管内で積極的に還流させる装置を組み合わせて行う最新の"化学"(機械)的洗浄方法を実症例とともに取り上げたい．
　しかし機械的根管形成中にトラブルが生じると，根管充填はもとより洗浄溶液を根管全体に行き渡らせることができない．そこで形成中のトラブルで代表的な器具破折，根管レッジ形成，GPの根管残存のトラブルシューティングを紹介したい．

1．根管形成時に遭遇しやすいトラブル→ P.114
2．洗浄(Cleaning)→ P.121

1．根管形成時に遭遇しやすいトラブル

　Negotiation 時を含め根管形成時によく起こるトラブルは，レッジ形成，器具破折，さらには根管穿孔である．Negotiation 時に起こるレッジ形成は歯冠側根管を拡大せずに根尖部湾曲根管で強引に回転させることに起因する．湾曲根管で回転し続けていくと，根管の穿孔や器具の破折を招いてしまう．また，再治療ではガッタパーチャ(GP)の除去中にファイルでGPを根尖孔外に押し出すトラブルもある．

　穿通後に起きるレッジや器具破折の原因は，誤ったファイルの選択と不適切な使い方にある．また，レッジ形成と根管穿孔はラジアルランドを有するロータリーファイルを使用すれば回避できるはずである．ファイルの太さ，テーパー度，ピッチ，helix angle，rake angle，ラジアルランドの有無(AI or PI)などの特性を考慮し，この特性とマッチングした根管に用いることが予防につながる．

　ここでは，根尖孔外に押し出したGP，レッジ根管，破折ファイルに遭遇した場合の対象方法を簡単に紹介したい．

▶▶▶ トラブルへの対処法

- 根管内に残存したセメントや根管充填材への対処法 ☞ 1-①
- レッジへの対処法 ☞ 1-②
- 根管内破折ファイルへの対処法 ☞ 1-③

トラブルへの対処法

1-① 根管内に残存したセメントや根管充填材への対処法

　古く硬いセメントや根管充填材が根管内に残っていると穿通が困難になる．また，根管充填材(GP)の除去にロータリー式切削器具(ゲーツグリッデンドリルなど)を用いると，根尖孔外に押し出してしまうことがある．この場合，**先端部にフックがついた「TGR(ハーマンズ)」** を使うと除去することができる．

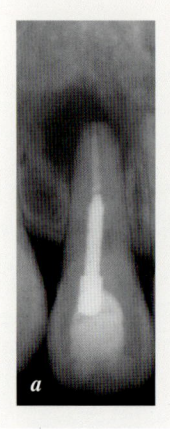

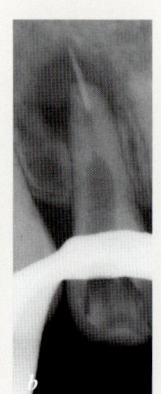

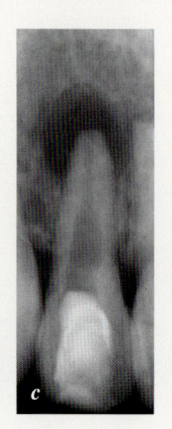

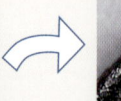

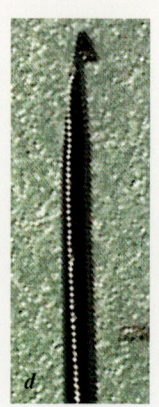

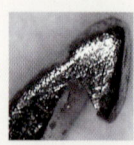

a：術前．
b：GP をゲーツグリッデンドリルで除去を試みたところ，根管充填材は根穿孔外へ押し出された．
c：TGR を用いて逸脱した GP を除去．
d：TGR の先端部．

1-② レッジへの対処法

　どのような根管でも根尖まで石灰化することはない．石灰化は，歯髄組織に対して外傷や細菌などの刺激により起こる歯髄変性なので歯冠側から始まる．つまり，根尖付近の歯髄がいきなり石灰化変性することはない．抜髄ケースでファイルを根管に挿入しても穿通できない場合のほとんどが**根管の湾曲部にぶつかり，さらにその歯冠側の根管壁とファイルが干渉しているため**である．つまり，穿通が得られなければ**歯冠側の根管をさらに拡大する**といい．これに気づかないでファイリングをし続けるとレッジが形成される．もし，レッジ形成してしまったならば以下の手順で対応するといい．

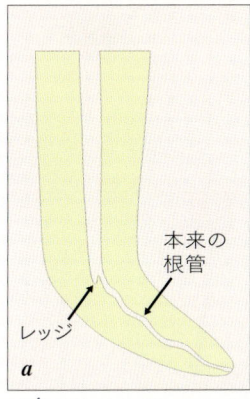

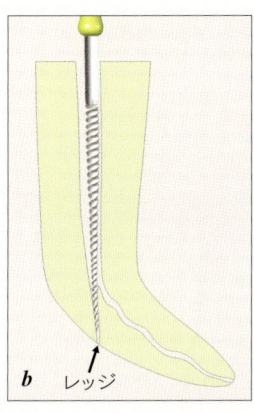

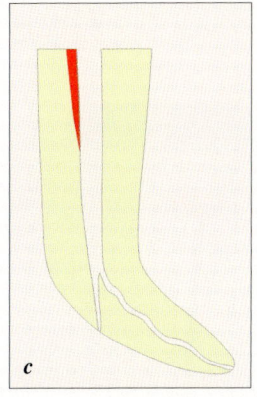

a, *b*：このような状態（*a*）でファイルを根尖方向に押し込み回転させ続けると，レッジが形成される（*b*）．
c：したがって，レッジがあり穿通できない場合は，レッジより歯冠側の根管を広げる必要がある．本来の根管の湾曲方向と逆側にあたる根管口を拡大する（赤色部）．これによりなるべく湾曲を緩やかにして顕微鏡下から本来の根管の入口が見えるようにする．

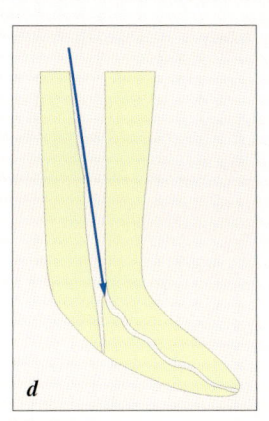

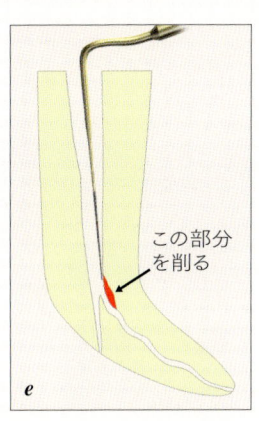

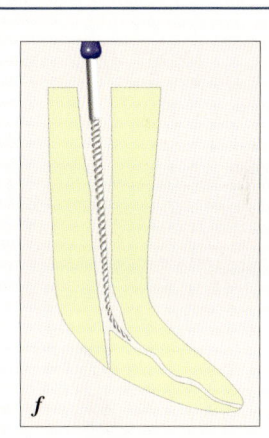

d：これにより，湾曲部まで直線的になるので顕微鏡下で本来の根管を発見しやすくなる．
e：さらに本来の根管の入口部の屋根（roof）を取り，拡大して湾曲度を緩やかにさせる（赤色部）．根管治療用探針の JW-17 Canal Explorer, TUE-D（ハーマンズ）や，超音波チップ（CPR チップや BUC チップ）にて切削すると効率がよい．
f：本来の根管が広がったので，細いファイル（#08や #10K ファイルなど）の先端1～2 mm にプレカーブを付与して，上下動（Push-pull Motion）させて本来の根管への挿入を試みる．ファイルを引き上げる際に抵抗（粘着感）を感じたら，ファイルをもどし，そのまま約50回上下動させて拡大する．これにより反復的なファイルの挿入が確保される．#10K ファイルを根管内で50回ほど上下動させると，#15の太さに近づくので #15K ファイルの穿通を試みる．それでも穿通が困難であれば，中間サイズの #12.5K ファイルを使うか #20K ファイルを先に使い歯冠側の根管を Balanced Force 法で広げてから，再度 #15K ファイルを通すと穿通がうまくいく．

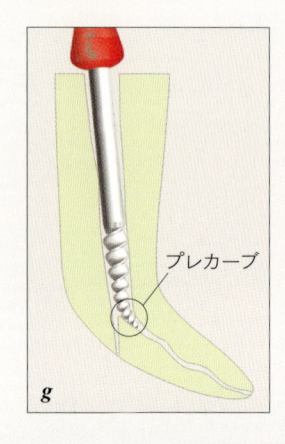

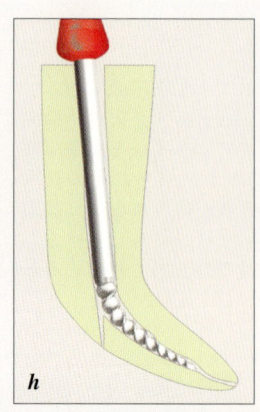

How to Endodontics

g：根管の太さが #15 になれば，GT ファイルも挿入できるようになる．レッジを有する根管にロータリーファイルを使うと，レッジのある偽根管にガイドされてしまうので，手指の感覚を頼りに GT **手用**ファイルの先端 1 mm の位置にプレカーブを付与したものを使う．最初は本来の根管の位置を確認するために上下動させて探り，抵抗を感じ始めたら Balanced Force 法により根尖方向にクラウンダウンして根管形成していく．

h：1 度 GT ファイルにて本来の根管が大きくテーパー形成されれば，偽根管にはテーパーの違いから GT ファイルは挿入できなくなる[1]．

小さなレッジへの対処法

小さなレッジであれば，**先端部をプレカーブさせた GT ファイル**だけで除去できる場合もある．

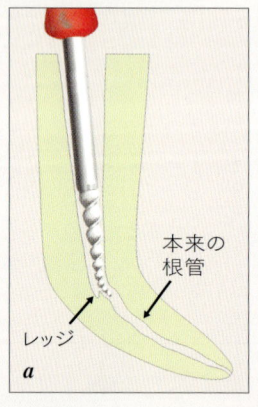

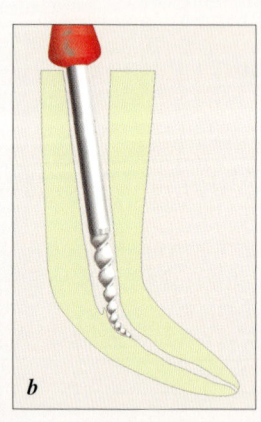

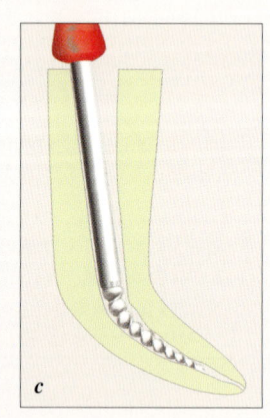

a：術前の小さなレッジ根管．
b：テーパーの大きい GT ファイルから根管形成する．
c：GT ファイルが作業長まで到達するころには，レッジ部はテーパー根管の一部に取り込まれて除去される．

7̄ のレッジ修正の臨床例

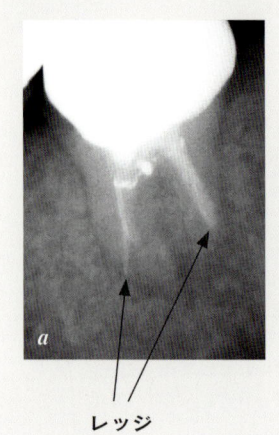

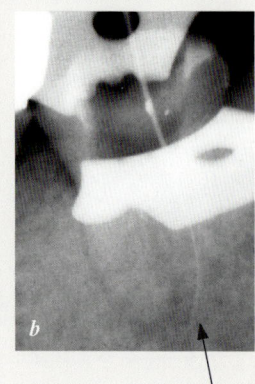

a：術前のエックス線写真．近遠心根管にレッジ＋穿孔が認められる．
b：遠心根管のレッジを超音波チップと TUE（ハーマンズ）を用いて除去し，本来の遠心根管にプレカーブさせた #10K ファイルを挿入．

レッジ　　　　　　　　ファイル試適

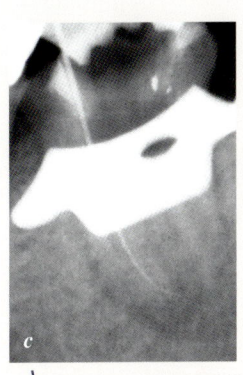

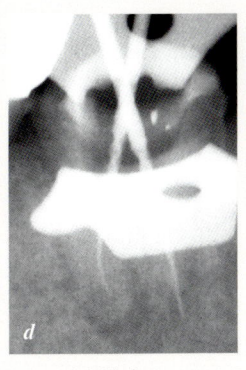

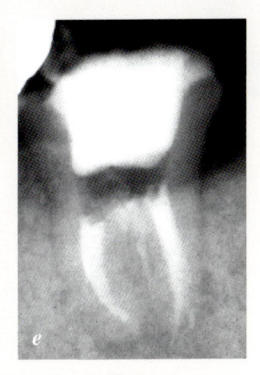

Part 3 トラブルへの対処・洗浄のテクニックを学ぶ

c：近心根管も同様にレッジを除去し，#10Kファイルを挿入．
d：GTファイルで根管形成し，確認のためにエックス線写真を撮影した．
e：根管充填後エックス線写真．術前のエックス線写真と比較してレッジが除去されたことがわかる．

顕微鏡下でのレッジ除去の様子

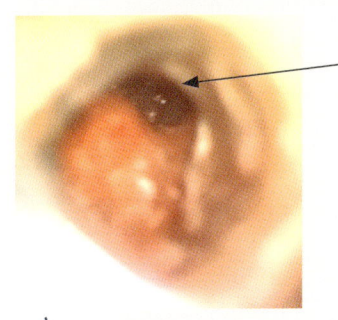

a：遠心根管の顕微鏡下での状態．矢印は遠心根管のレッジ＋穿孔部を示す．

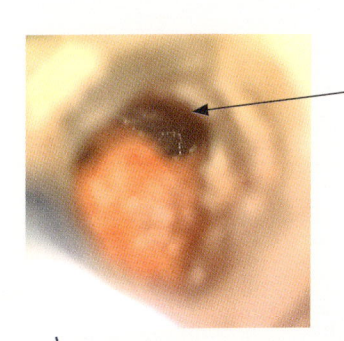

b：レッジの穿孔部をCR充填した．

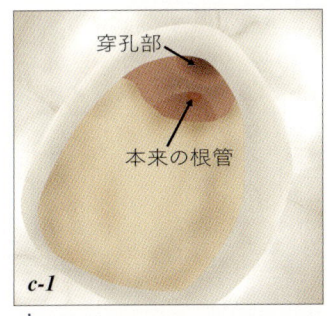

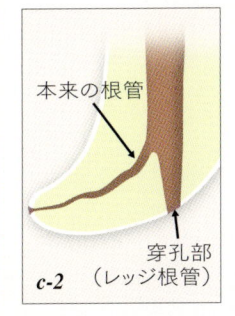

c-1：*a*の状態での顕微鏡下イメージ図．本来の根管を顕微鏡下でとらえられる方向に根管口を広げる．
c-2：レッジ根管を側方から見たイメージ図．レッジ根管と本来の根管が同時に見える．

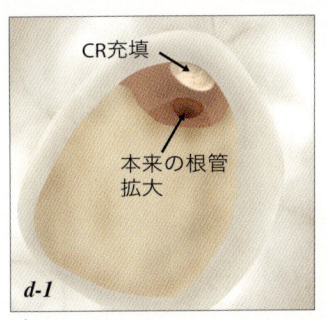

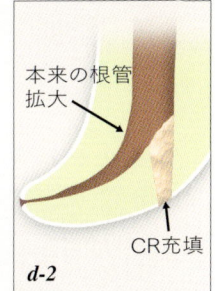

d-1：*b*の状態での顕微鏡下イメージ図．本来の根管入り口の屋根部を広げ，レッジ穿孔部をCRで充填した．
d-2：レッジ根管を側方から見たイメージ図．レッジ穿孔部が充填され本来の根管もGTファイルでテーパー形成された．

117

1-③ 根管内破折ファイルへの対処法

超音波チップによる根管内破折ファイルの除去

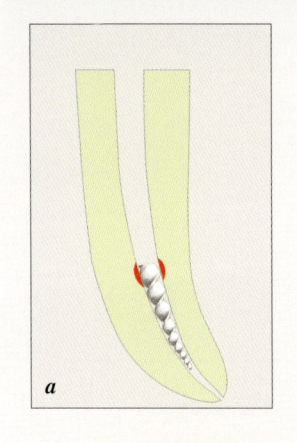

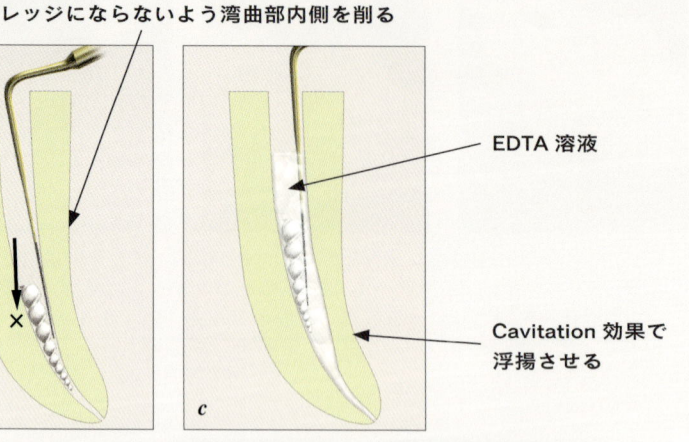

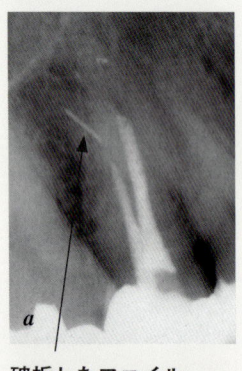

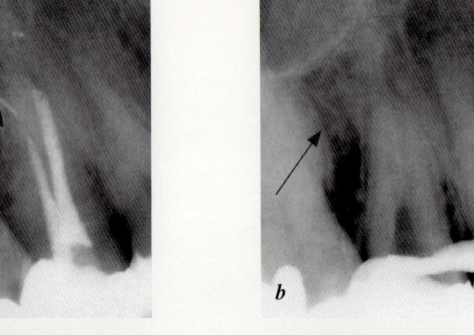

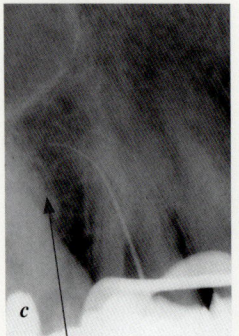

a：術前の湾曲根管内破折器具．破折器具周囲を0.5〜1mmほど削り，器具頭部を露出させる．
b：湾曲部内湾側の根管壁を根尖方向に向けて削る（外側を削るとレッジになりやすい）．つまり破折器具の内半面に1mm程度のスリットを入れて頭部を露出させる．外反対側の根管壁を残しておくことで超音波振動を逃がして二次破折を予防する．破折ファイルを振動で除去するには，**破折ファイルの径＋超音波チップの径＜根管径**でなければいけない．
c：根管内にEDTA溶液を入れ，発熱を抑えてcavitation効果を利用しスリット内に超音波振動を与えて除去する．この状態で除去できなければ，さらに根尖方向の根管壁を切削する．

根管内破折ファイルの除去例

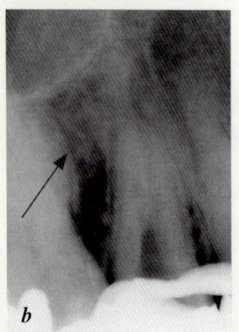

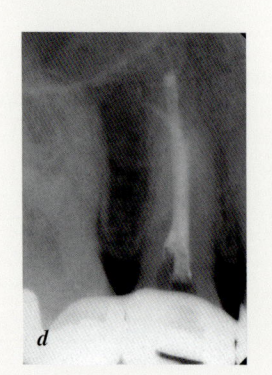

a：術前の 5| 頬側根管の根尖湾曲部にファイルが破折している．
b：超音波チップにより破折ファイルを除去．
c：頬側根管の穿通を確認するために#10Kファイルを挿入した状態でエックス線写真を撮影した．
d：根管充填後のエックス線写真．根管壁の過剰切削がなく，根管形成には影響していないことがわかる．

超音波チップによる二次破折試験

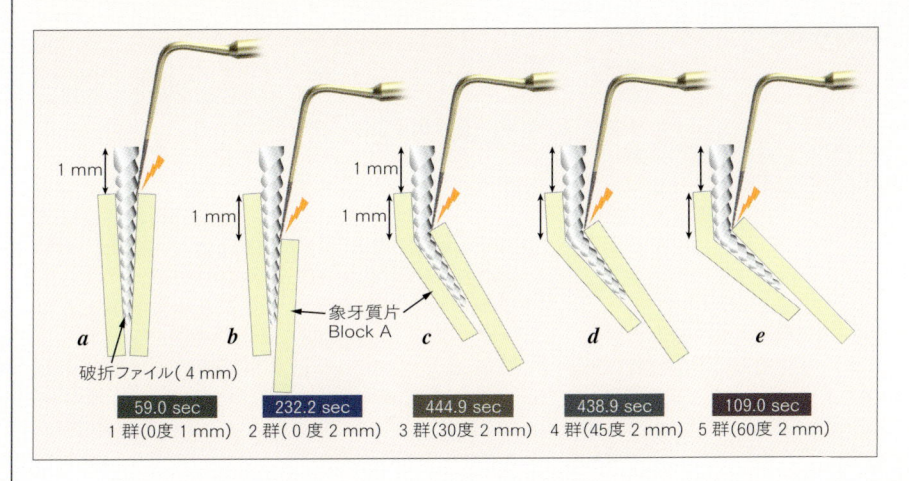

59.0 sec	232.2 sec	444.9 sec	438.9 sec	109.0 sec
1群(0度1mm)	2群(0度2mm)	3群(30度2mm)	4群(45度2mm)	5群(60度2mm)

象牙質片 Block A
破折ファイル(4mm)

a：0度にファイルを保持し，超音波振動を与えた．
b：0度にファイルを保持し，超音波振動を与えた．超音波チップの接触部と反対側には象牙質がある．
c：30度にファイルを保持し，超音波振動を与えた．超音波チップの接触部と反対側には象牙質がある．
d：45度にファイルを保持し，超音波振動を与えた．超音波チップの接触部と反対側には象牙質がある．
e：60度にファイルを保持し，超音波振動を与えた．超音波チップの接触部と反対側には象牙質がある．

二次破折を起こしている

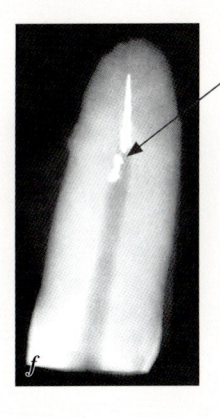

f：二次破折を起こした抜去歯のエックス線写真．Ni-Ti破折ファイルの除去中に超音波チップの使用で二次破折をしばしば起こす．

　4mmに切断したGTファイル(Ni-Ti製)の破折片を0度，30度，45度，60度に湾曲させた象牙質に押し当てた状態で超音波振動を与え，二次破折するまでの時間を計測した．超音波チップを当てたファイルの反対側に根管壁があると，二次破折までの時間は有意に長くなった．そして60度以上の湾曲根管では1分半で二次破折を起こすが，45度までならかえって直線根管よりも二次破折を起こしにくいことがわかった．湾曲しているほど象牙質根管壁と破折片が密着しているため，超音波振動からのエネルギーが象牙質へ分散されたと考えられた．60度の場合は，湾曲により内部応力がすでに蓄積していて，二次破折までの時間が短かったことが考えられる．
　したがって，超音波振動で根管内破折器具を除去する場合は，破折器具頭部の周囲を露出させるよりも，湾曲部内湾側にスリットを入れて超音波チップで振動させると二次破折を起こしにくくなるので安全に除去できることがわかった．
　また，Ni-TiファイルのほうがSSファイルより超音波振動による二次破折までの時間が有意に短いことがわかっている[2]．

ファイル破折のエトセトラ

Ni-Tiファイルが破折する因子としては，次亜塩素酸ナトリウム溶液も関与している．次亜塩素酸ナトリウム溶液（NaOCl）を加熱すると有機質溶解性が向上することが知られているが，同時にNi-Tiファイルも溶解させてしまうことが報告されている．したがって，根管形成中に次亜塩素酸ナトリウム溶液の温度を高めた状態でNi-Tiファイルを長時間用いると，Ni-Ti表面皮膜が溶解し内面へと腐食が浸透していくため，破折リスクが高くなるので注意する必要がある[3]．

Ni-Tiファイルは，ねじれ疲労に比べ周期疲労による破折が多い．そこで，周期疲労の耐破折性を向上したものがR相Ni-Tiファイルである．R相ファイルのなかでも，"切削加工"したものと"ねじれ加工"したものがあり，どちらが優れているのか興味のわくところである．切削加工のファイルはニッケルチタン線を切削するときに切削方向に沿って無数の線状痕が残る．周期疲労の場合，これに沿って亀裂線が入ることがわかっている．一方，ねじれ加工で制作されたTFファイル（ヨシダ）では線状痕がないために不規則な亀裂が入ることから，周期疲労に対する抵抗性が高いとの報告がある[4]．Kimら[4]の研究によると，#25/.06の新型（R相）TFファイルに対して，ProTaper F1（デンツプライ三金），RaCe（白水貿易），Helix（DiaDent）を用いて周期疲労試験で破折耐久性を比較したところ，周期疲労耐久性の順番は①TFファイル，②RaCe，③ProTaper，④Helixであった．

ねじれ加工で作られたTFファイルは耐周期疲労は向上したのだが，耐ねじれ疲労は低下したようである．R相のTFファイルと同様な断面形態をもつ従来型Ni-Tiファイルで切削加工のRaCeファイルとの耐ねじれ疲労の比較では，TFファイルは有意に耐破折性は低下したとの報告がある．総じて，R相ファイルは柔軟性は向上したが，耐ねじれ疲労は低下した．さらに一般的には，コア部断面の面積が広いほど耐ねじれ疲労は向上する．よってピッチが短い方が耐ねじれ疲労も向上する[5]．

同様の断面形態をもつR相のGTXファイルと従来型のGTファイル間でも，周期疲労とねじれ疲労において有意差が生じている．これは他のR相ファイルにも当てはまることではあるが，柔軟性が向上した分，耐ねじれ疲労は低下したのだ．さらにピッチも耐ねじれ疲労に影響を及ぼしている．一般的に，ピッチが広がると径が細くなっている間隔も広がるので切削率や柔軟性は向上するが，耐ねじれ疲労は低下する．GTXファイルではGTファイルと比較してピッチが広がっている[6]（*a*）．

次にR相ファイルのラジアルランドの有無による違いはどうであろうか．TFファイルとVortexファイルはラジアルランドがないが（Al），GTXファイルはある（PI）．したって，GTXファイルは湾曲根管の根管形成時にトランスポーテーションしにくいが，それ以外のR相ファイルでは作業長に到達したら即座に引き抜かなければならない．何秒も作業長部で切削し続けると，レッジやジップを形成する可能性が高い．湾曲根管でもこれらの注意事項を守っていればTFファイルやVortexファイルは切削時間も短く，効率がよいといえる．しかし，R相以外のラジアルランドのないNi-Tiファイルでは，柔軟性が劣るためR相ファイルと比較すると有意にトランスポテーションしたとの報告がある[7]．

臨床上，ファイルの破折の大部分が周期疲労からくる破折であることから，R相のNi-Tiファイル（GTXファイル，TFファイル）と従来型のNi-Tiファイル（ProFile，EndoSequence）の間には，周期疲労破折に対して統計学的に差があるかを調べた研究がある[8]．結果は，GTXファイルが耐周期破折において他のファイルより有意に優れていた（*b*）．同じR相のTFファイルより優れていた理由として，先端径がGTXファイルの#20に対してTFファイルでは#25と径が太く，耐ねじれ疲労は低いが耐周期疲労は高いことが考えられる．その証拠にGTXファイルもTFファイルも.06テーパーより.04テーパーのファイルの方が破折するまでの回転数が多くなっている．湾曲根管での根管形成では，なるべく先端部が細く，テーパーの小さいR相Ni-Tiファイルを使うことが推奨される．

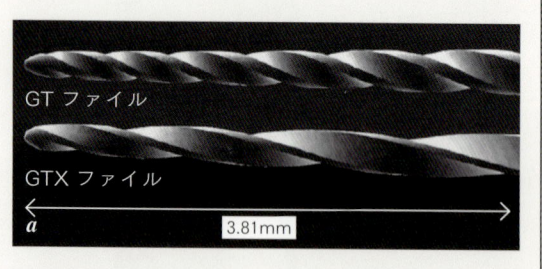

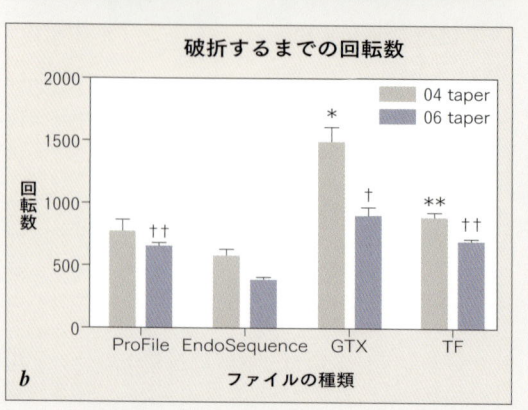

2．洗浄(Cleaning)

　根管洗浄は，根管形成時に生じた根管内切削片などのdebrisを洗い流すことはもちろんだが，近年の根管洗浄の目的はさらに拡大してきている．Ni-Tiファイルはその柔軟性を活かし，従来のステンレススチール(SS)ファイルでは困難であった30度以上の湾曲根管でも根管形成を可能にした．しかし湾曲の内輪部，イスムス，フィン，および側枝に触れることは，ほぼ不可能である．このため，そのようなファイルが到達できない根管内の歯髄や感染根管象牙質の除去のために根管洗浄が用いられるように進化してきている．

　従来，根管洗浄では根尖から約3mmまでの根管を適切に洗浄することができなかった．また，無理に洗浄針を根尖部に押し込んで，根管の太さと洗浄針の太さが同じになる位置でロックさせた状態で圧力をかけて洗浄すると，薬液を根尖孔外に押し出してしまう可能性もあり大変危険である．このため，パイプ状の洗浄針よりも，先端部側面に穴が開いているタイプのほうが安全と考えられている．近年，次亜塩素酸ナトリウム溶液(NaOCl)と比較し，洗浄液の安全性とその効果を高めるために酸性の溶液に抗生物質とキレート剤を混ぜ合わせた洗浄剤が発売された．5分ほどの根管洗浄で，根管内の感染源や残存歯髄組織を溶解させる目的で使われる．

　またさらに，最近では洗浄針から薬液を根尖方向へ流し出し，根管口付近または根尖側から陰圧をかけてその薬液を吸い取ることにより根管内で積極的に薬液を環流させるシステム(EndoVac；Discus Dental)が発売された．このシステムにより，根尖から3mmのところも洗浄できるようになった．さらに，洗浄針に超音波振動機能を付与し同時に次亜塩素酸ナトリウム溶液で陽陰圧を交互にかけることにより環流させ，側枝やイスムス内などの歯髄組織を溶解し，吸引除去するシステム(ProUltra PIEZOFLOW；DENTSPLY Tulsa Dental)も考案された．

▶▶▶ 洗浄(Cleaning)

- 洗浄に使用する薬剤・器具 ☞ 2-①
- EndoVac Systemによる洗浄 ☞ 2-②
- ProUltra PIEZOFLOWによる洗浄 ☞ 2-③
- 根管洗浄によりイスムス，側枝を清掃した臨床例 ☞ 2-④
- ProUltra PIEZOFLOWを用いた臨床例 ☞ 2-⑤

洗浄(Cleaning)

2-① 洗浄に使用する薬剤・器具

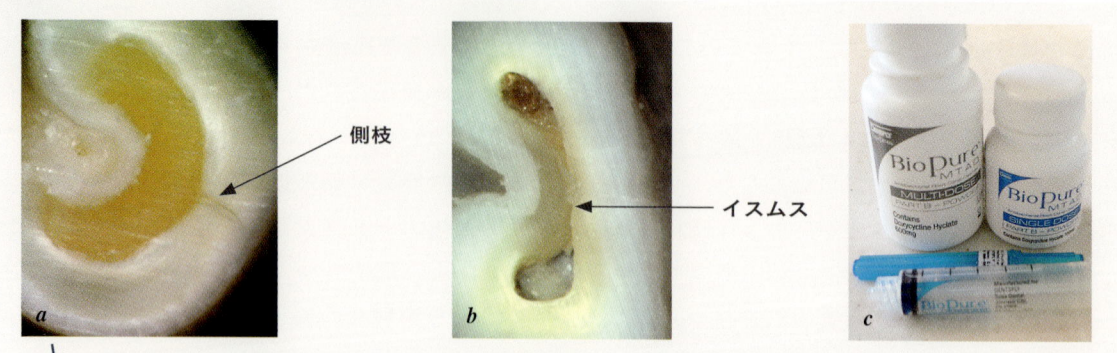

a〜*c*：側枝(*a*)やイスムス(*b*)などが存在する場合は，根管の完全な清掃は不可能に近い．そこで，それらの問題を解決するために，新たな根管洗浄剤と洗浄方法が注目されるようになってきている．根管洗浄用薬剤としては，NaOCl，EDTA，CHX(クロルヘキシジン)，IKI(ヨードヨウ化カリウム)，MTAD(*c*)などが用いられる．

根管形成にともない，根管壁にはバクテリアを含むスメア層が蓄積される．このため，これを除去するために17% EDTA で1分程洗浄し，象牙細管も開口させ，細管内のバクテリアを5.25% NaOCl にて殺菌することが根管洗浄の基本である．EDTA の殺菌力は0.5% NaOCl やクエン酸より強く，2.5% NaOCl や0.2% CHX より弱い[9]．CHX はヒドロキシアパタイトと結合するため長期的な抗菌作用があり，水酸化カルシウムと混ぜて貼薬として使用すると強力な殺菌力を発揮する[10]．IKI はヨーロッパを中心に使われており，毒性の少ない効果的な洗浄薬液である[11]．5分で，象牙質に対して1,000 μm 以上の深さまで浸透し[12]，感染象牙質を殺菌する力があることが報告されている[13]．また，気化しても殺菌力を示すとされる[14]．MTAD は米国を中心に使われていて，5分の洗浄で根管内の殺菌が可能とされる．実験では，5分間の洗浄では NaOCl と比較して有意な殺菌力があった[15]．

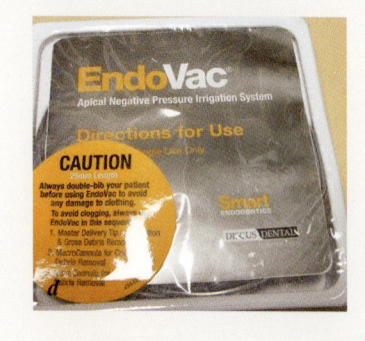

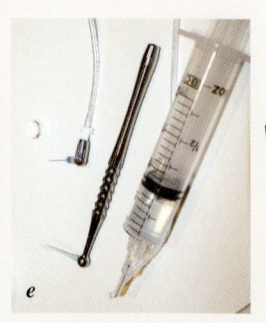

d：EndoVac System の包装．
e：EndoVac System のシリンジ(NaOCl 溶液を入れる)，洗浄針，ハンドル，ダクト．このシステムでの根尖孔から1 mm 手前の根管洗浄力は，30G の洗浄針よりも有意である[16]．

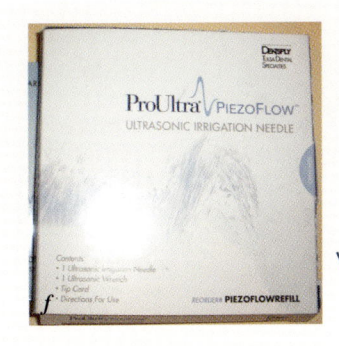

Part 3　トラブルへの対処・洗浄のテクニックを学ぶ

f：ProUltra PIEZOFLOW の包装.

g：ProUltra PIEZOFLOW のシリンジ（NaOCl 溶液を入れる）と洗浄針．超音波振動を加えて根管内を勢いよく還流させ洗浄すると，7 倍の殺菌力を示す[17]．イスムスや側枝内の歯髄の除去，殺菌が可能である．超音波チップの先端は丸く根管壁を削らないようになっている．

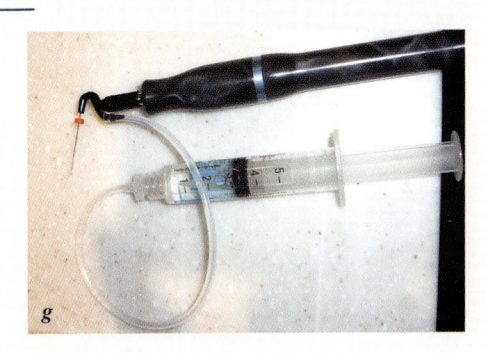

2-② EndoVac System による洗浄

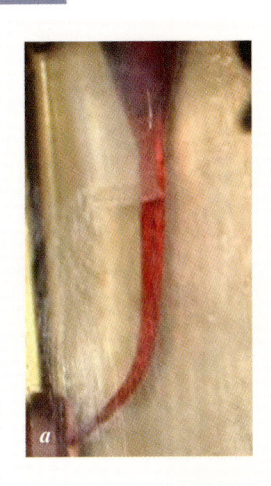

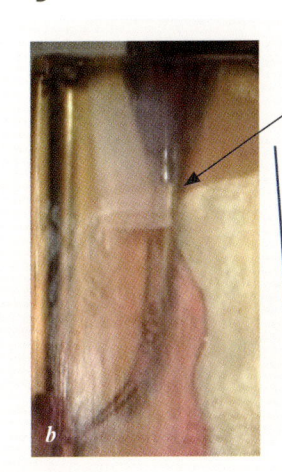

洗浄針の先端部

a：プラスチック製の湾曲根管模型を #20/.08 テーパーの GT ファイルで根管形成し，染め出し液を根管内に挿入した状態．
b：EndoVac System で 5 秒間根管洗浄した．根管内の染め出し液は，NaOCl 溶液により先端まで洗い流された．矢印は洗浄針の先端部の位置を示す．洗浄針の位置が浅くても，陰圧により根管内で薬液がうまく環流している．

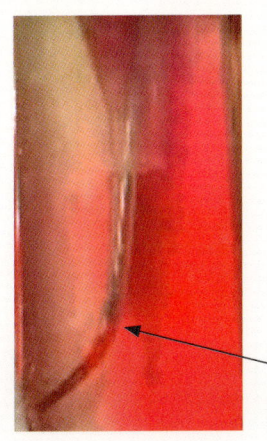

洗浄針の先端部

c：27G の洗浄針により根管洗浄した．10 秒以上経っても染め出し液は根尖部（約 3 mm）に残り，根管全体を完全に洗浄することはできなかった．矢印は洗浄針の先端部の位置を示す．洗浄針が挿入できたところまでしか洗浄できていない．

123

How to Endodontics

2-③ ProUltra PIEZOFLOW による洗浄

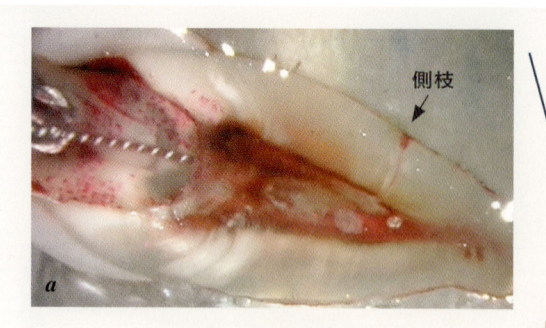

a：根管形成後の根管．側枝を含みファイルで除去できなかった debris が根管内に存在する．

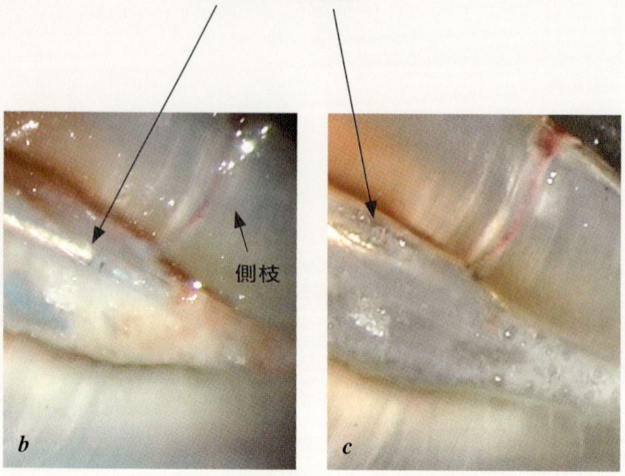

b：25G の洗浄針で根管洗浄しても側枝や根尖部に debris が残る．側枝内は赤く染め出されている．
c：プロトタイプの ProUltra PIEZOFLOW により洗浄を開始する．超音波振動により debris が一気に除去され始める．

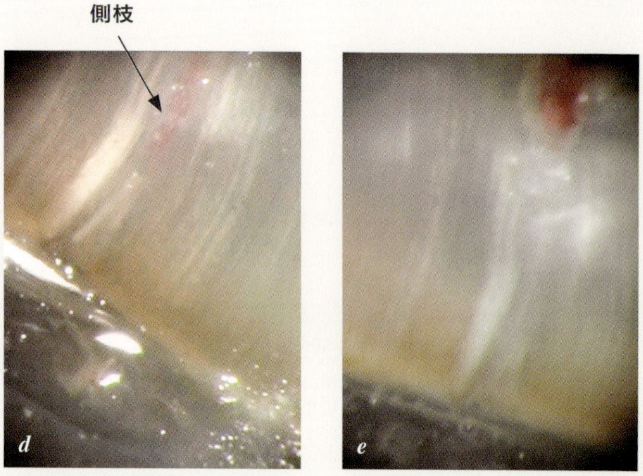

d：側枝周辺部の拡大写真．側枝は吸収されるように根管壁側より洗浄されていくのがわかる．
e：約5分で側枝は歯根表層部まで洗浄された．

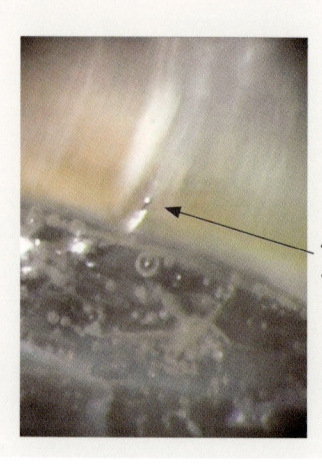

f：側枝にファイルも入るようになる．（*a*～*f*：Dr. Ben Johnson のご厚意による）

124

Part 3 トラブルへの対処・洗浄のテクニックを学ぶ

ProUltra PIEZOFLOW による洗浄の手順

　使い方としては洗浄針を根管壁とロックさせないように，ロックする1mm手前にストッパーをセットする．そして，6% NaOCl 溶液の入ったシリンジから超音波洗浄針へ超音波振動させながら1分間に15mlのペースで送り込み，根管を洗浄していく．

　超音波振動を開始したら，ストッパーの位置から根管口の間を**ゆっくりと上下動(Push & Pull)させる**．超音波振動によりNaOCl溶液の温度と液体流動性が上昇する．さらに洗浄針の上下動により，陽圧と陰圧が交互にかかり側枝などの狭い空間内にNaOCl溶液が入り込んでは引き返す．加えて，**根管口近くにバキュームを置いて積極的に吸引する**ことで陰圧効果は上がる．この繰り返しを効率よく行うことで，約1分で根管内の洗浄が完了する．洗浄針は根尖孔は勿論のこと，作業長の75%を超える深さまで挿入してはならない．

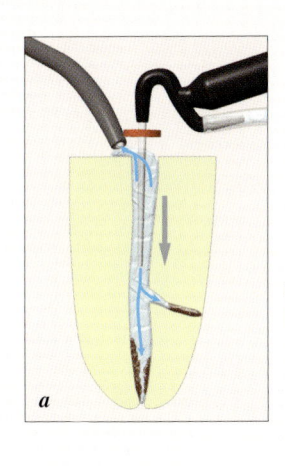

a：超音波洗浄針を根管内に挿入し，超音波振動を与えたNaOCl溶液を放出し根管の隅々まで行き渡らせ同時にバキュームで根管口から吸い続ける．

b：続いて，超音波洗浄針を根管内から引き戻し陰圧状態にして側枝や根尖側のdebrisを引きずりだす．

c：上下動を繰り返すことで根管内に陽圧と陰圧を交互に与え，ファイルで除去できなかった汚れをNaOCl溶液の超音波振動の加わった流水力で除去・溶解していく．

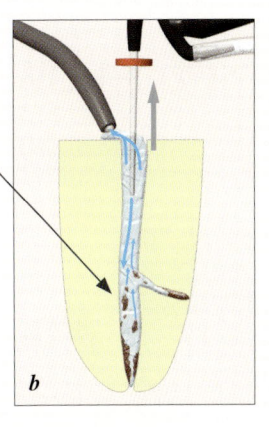

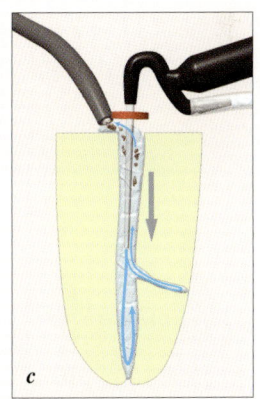

Debris が引きずり出される

125

How to Endodontics

2-④ 根管洗浄によりイスムス，側枝を清掃した臨床例

根管形成後の最終的な根管洗浄は大変重要である．
ファイルの届かないイスムスや側枝の清掃は，薬液を用いて化学的に行わなければならない．

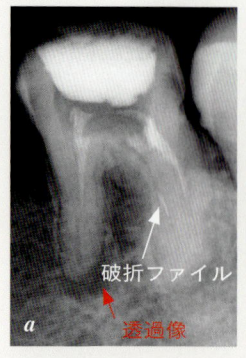

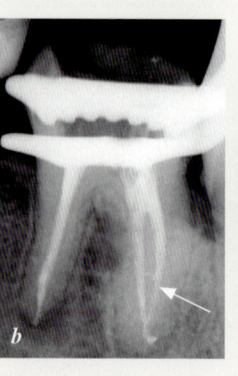

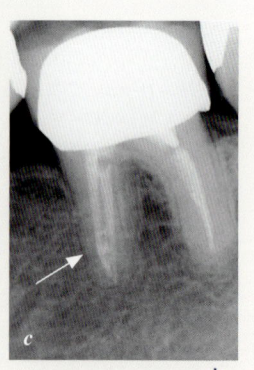

破折ファイル
透過像

a：6⏋の術前のエックス線写真．近心根の根尖部透過像を認める．根管形成後に NaOCl 溶液を使い EndoVac System にて根管洗浄した．近遠心根ともそれぞれ2根管であった．
b：根管充填後．矢印は遠心根管のイスムス部の根管充填を示す．
c：根管充填1か月後．矢印は近心根管のイスムス部の根管充填を示す．近心根の根尖部透過像は消失している．

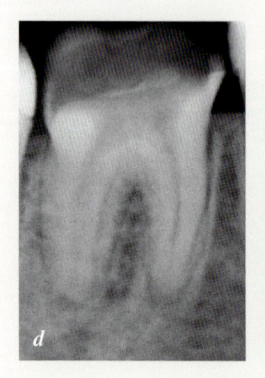

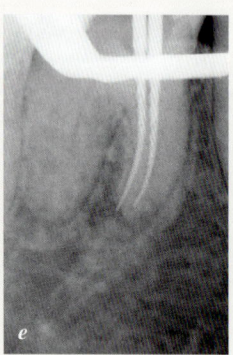

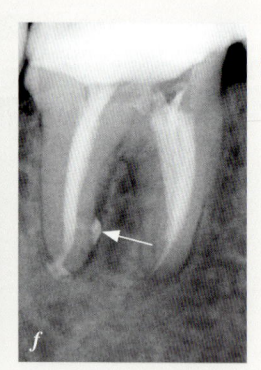

d：6⏋の術前のエックス線写真．
e：根管形成後の近心根にファイル試適した状態．近心根は2根管で，遠心根は1根管であった．根管形成後に NaOCl 溶液を使い，EndoVac System にて根管洗浄した．
f：根管充填後．矢印は遠心根管側枝の根管充填を示す．

2-⑤ ProUltra PIEZOFLOW を用いた臨床例

1回治療した⏌4の感染根管症例

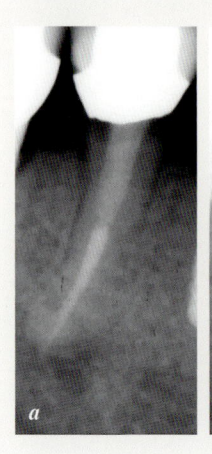

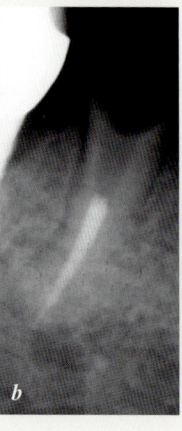

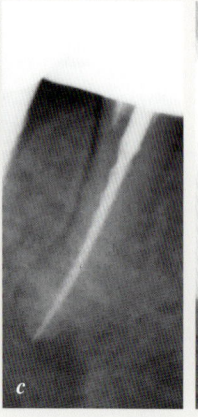

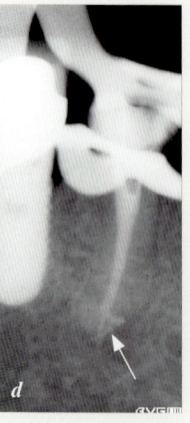

a：術前の⏌4のエックス線写真．根管充填材は根尖部まで届いているが，根尖透過像を認める．*b*：クラウンとファイバーコアを除去．*c*：Negotiation 後，GT ファイルにより根管形成．#20/.08 GT ファイル試適．*d*：ProUltra PIEZOFLOW にて1分根管洗浄して System B と Obtura にて根管充填した．側枝（矢印）にも新たに根管充填された．

Part 3 トラブルへの対処・洗浄のテクニックを学ぶ

1回治療した4̄の感染根管症例

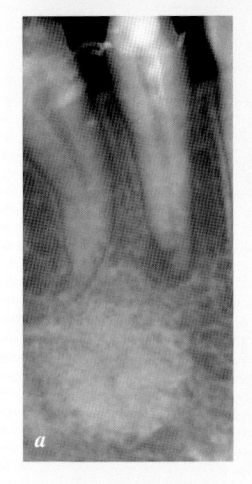

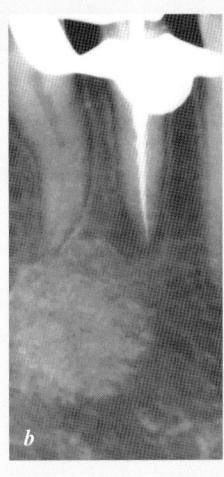

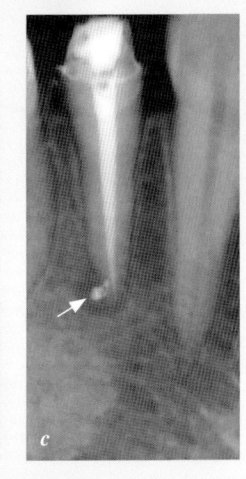

a：術前のエックス線写真．根尖遠心側に透過像を認める．
b：Negotiation 後，GT ファイルにより根管形成．#20/.10 GT ファイル試適．
c：ProUltra PIEZOFLOW にて 1 分根管洗浄し，System B と Obtura にて根管充填した．側枝内も洗浄され根管充填された（矢印）．

1回治療した5̄の感染根管症例

a：術前のエックス線写真．根尖透過像を認める．
b：Negotiation 後，GT ファイルにより根管形成．#20/.08 GT ファイル試適．
c：ProUltra PIEZOFLOW にて 1 分根管洗浄して System B と Obtura にて根管充填した．側枝内も洗浄され根管充填された（矢印）．

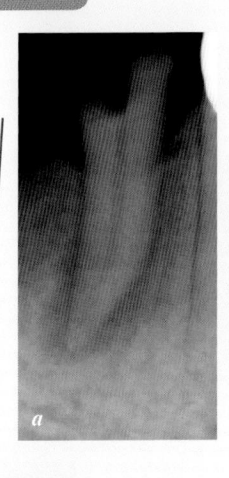

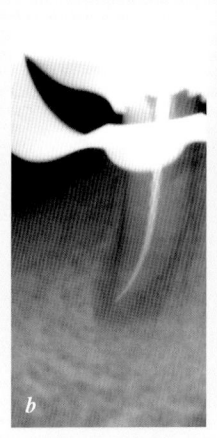

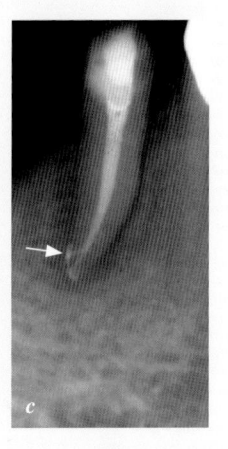

6̄の抜髄症例

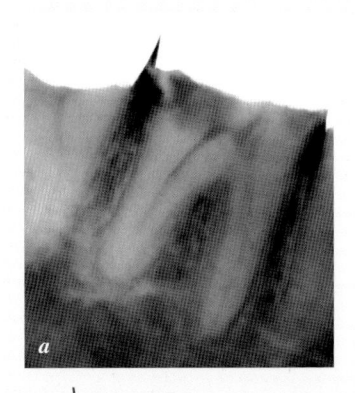

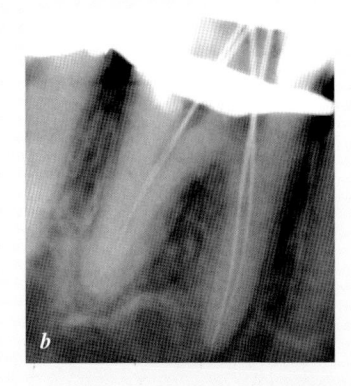

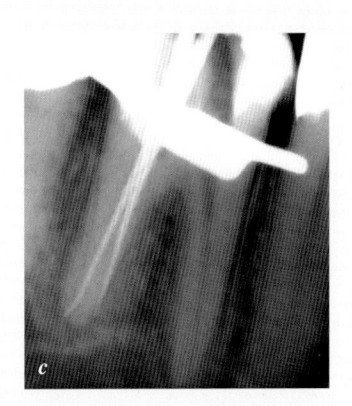

a：術前のエックス線写真．近遠心側に歯髄まで達するう蝕を認める．
b：近遠心根にそれぞれ根管を 2 つ認めた．Negotiation を #10K ファイルにて行い，近心根管に 2 本ファイル試適しエックス線写真を撮影．その後，GT ファイルにて根管形成した．
c：遠心根管に #20/.06の GT ファイルを作業長まで挿入し，エックス線写真を撮影．

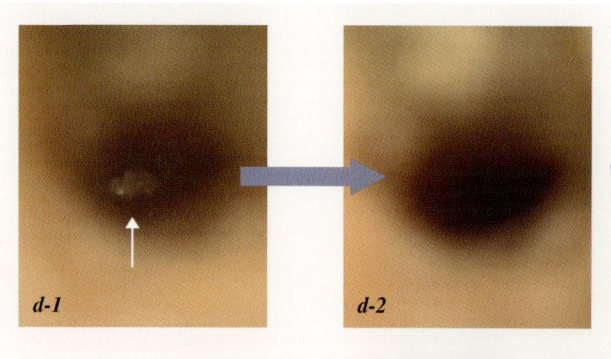

d-1：根管形成後でも，顕微鏡下で遠心頰側根管内には歯髄組織を認めた．
d-2：ProUltra PIEZOFLOW にて各根管を1分ずつ根管洗浄したところ，歯髄組織は除去された．

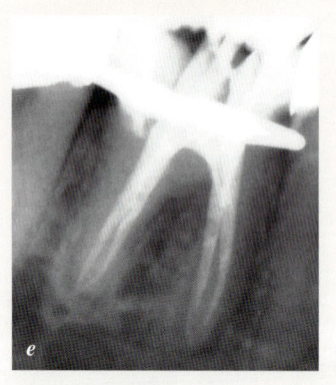

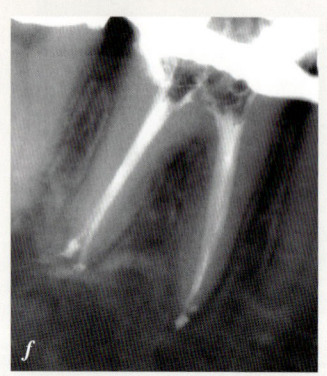

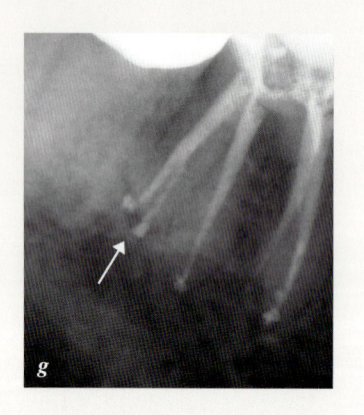

e：2回目の来院時に，再度 ProUltra PIEZOFLOW にて各根管を1分ずつ根管洗浄した．AH プラスを根管内に塗布し，GP ポイントを試適しエックス線写真を撮影した．GP ポイントは，各根に2本ずつ根尖部まで挿入できていることを認めた．
f：System B と Obtura にて根管充填し，エックス線写真を正放射線投影撮影した．
g：偏近心投影撮影したエックス線写真．遠心頰側根には2根管あり，根管形成していないほうの根管にも根管充填できていることがわかる（矢印）．

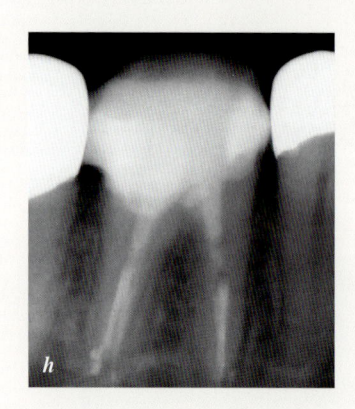

h：ファイバーにて築造後の正放射線投影したエックス線写真．

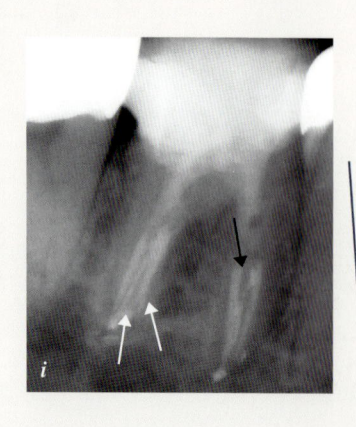

i：同じく偏遠心投影撮影したエックス線写真．遠心舌側根管には根尖付近に分岐根管を認め，根管充填できたことを認める（白矢印）．近心頰側根管と舌側根管の間のイスムスにも根管充填できたことを認める（黒矢印）．遠心根管は4根尖孔，近心根管は3根尖孔まで根管充填できたことがわかる．

Part 3 トラブルへの対処・洗浄のテクニックを学ぶ

7⏋の感染根管症例

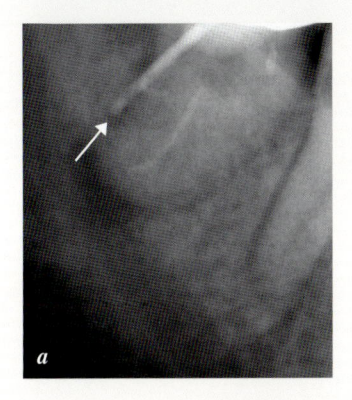

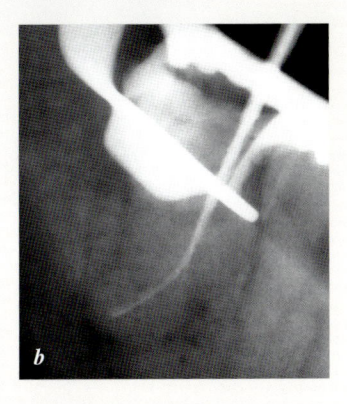

a：術前のエックス線写真．遠心側に穿孔があり，根管充填材が根管外に突き出ていた（矢印）．根尖部根管充填材は，根尖まで到達していなかった．
b：#10K ファイルにて Negotiation し，ProTaper S1にて根管形成を開始した．S1を作業長まで挿入し，試適した状態のエックス線写真．

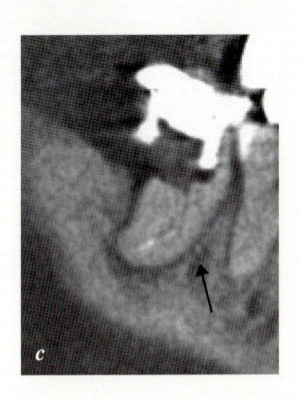

c：頬舌方向からみた CT 画像．近心側に側枝と透過像を認める（矢印）．

d, e：ProUltra PIEZOFLOW にて遠心・近心根管を合計で2分ほど根管洗浄し，根管と側枝内の機械化学的洗浄により感染の除去を試みた．根尖側1/3で近心・遠心根管が1つになり，根尖部まで側枝（矢印）を含み根管充填できた．

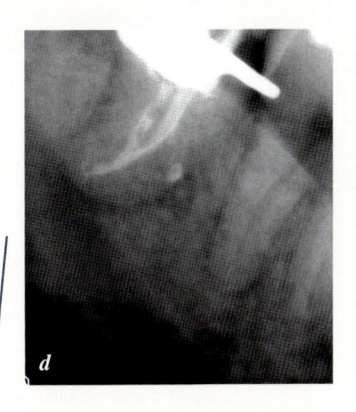

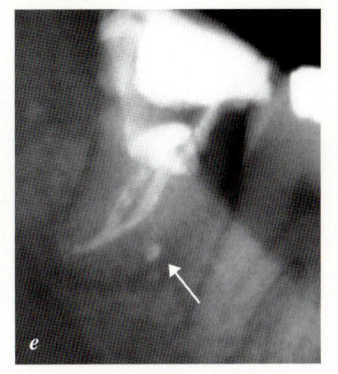

おわりに

　根管洗浄は「パイプのクリーニング」のようなものだ．パイプの形態はさまざまで，太いもの，細いもの，曲がりくねったもの，さらに分岐するものなど色々ある．パイプの内部にこびり付いた汚れを清掃する道具は針金状のブラシ（根管治療ではファイル）と薬液である．ブラシが細すぎるとパイプの内面に接触しないし，太すぎるとかえってブラシが破損したり先に進めることができない．また，パイプの湾曲部を通すには細いブラシを使わなければならない．ブラシを通した後にはブラシが接触できなかった拭き残しの部分ができてしまう．この部分には薬液を流し洗浄することで補う．以上から，パイプクリーニングは，ブラシで薬液の浸透範囲を確保し，薬液で洗浄することから，根管清掃のオペレーションと類似している．

　根管治療中には，力任せ・乱暴な器具の使用により，レッジ形成・ファイル破折・古い根管充填材を根尖孔外に押し出す，といったトラブルが起こる．治療に際しては，トラブル対処法を考えるよりもこうしたトラブルをなるべく起こさないように努めるほうが遙かに治療時間の節約になり賢明である．つねに「急がば回れ」の諺を思い出しながら，ゆっくり丁寧（正確）な処置を施すことをお勧めする．とくに湾曲根管の根管形成における乱暴な器具の使用は，トラブルに直結することになる．

　しかし，不運にもトラブルに見舞われたら，最悪の結末を避けるために今度こそ「急がば回れ」の実践を強く推奨する．ファイルが根管内で破折した場合やレッジ形成してしまった場合のリカバリーカットは，無駄なく正確なものでなければならない．リカバリーカットの失敗は根管治療の失敗，ひいては抜歯を意味するので，ここではつねによりトラブルの少ない堅実な手段をとることが望まれる．バンカーにボールが入った後のリカバリーショットを想像してほしい．大胆にグリーンを狙う一か八かのフルスイングよりも，丁寧で正確なバンカーショットを経てグリーンを狙ったほうが確実にスコアメイクできることが多いだろう．このようにトラブル後の対処にこそ確実・安全を心がけてほしい．

　誰しも若いうちは体力もあり五感が冴えているため「熱意」を前面にだして治療に臨むことが多い．ここで思わぬ失敗をしてしまうケースが散見される．しかし，年を取るに従い，経験・知識が蓄積されるため「統計的な判断」を下すようになる．つまり確実な「自分の必勝パターン」に当てはめて治療方法を選択するようになるので，大きな失敗を犯すことが少なくなるのだ．このため，若い先生にはぜひともエビデンスベースに成功率の高い（統計的に優れた）治療方法の選択をつねに意識してほしい．そうすることにより，経験のある諸先輩先生方と同等の治療結果を得られるようになると考えられる．

参考文献

1. Jafarzadeh H, Abbott PV. Ledge formation：review of a great challenge in endodontics. J Endod 2007；33(10)：1155-1162.
2. Terauchi Y, Yoshioka T, Suda H. Comparison of the Time to Cause Secondary Fracture of Broken Files by Ultrasonic Vibration Under Different Conditions. J Endodon Abstract 2006；32：268.
3. Peter OA, Roeblike JO, Baumann MA. Effect of Immersion in Sodium Hypochlorite on Torque and Fatigue Resistance of Nickel-Titanium Instruments. J Endod 2007；33：589-593.
4. Kim HC, Yum J, Hur B,Cheung GSP. Cyclic Fatigue and Fracture Characteristics of Ground and Twisted Nickel-Titanium Rotary Files J Endod 2010；36：147-152.
5. Park SY, Cheung GSP, Yum J, Hur B, Park JK, Kim HC. Dynamic Torsional Resistance of Nickel-Titanium Rotary Instruments. J Endod 2010；36：?
6. Peixoto IFC, Pereira ESJ, DDS, Silva JG, Viana ACD, Buono VTL, Bahia MGA. Flexural Fatigue and Torsional Resistance of ProFile GT and ProFile GT Series X Instruments. J Endod 2010；36：741-744.
7. Gergi R, Rjeily JA, Sader J, Naaman A. Comparison of Canal Transportation and Centering Ability of Twisted Files, Pathfile-ProTaper System, and Stainless Steel Hand K-Files by Using Computed Tomography. J Endod 2010；36：?

8. Larsen CM, Watanabe I, Glickman GN, He J. Cyclic Fatigue Analysis of a New Generation of Nickel Titanium Rotary Instruments. J Endod 2009；35：401-403
9. Siqueria JF Jr, Batista MM, Fraga RC, de Uzeda M. Antibacterial effects of endodontic irrigants on black-pigmented, gram-negative anaerobes and facultative bacteria. J Endod 1998；24(6)：414-416.
10. Podbielski A, Spahr A, Haller B. Additive Antimicrobial Activity of Calcium Hydroxide and Chlorhexidine on Common Endodontic Bacterial Pathogens. J Endod 2003；29(5)：340-345.
11. Spångberg L, Rutberg M, Rydinge E. Biologic effects of endodontic antimicrobial agents. J Endod 1979；5(6)：166.
12. Østavic D, Haapasalo M. Disinfection by endodontic irrigants and dressings of experimentally infected dentinal tubules. Endod Dent Traumatol 1990；6(4)：142-149.
13. Safavi KE, Spangberg L, Langeland K. Root canal dentinal tubule disinfection. J Endod 1990；16(5)：207-210.
14. Ellerbruch ES, Murphy RA. Antimicrobial activity of root canal medicament vapors. J Endod 1977；3(5)：189-183.
15. Shabahang S, Pouresmail M, Torabinejad M. In Vitro Antimicrobial Efficacy of MTAD and Sodium Hypochlorite. J Endod 2003；29(7)：450-452.
16. Nielsen BA, Craig Baumgartner J. Comparison of the EndoVac system to needle irrigation of root canals. J Endod 2007；33(5)：611-615.
17. Carver K, Nusstein J, Reader A, Beck M. In Vivo Antibacterial Efficacy of Ultrasound after Hand and Rotary Instrumentation in Human Mandibular Molars. J Endod 2007；33(9)：1038-1043.
18. Peters O, Barbakow F, Shönenberger K, Laib A. Effects of four Ni-Ti preparation techniques on root canal geometry assessed by micro computed tomography. Int Endod J 2001；34(3)：221-230.
19. Gluskin AH, Brown DC, Buchanan LS. A reconstructed computerized tomographic comparison of Ni-Ti rotary GT files versus traditional instruments in canals shaped by novice operators. J Endodon 2001；34(6)：476-484.

Part 4

根管充填の
テクニックを学ぶ

根管充填のテクニックを学ぶ

根管充填の位置づけ

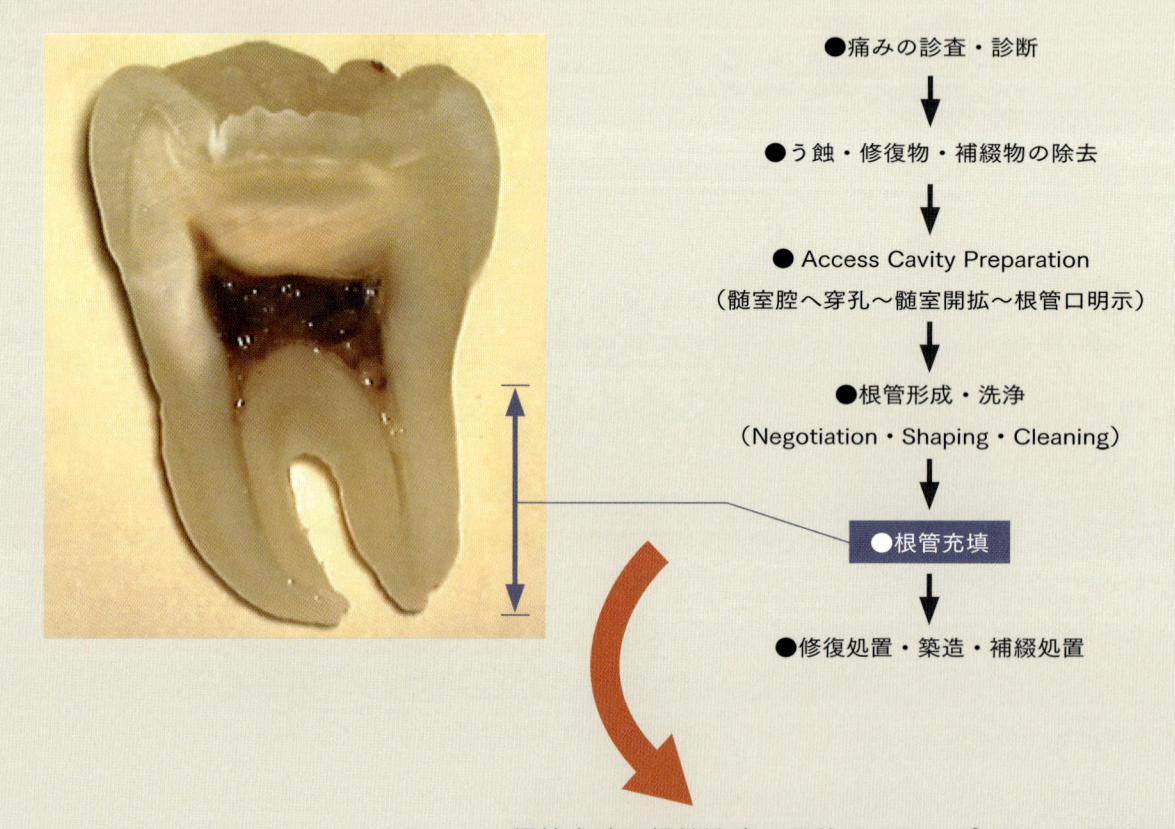

- ●痛みの診査・診断
- ●う蝕・修復物・補綴物の除去
- ●Access Cavity Preparation
（髄室腔へ穿孔〜髄室開拡〜根管口明示）
- ●根管形成・洗浄
（Negotiation・Shaping・Cleaning）
- ○根管充填
- ●修復処置・築造・補綴処置

根管充填は根管治療の最後のステップである．根管形成は根管充填を視野に入れた処置であった．同様に根管充填はその次のステップである支台築造やレジン充填，つまり根管充填後に修復処置になるのか補綴処置になるかなどの利便性を考えて行うことが重要である．

Learn the Technique of Root Canal Obturation

根管充填成功のポイント

①再感染させないための根管の**緊密な封鎖**
②上記の状態が**長期間維持できる強い耐久性**
③次のステップである**支台築造・レジン充填を視野に入れる**

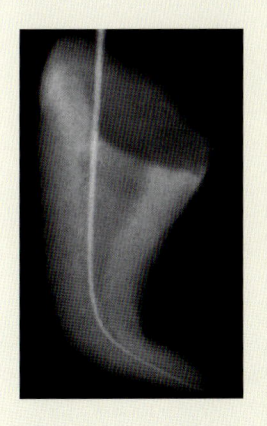

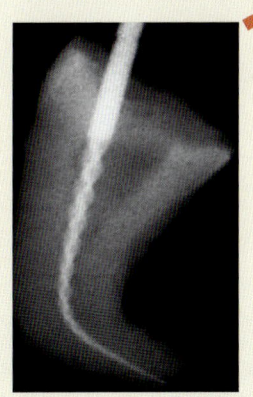

適切なAccess Cavity，適切なNegotiation，そして適切なShapingと積み重ねていくことで，湾曲根管でも適切な「根管充填」が可能となる．

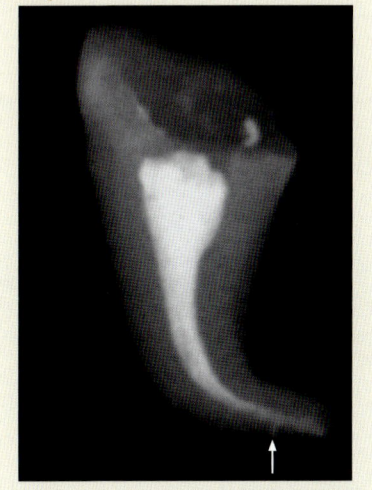

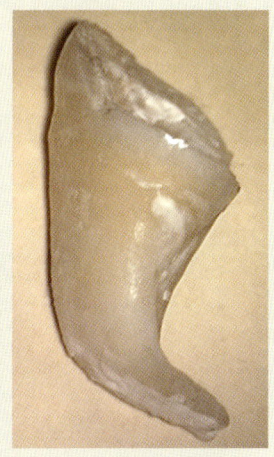

レジロンによる根管充填（側枝にも充填できている：矢印）．

Access Cavity，根管形成・洗浄（Negotiation, Cleaning & Shaping）と根管治療の手順を解説してきたが，ここでは根管充填，最後の「詰め」である．System Bを使用した加熱垂直加圧充填法を中心に各根管充填材の特徴も解説する．また，最近注目されているMTAを使った根管充填法も紹介する．

1．根管充填の考え方→ P.136
2．根管充填材→ P.138
3．根管充填→ P.143
4．MTAによる根管充填→ P.158

1. 根管充填の考え方

根管充填は根管が「Cleaning & Shaping」過程で無菌化できた後，この状態を保存および長期維持する目的で行われる．したがって根管内の細菌が除去されていれば，治療回数や治療時間に制限されることなく根管充填するべきである．実際，根管治療を1回で完了（即日根管充填）したものと複数回かかったものとの間には，統計学的な有意差はない．つまり，根管が無菌状態であれば治療回数や貼薬の有無に関係なく治癒するのだ[1,2]．

しかし，無菌状態で緊密に根管充填できていても，ストッピング仮封のような漏洩しやすい仮封材を用いた場合や，水硬性の仮封材を用いていても深さが十分でない場合は，細菌の漏洩により数日で根尖部まで汚染されてしまうこともあるので，根管充填後の仮封方法も考慮しなければならない[3]．

そして，所定の「Cleaning & Shaping」が終了し貼薬を複数回行ったにもかかわらず，根管内への排膿が続いている場合は，歯根嚢胞，根尖孔外での感染，アクセス不能な側枝，確認不能な歯根破折が存在している可能性があるので，早期に根尖切除術や意図的再植法などの外科処置で対処するべきである．

▶▶▶ 根管充填のキーポイント

- 根管内の無菌化 ☞ 1-①

根管充填のキーポイント

1-① 根管内の無菌化

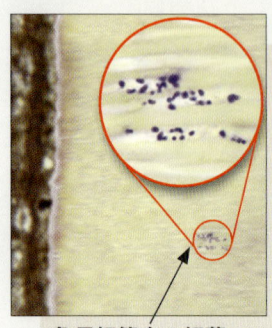

象牙細管内の細菌

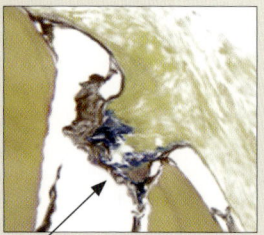

根尖孔に通じる位置にある細菌

根管治療を成功させるには，Cleaning & Shapingのステップで根管内を無菌化させることが必要である．しかし，ここで無菌化できなかった場合でも根管充填により殺菌，または細菌を埋没させることもできる．

根管治療の失敗の原因は，①根尖孔外のバイオフィルム，②根管内の残存菌，③根尖孔外にでた根管充填材，④真性歯根嚢胞，⑤コレステロール結晶と細菌や細菌からの産生物質によるものがほとんどである．逆に根管治療が成功した場合の理由は，①根管充填方法による殺菌，②細菌栄養源の遮断，③細菌数の拮抗（増殖できない），④根尖孔外に通じる場所に細菌がいない，などが報告されている[4]．①では根管充填時に発生する200度の熱が伝導し，残存菌を殺菌したなどがある．②③④などは根管充填時に細菌が根管内に残存していても，高い封鎖性の根管充填材により栄養源が遮断され，細菌が埋没して死滅したことにより成功に導かれていると推察できる．よって，細菌が根管内から排除困難な場所に存在したとしても，熱による殺菌や根尖部までの緊密な根管充填により栄養豊富な血液や壊死歯髄組織と接触できないようにさせることが重要である．

Part 4 根管充填のテクニックを学ぶ

GP で根管封鎖できなかった症例

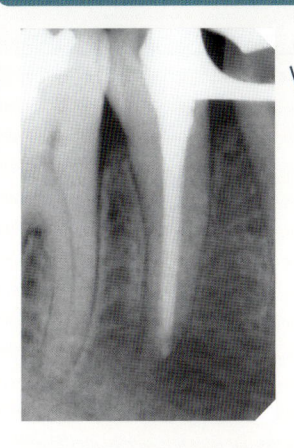

a：術前の 5̄ のエックス線写真．根尖透過像を認める．

b：作業長部根管径は #60 であった．ガッタパーチャ（GP）で側方加圧法にて根管充填した．
c：根管充填後半年のエックス線写真．いったんは根管治療により細菌数が減少したため根尖透過像が縮小し，目立った症状もなく治癒傾向となったが，完全には消失せず瘢痕治癒の状態が続いた．

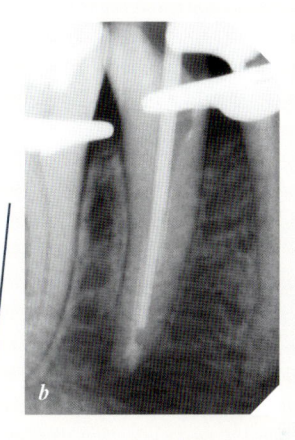

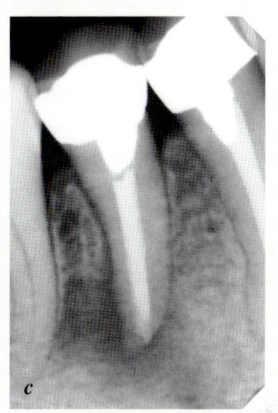

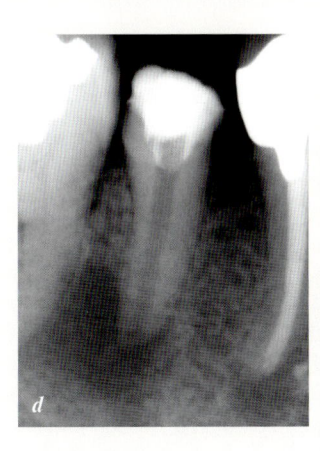

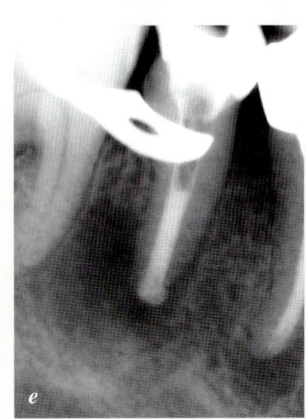

d：しかし，根管充填後 9 年で歯肉が腫れ上がり根尖透過像が拡大し再発した．
e：古い GP を除去し，感染象牙質を超音波チップで除去後，ProUltra PIEZOFLOW を用いて次亜塩素酸ナトリウム溶液（NaOCl）で根管洗浄し MTA でオーバー気味に根管充填した．

f：根管充填後 1 か月のエックス線写真．根尖透過像が縮小傾向となった．
g：根管充填後 6 か月のエックス線写真．根尖透過像は消失し，根尖周囲には白線が見えるほどに回復した．MTA の根管封鎖性の高さが短期間の治癒に貢献できたことが推測できる．

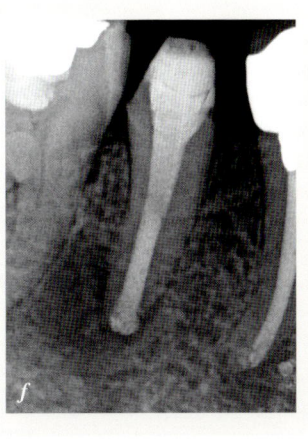

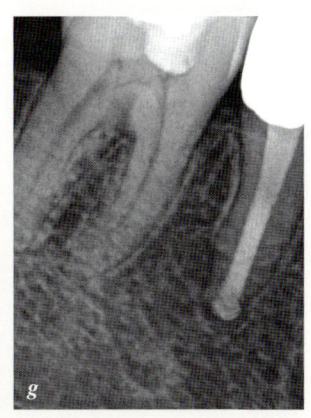

2．根管充填材

根管充填を行う際は以下の器具・材料を使用する．
1）シーラー
2）根管充填材（ガッタパーチャ，レジロン，MTA）
3）スプレッダー，プラガー
4）根管充填用装置（System B など）

使用する器具および材料の特性をよく理解しておくことは，処置を成功させるうえで必須といえる．ここでは，シーラー・ガッタパーチャ・レジロンの特性について解説する．根管充填用装置については，根管充填法の項目でその手順とともに解説しているので，そちらを参照していただきたい．

以下に Grossman による理想的な根管充填材の条件をあげる[5]．

①取り扱いが容易で十分な作業時間があること
②充填後は収縮などにより変形がなく安定していること
③根管内の複雑な形態に適合し，根管の側方にも根尖方向にも封鎖できること
④根尖歯周組織へ流れていかないこと
⑤湿気や空気を通さないこと
⑥組織液に影響されない（酸化や腐食しない）こと
⑦細菌の増殖をゆるさないこと
⑧エックス線不透過性で容易に識別できること
⑨歯を変色させないこと
⑩抗菌性があること
⑪必要ならば容易に根管から除去できること

これらをすべて満たす根管充填材は存在しないが，満たす項目が多ければ多いほど理想的である．しかし，現在 MTA セメントを根管充填材と考えるなら，もっとも理想的な材料といえる．これらの理想的な項目で唯一満たしていないものは，⑪の「除去の容易さ」である．いったん硬化してしまうとセメントであるがゆえに膨張し，さらには象牙質と化学的に結合してしまうからだ．逆に裏を返せば，容易に根管から除去できてしまう材料であれば封鎖性は低く，湿気や空気を通してしまうともいえるので，⑪の要件は最優先するものではない．根管充填でもっとも重要なことは根管内への細菌の進入を防ぐこと，つまりは封鎖性である．緊密に封鎖してあれば，根尖歯周組織の炎症は起こらないし，細菌が根管内に残存していても高い封鎖性で封印してしまえば栄養源を断たれ殺菌に繋がり，根管治療を成功に導けるからである．

▶▶▶ シーラーおよび根管充填材の特徴

- シーラー ☞ 2-①
- ガッタパーチャ ☞ 2-②
- レジロン ☞ 2-③

シーラーおよび根管充填材の特徴

2-① シーラー

根管充填材であるガッタパーチャ（GP）は根管壁に接着しないため，シーラーを併用する必要がある．シーラーは文字通り，根管充填材と根管壁の間に生じる隙間を埋めるための結合材である．よって，根管封鎖性を高くするには，シーラーの使用は必須なのである．したがってシーラーに求められる条件は，根管壁と根管充填材の"かけ橋"となることである．これに付随して，耐漏洩性，耐収縮性，耐膨張性，耐溶解性，歯質強化性，生体適合性，造影性，流動性などが求められる．とくに，GPだけで根管充填した歯よりもシーラー（レジン系）だけで根管充填したものの方が耐漏性は有意に高かったとの報告[60]もあるほどシーラーを使うことは重要である．

また殺菌力の高いシーラーも存在するが，シーラーは殺菌力よりも封鎖性のほうが重要である．根管内の殺菌は "Cleaning & Shaping" で処理しなければならない．

シーラーの種類

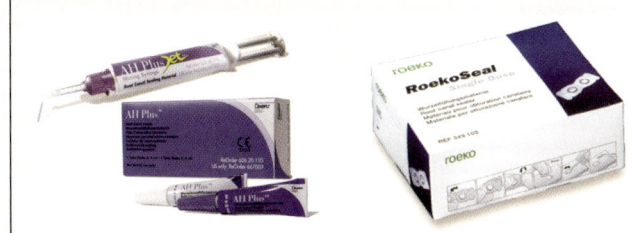

酸化亜鉛ユージノール系（Pulp Canal Sealer™, キャナルス®, Grossman sealer）
レジン系（AHプラス，Epiphany®，RealSeal™）
シリコーン系（RoekoSeal®, GuttaFlow®）
グラスアイオノマー系（Ketac-Endo）
水酸化カルシウム系（Sealapex™, Apexit®）
MTA系（Endo CPM Sealer®）

各シーラーの比較

Grossman sealer や Pulp Canal Sealer™ EWT を代表とする酸化亜鉛ユージノール系のシーラーは米国でもっともよく使われている．また，最近はレジロンの普及とともにレジン系のシーラーが使われるようになってきている．レジン系シーラーは酸化亜鉛ユージノール系や水酸化カルシウム系のシーラーと比べて象牙質の接着性，封鎖性と機械的強さが高いとされる[6〜9]．操作性はシーラーの流れが非常に高いため，側枝などの細部への到達度も他のシーラーと比較して有意に高い[10]．しかし，それゆえに操作に不慣れなうちは，GPに垂直加圧をかけてプラガーを抜き取った際，プラガーとともにGPがとれてしまうことがある．

AHプラスやAH26®はエポキシ系レジンシーラーでEpiphany®シーラーやRealSeal™はウレタンジメタクリレート系のレジンシーラーである．AHプラスはAH26®の欠点であった硬化時の歯質変色性とホルマリンの放出が改善されている．そのため細胞毒性は少なくなったが殺菌力は低下した．AHプラスやグラスアイオノマー系シーラーの抗菌力はRoekoSeal™より高い[11]．シリコーン系シーラーの細胞毒性はマイルドで水酸化カルシウム系シーラーは高く，AHプラスではほとんどない[12]．収縮率はグラスアイオノマー系シーラーがもっとも高く，AHプラスはEpiphany®シーラーとほぼ同じで低い．溶解性は水酸化カルシウム系シーラーがもっとも高くAHプラスがもっとも低い．

レジン系シーラーの接着性はEDTAによる根管洗浄やレーザー照射することにより増加し，他のシーラーと比較し有意に高い接着性を示す[13,14]．AHプラスの線膨張率は非常に低く，耐漏洩性も酸化亜鉛ユージノール系シーラーと比較して同等かそれ以上であるとの報告が多い．せん断接着強さは，シーラー単独だとAHプラスがEpiphany®より有意に高くなる[15]．

シーラーとGPポイントは化学的には接着しないため，シーラーが象牙質細管まで入り込んで接着しているかどうかで封鎖性が決まる[16]．Epiphany®シーラーとレジロンによる根管充填の封鎖性はAHプラスとGPポイントによるものと比較して根尖から9mm以上の場所では高い有意性を認める．しかし，ポストスペースを形成する場合などでは，根尖から5mmくらいまでの根管充填材での封鎖性には有意差は認められないとの報告がある[22]．

総合的に判断するとGPによる根管充填で用いるシーラーはAHプラスがもっとも優れている．レジロンを用いた場合は備え付けのEpiphany®シーラーを使うことで封鎖性は高く，歯根を強化する点ではGPよりも優れているといえる．

How to Endodontics

2-② ガッタパーチャ

　現在，根管充填の主流となっているガッタパーチャ（GP）で，**ベーター相**と**アルファー相**から構成されている．双方とも機械的特性は同じだが，前者は**常温では圧接可能な固形状**であるが，加熱すると後者の相に移行し**粘性を帯びて流動的な状態**に変化する．
　GPの最大の欠点は，**冷却による収縮**である．アルファー相内で65℃以上に加熱されると溶解するが，きわめてゆっくり冷やすとベーター相での再結晶化もゆっくりと起こるので収縮は少なくなる．またアルファー相のGPに対して加熱と冷却を繰り返すことでも，収縮率が下がり安定したものになる．現在，GPを用いた根管充填方法の主流は，アルファー相を利用した**加熱充填法**である．アルファー相でのGPの流動性により，側枝やイスムスなどの細い隙間に充填できるメリットがある．加熱による殺菌効果もあり，現在市販されている根管充填機器は加熱型のものがほとんどである．

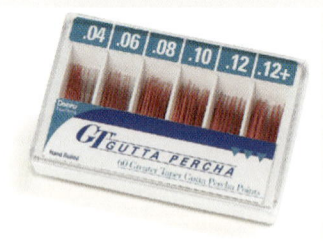

a：GT Gutta-percha ポイント（DENTSPLY Tulsa Dental）．

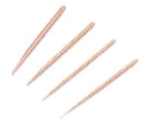

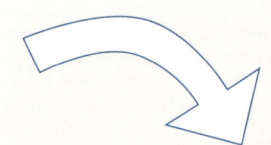

b：300倍に拡大したGPポイントの表面．表面は粗造で不規則模様に見える．

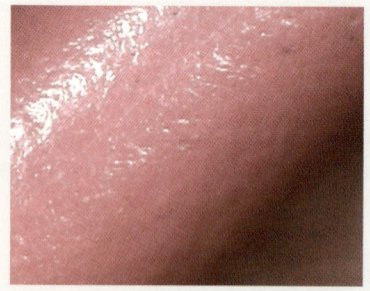

滅菌の必要性

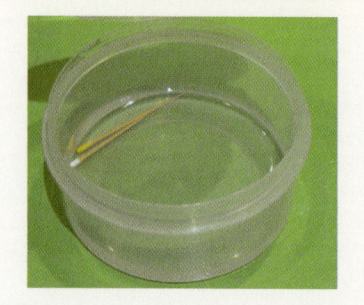

　GP自体は多孔性で抗菌性がないので汚染されやすい．このため，GPは使用前に必ず滅菌する．手やグローブに触れただけでも感染してしまう[17]．さらに，加熱により変形してしまうため，オートクレーブなどの滅菌方法は適さない．化学的滅菌方法が好ましく，5.25% NaOCl 溶液に60秒つけることが推奨されている．一方で，2％グルタールアルデヒド，2％クロルヘキシジン，および70％エタノールでは完全な滅菌はできない[18]．

2-③ レジロン

レジロンは高性能な工業用ポリエチレンを歯科用に適合させた**レジン系根管充填材**である。ガッタパーチャ（GP）に代わる次世代の根管充填材として期待されている。また，GPと同様に熱可塑性で側方加圧充填法や垂直加圧充填法など，**従来のすべての根管充填法が可能**である。そして，形態的にもGPポイントと同様なので馴染みやすい。さらに除去方法もGPと同様な方法が適用可能である。

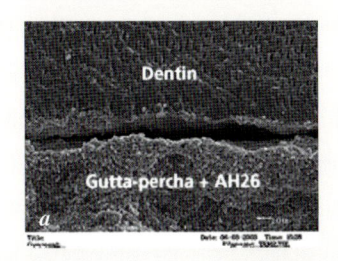

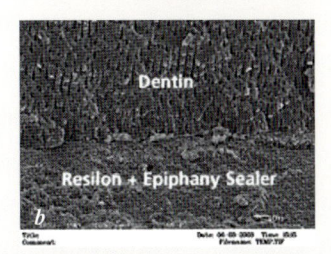

a：GPとシーラーで根管充填した際の象牙質との隙間を示す電子顕微鏡画像（SEM）．
b：レジロンとEpiphany® シーラーで根管充填した象牙質との隙間がないことを示す電子顕微鏡画像（SEM）．

GPとレジロンの唯一の違いは，後者がレジンベースであるがゆえに象牙質と接着させるために根管をプライマーで処理しなければならないことであった．しかし，最近ではSEシーラー（self-etching sealer）が登場してプライマーの処理を省けるようになった．操作性は簡素化されたが，SEシーラーを使った場合の封鎖性はEpiphany® シーラーの場合と比較して低下したようである．レジロンは毒性や突然変異性が低く安定していて「**生物学的適合性**」がある．操作上の注意点は根管洗浄時のNaOCl溶液が残存すると，その接着力に悪影響を及ぼす恐れがある．アスコルビン酸での洗浄，根管充填前の洗浄では**EDTAを最後に用いて生理食塩水やクロルヘキシジンで洗い流す**ことが推奨されている．

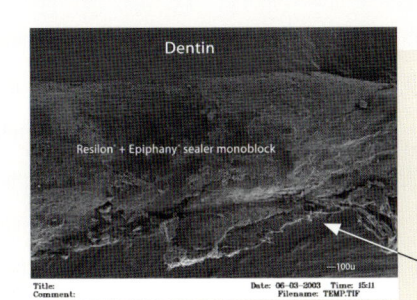

レジロンによる根管充填のポイントは「**根管壁**」と「**シーラー**」，そして「**レジロン**」が一塊になる「**モノブロック構造**」をつくるため，高い封鎖性が得られことである[19,20]．さらにはGPと比較すると垂直性の歯根破折を起こしにくいとされている[21]．レジロンの封鎖性はGPと比較して根管口から中央部根管までは有意に優れているが，根尖付近では統計的な有意差はない．これは象牙細管の数が歯冠側よりも根尖側の方が有意に少ないためである[22]．

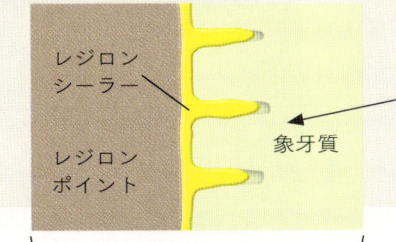

シーラーは象牙細管内まで入り込みレジロンと象牙質の間をつなぎモノブロックを構成する．

レジロン＋シーラー＋象牙質＝モノブロック構造

レジロンはGP同様に**NaOCl溶液で滅菌**できる．さらに，クロルヘキシジンに10分以上つけることで抗菌効果を保つこともできるという利点を備えている[23]．

How to Endodontics

現在発売中のレジロン

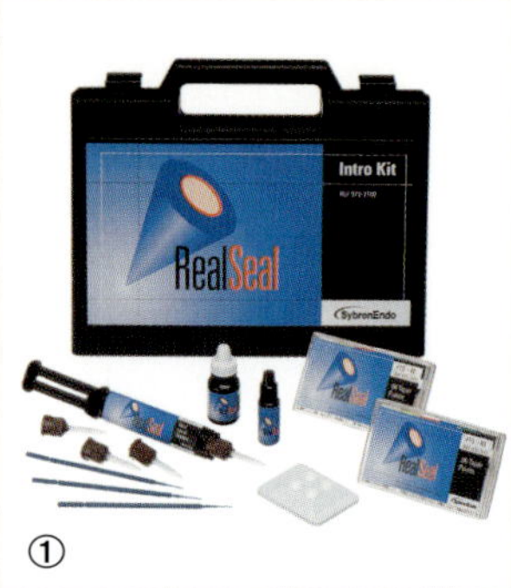

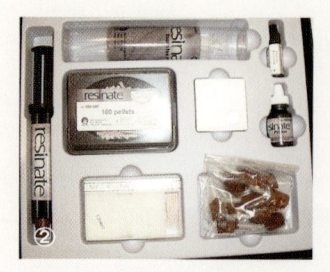

レジロンは3社から発売されている．① Real Seal®(SybronEndo)，② Resinate™(Obtura/Spartan)，③ エピファニー®(ペントロン ジャパン)の3つである．(しかし，すべてのレジロンをOEMで製造していたPentronが，Sybron Dentalに買収されたため，エピファニーは現在，製品名をリアルシールに変更し，販売されている．)

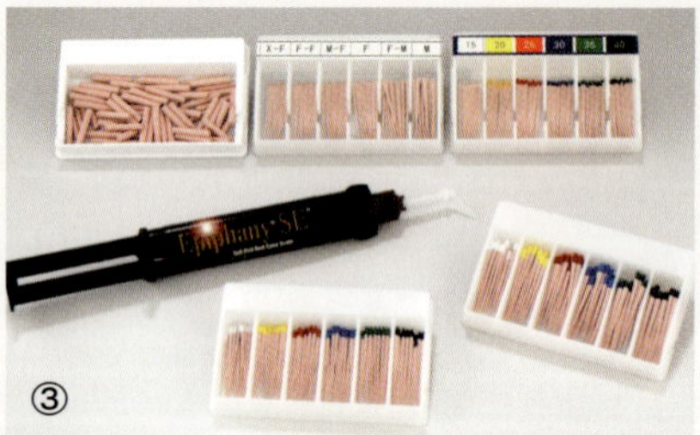

300倍に拡大したレジロンポイントの表面．表面はGPと比べると粗造度は少なく人工繊維様である．

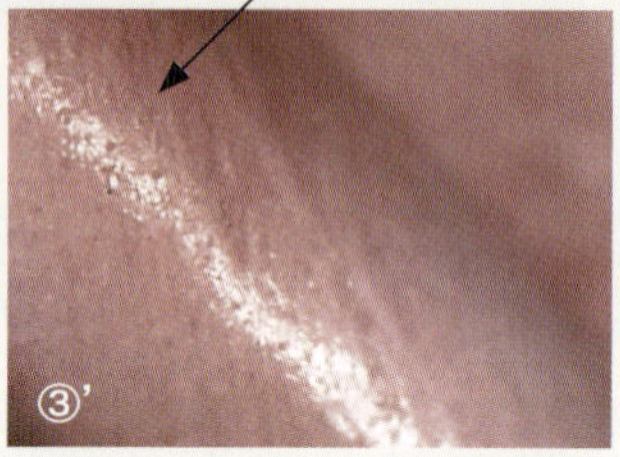

レジロンによる根管充填(抜去歯)

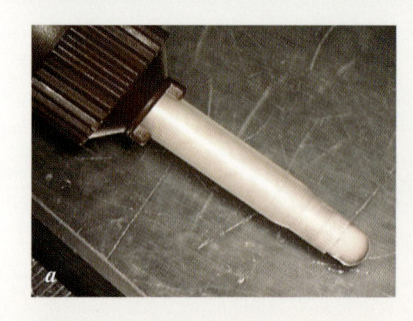

a：SEシーラー．
b：レジロンポイントにSEシーラーをつけて根管内に塗布する．

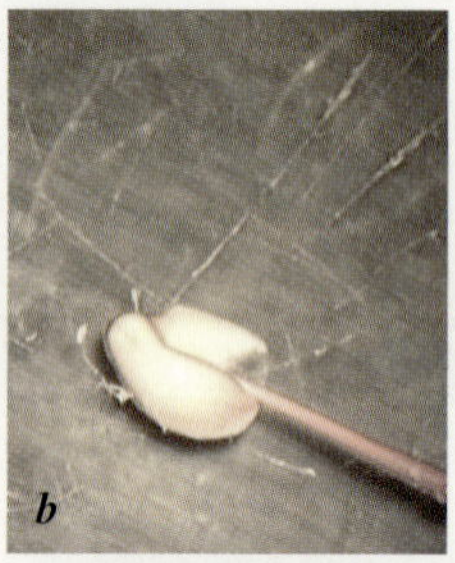

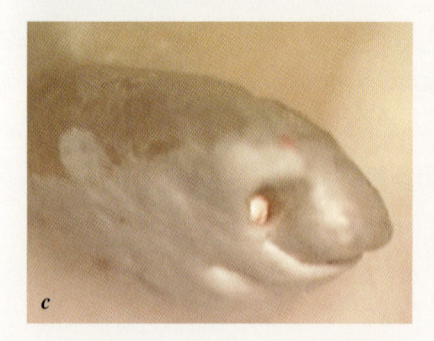

c：マスターポイント試適(#30/.06)．
d：側枝(矢印)．*e*：System BとObturaによる根管充填の後，光照射(40秒)．加熱と加圧により溶解したレジロンは試適時の位置より根尖方向に移動している．側枝も根管充填された(矢印)．

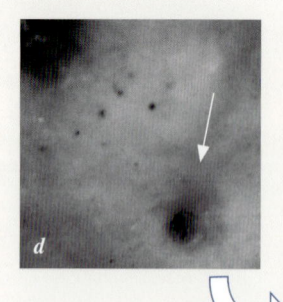

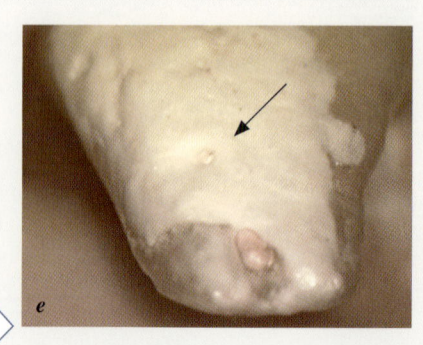

3．根管充填

現在の根管充填方法には，主に側方加圧充填法と垂直加圧充填法がある．日本では前者，米国では後者が主流である．また近年これらの方法を応用した「改良型根管充填法」も考案され根管充填法は多様化しているが，基本的なコンセプトは同じである．さらに根管充填材としてガッタパーチャ以外にレジン系のレジロンや封鎖性が非常に高い「ProRoot® MTA」が用いられるようになった．

今回は，近年米国でもっともよく用いられている加熱垂直加圧充填法を中心に紹介したい．

》》》 根管充填のテクニック

- 側方加圧充填法 ☞ 3-①
- 加熱垂直加圧充填法 ☞ 3-②
- 根管充填を行う前のチェックポイント ☞ 3-③
- マスターポイントの調整 ☞ 3-④
- 根管充填用装置の準備 ☞ 3-⑤
- 加熱垂直加圧充填法の手順 ☞ 3-⑥

根管充填のテクニック

3-① 側方加圧充填法

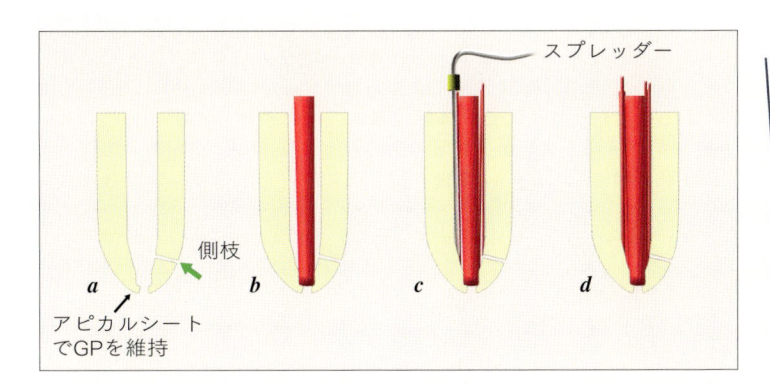

a：根管充填前の根管．
b：アピカルシートを形成したファイルと同サイズのマスターポイントを選択し，シーラーを交えてアピカルカラー部までシングルポイントで封鎖する．
c：スプレッダーを挿入し側方に加圧してつくったスペースにアクセサリーポイントを追加していき，根管充填していく．
d：根管充填後．はみ出しているガッタパーチャ（GP）ポイントは焼き切る．

古くから一般的に用いられる根管充填法で，主に**ステップバック法**により根管形成された場合に適している．側方加圧充填法の利点は，**ポイントが過度なオーバーやアンダーになりにくい**[24]ことである．欠点は垂直加圧充填法のように**根管の隅々（側枝，イスムス，フィンなど）まで充填できないこと**[25]とベーター相ではマスターポイントやアクセサリーポイント同士が癒合し合い一体化しないため，ポイント間に生じた隙間はシーラーで埋まらなければ死腔が生じてしまうことである．

スプレッダーは，ハンドピース型のものよりもフィンガースプレッダーの方がファイルのような感覚で使えるため手指に細かな圧力を感じ取ることができる．充填時に過度な圧力が加わらないように調節できるので，歯根破折を予防できる[26, 27]．さらにNi-Ti製スプレッダーはステンレススチール（SS）製のものよりも柔軟性があり加圧時のストレスが分散され歯根破折を起こしにくいことと湾曲根管内でもより深くまで挿入できるメリットがある[28〜30]．しかし根管象牙質が薄くなっているような場合は注意が必要で，1.5kgの圧力でも歯根破折を起こしたという報告もある[31]．スプレッダーに超音波振動を加えた方法もあるが，歯根表面の温度が超音波振動により10℃以上上昇するケースもあり，危険であるとの報告がでている[32]．

How to Endodontics

3-② 加熱垂直加圧充填法（Warm Vertical Compaction）

　1960年代に Herbert Schilder によって考案された．この方法によりガッタパーチャ（GP）を加熱軟化させて**三次元的**に根管充填することが可能になった．この方法で根管充填するには根尖孔はできるだけ細く保ち，**連続的なフレアー状の根管形成**が理想である．同方法は，側方加圧充填法とは逆に軟化したアルファー相の GP により**根管の隅々まで充填でき**，GP ポイント同士が癒合し合うことで高い封鎖性が得られる．一方で根管充填材がオーバーやアンダーになることを制御しづらいという欠点もある．

Continuous Wave of Condensation Technique（CWCT）

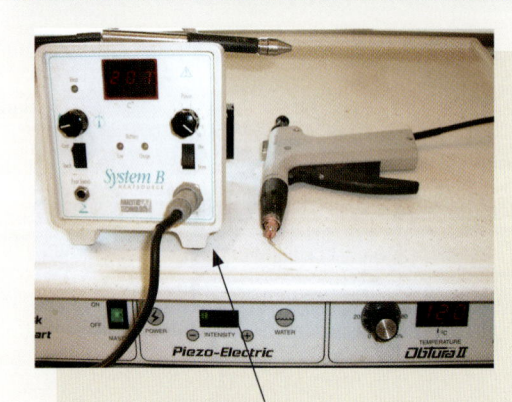

　加熱垂直加圧充填法のなかでもっとも支持されている方法である．Stephen Buchanan が「Touch'N Heat」を垂直加圧充填法を効率よく行うために改良したのが「**System B**」である．従来の Schilder の方法ではヒートキャリアー（プラガー）を火で炙り加熱するので，温度設定が困難であった．しかし，System B は温度を自由に設定することができることと，スイッチを押すだけで**1秒以内にプラガーを設定温度まで上昇させることができる**．これまでの垂直加圧充填法にあった欠点を補い，同時に側方加圧充填の利点も取り入れた方法でもある．主に根尖側の三次元的な根管充填を目的とする．とくに，**加圧前にあらかじめ根管壁に適合したマスターポイントを作業長まで挿入しておくことで，根管充填材の到達深度のコントロールがしやすくなった．**

System B

　つまり，CWCT とはシーラーを塗布したマスターポイントを根管に置き，次に所定の温度に加熱したプラガーを根管内に挿入しマスターポイントを軟化させながら加圧していく方法である．歯冠側の根管充填は，通常 Obtura gun 内で軟化した根管充填材を流し込み，最後に室温のプラガーで根管口まで加圧していく．

Ni-Ti 製 GT ファイルと System B 用プラガーの関係

　近年，複雑な湾曲根管に対応するために，Ni-Ti ファイルが根管形成で頻繁に使われるようになった．これに合わせて複雑な根管内でも緊密に根管充填できるように System B 用のプラガーにも工夫が施されている．根管形成に使われる Ni-Ti 製 GT ファイルの先端の太さとテーパーは #20/.06，#20/.08，#20/.10，#20/.12である．これからもわかるようにすべてのファイルの先端径は #20（0.2mm）でテーパー度のみが異なる．これらに合わせて **SS 製プラガー**も #50/.06（fine），#50/.08（fine-medium），#50/.10（medium），#50/.12（medium-large）が用意され，先端径がすべて0.5mm で**テーパー度のみが異なっている**．これらの GT ファイルで根管形成した場合，理論的にはプラガーは作業長から最長でもそれぞれ5mm，3.75mm，3mm，2.5mm の位置まで到達することになる．

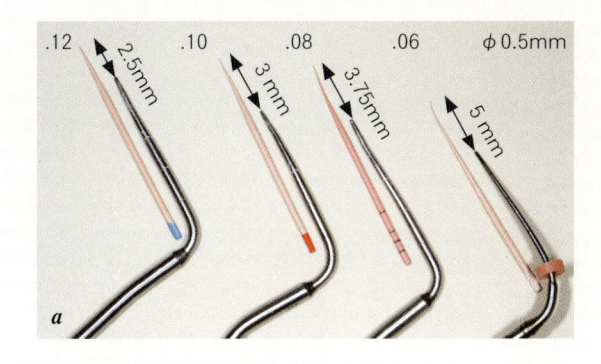

a：各プラガーの先端から GP ポイント先端までの距離，4〜6mm あれば十分に熱が伝導される[33]．

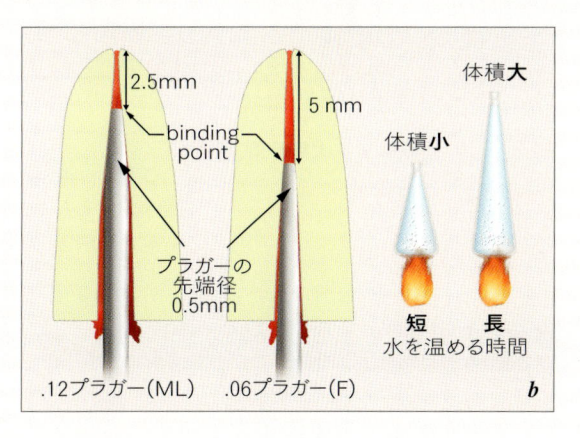

b：プラガー先端部から根尖部まで十分に加熱するには，その距離に比例した時間を要する[23]．プラガーより先の GP ポイントを円錐と考えると，円錐の体積は底面積×高さ÷3（$V=1/3\pi r^2$）である．つまり，この体積は底面積が同じなので距離に比例して大きくなる．円錐状のフラスコの中の水を温めるのに体積が大きいほど時間がかかるのと同じである．したがって，0.06テーパーの根管でプラガーから5mm程度距離が離れていても十分に熱を伝導させるには，プラガーを binding point までゆっくりと時間をかけて挿入するとよい[33]．

根管充填時にはプラガーの先端に近いほど熱が冷めるのに時間がかかる．この先端が根尖近くまで挿入されれば，その先にある根管充填材は熱の影響を大きく受けて冷却するまでの時間も長くかかる．したがって，根尖部の根管充填を緊密にするために10秒ほどの冷却時間をとり，その間は収縮を補うために根尖方向に加圧し続けたほうがよい．

3-③ 根管充填を行う前のチェックポイント

System B で根管充填する場合の点検項目は2つある．1つは最後に根管形成したファイルの「**テーパー度**」で，もう1つが「**最大狭窄部（作業長部根管）の径**」である．

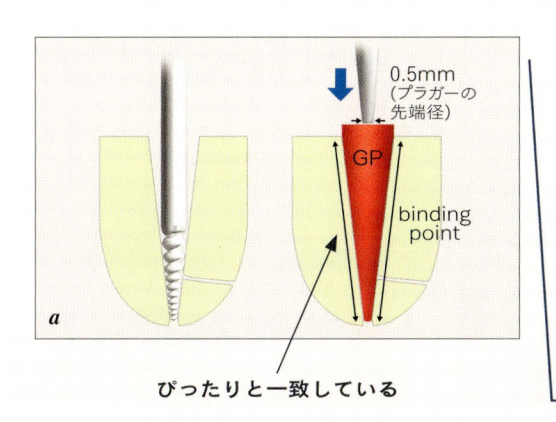

a：根管形成の項目（P.67〜）でも説明したように，GTファイルで根管形成した場合，（理想的には）自動的に根管はそのファイルと同様な形態（同じ「先端径」と「テーパー」）になる．つまりスタンダードのGTファイルで根管形成するとその作業長部根管径はすべて0.2mmになり，この太さから始まる（根管の最大狭窄部から始まる）連続的なテーパー状の根管形態がつくられる．マスターポイントはこのテーパー形態により支えられるので，根尖孔外へ逸脱しにくくなっている．理論的には，感染の少ない根尖部の根管はあえて大きく拡大するメリットはない．逆に細ければ細いほど垂直加圧充填には有利で，封鎖性も高くなる[34]．

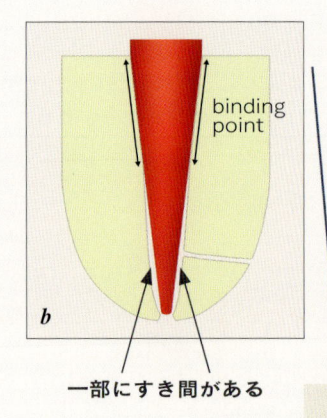

How to Endodontics

b：CWCTでは，根管充填時においてもマスターポイントが根尖外に流出しないよう努める．このためには，根管全体が binding point となるようにしなければならない．マスターポイントが作業長まで届いていても，歯冠側根管の一部でしか支えられていない（binding point が歯冠側の一部にある場合）と垂直加圧によりオーバーしてしまう．このような状態で CWCT により根管充填しても，根尖側の緊密な根管充填にはならない[35]．そのため，「テーパー度」と「作業長部の径」を事前に確認することは，非常に重要といえる．

一部にすき間がある

つまり，最終根管形成ファイルの「テーパー度」と同じマスターポイントを選択し，そして先端径もこのとき形成された「作業長部根管の径」と同じになるように調整（必要なら切断）しなければならない．

作業長部根管の径（太さ）の確認方法

根管充填前に，根尖孔の径だけでなく連続的なテーパーになっているかも確認する必要がある．確認方法は .02テーパー（ISO規格）の Ni-Ti K ファイルを使う．#20のKファイルが作業長で止まり，順次径が太くなるごとに作業長よりも短くなっていれば修正の必要がない．#25以降のKファイルが作業長を通過してしまうようであれば，作業長部根管に隙間が生じているのでさらに太い径になるよう太い先端径のGTファイルを使うか，GTファイルをオーバーさせて再度根管形成する必要がある．

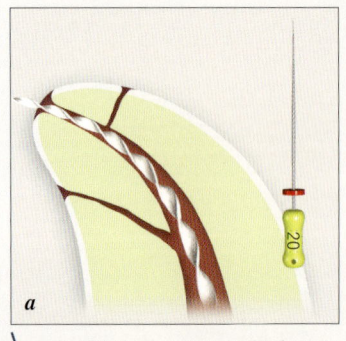

a：#20 K ファイルは根尖孔を通過．

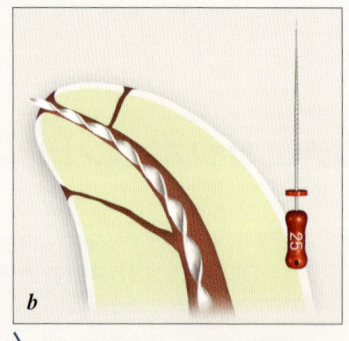

b：#25 K ファイルも通過．

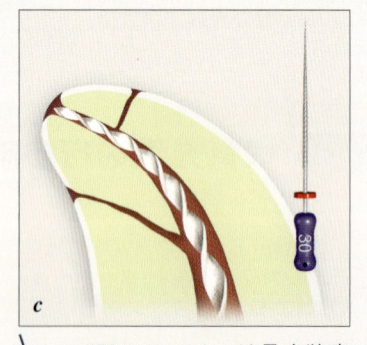

c：#30 K ファイルは最大狭窄部で止まる．

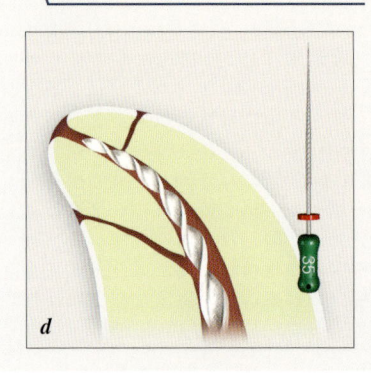

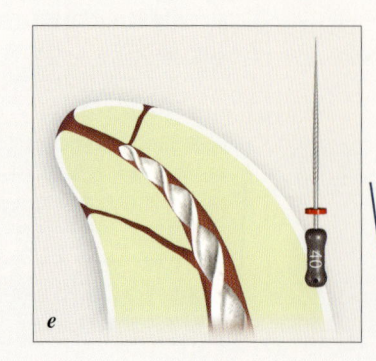

d：#35 K ファイルは作業長より手前で止まる．

e：#40 K ファイルは #35 K ファイルよりさらに手前で止まる（この場合，根尖孔の径は #30 である）．

湾曲根管の場合

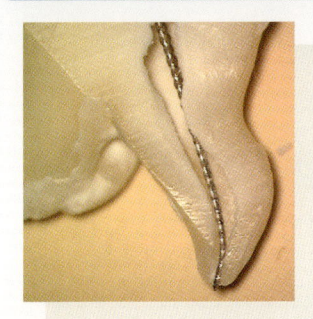

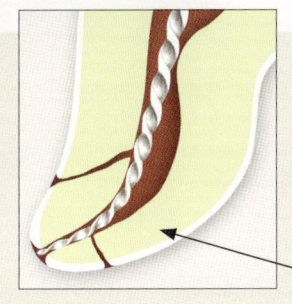

湾曲根管で作業長の径を測る場合は，柔軟性のあるNi-Ti Kファイルがよい．**テーパーの大きいGTファイルで形成したあとに.02テーパーであるKファイルを挿入すると根管最大狭窄部以外接触しないことになる．このためKファイルで最大狭窄部を測ることができるのだ．**

Kファイルのテーパーはつねに.02である

作業長部根管と根管形成したGTファイルの間に隙間がある場合

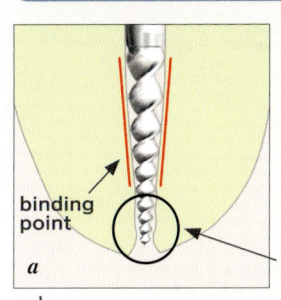

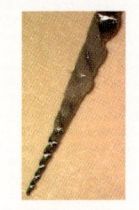

a：binding point / 根尖孔が初めから大きく隙間がある

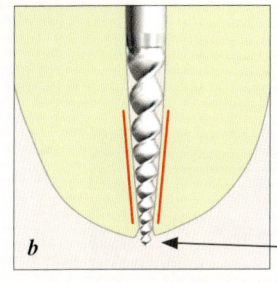

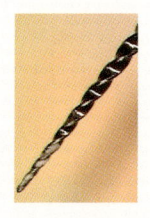

b：オーバーさせて連続したテーパー形成にする

a：根尖孔がはじめから大きく，根尖孔付近に隙間がある（矢印）．
b：ファイルを根尖孔外へ進める（over-instrumentation）ことで根尖孔の径を太くし，測定した径から始まる連続したテーパー形状にする．このときテーパーの数値から何mmオーバーさせるかあらかじめ計算しておく必要がある．オーバーさせる長さに比例して根尖孔の太さも広がるので，新たに拡大された径を記録し，根尖孔の太さを求め，マスターポイントの先端径もこの最大狭窄部に合わせなければならない．たとえば#20/.10のファイルが1mm作業長よりオーバーすれば太さは0.3mm，2mmオーバーすれば0.4mmである．#20/.06のファイルが1mmオーバーなら0.26mm，2mmオーバーなら0.32mmとなる．

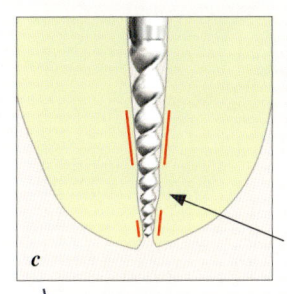

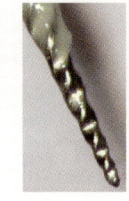

c：binding pointが歯冠側の一部と根尖側だけで中間に隙間がある

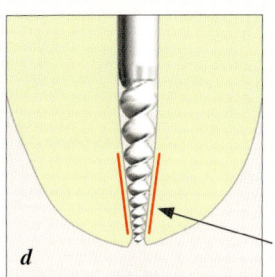

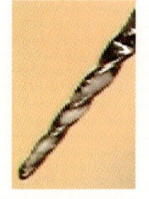

d：テーパーを大きくして形成する

c：作業長までGTファイルが達していてもファイルと根管壁の間に隙間があれば，連続的なテーパー状に根管形成されていない．
d：隙間をなくすために，より大きなテーパーのファイルを用いて根管形成する．

作業長部の「径」や「テーパー度」が最初から太ければファイルが作業長まで到達しても根管壁との間に隙間があるので，連続的なテーパー状の根管に形成されていない．このような場合は**隙間部の根管径より「太いファイル」**を使うか（#30/.10や#40/.10など），「テーパー度」を増やすか（#20/.12など），さらには#20/.06～.10などのスタンダードファイルを根尖孔から「オーバー」させて根尖孔を拡大する必要がある．このいずれかの再根管形成により隙間がなくなり，連続的なテーパー状の根管が得られる．つまり，ここでの目的は根管充填に備えた連続的なテーパー状根尖部根管形態を得ることにある．作業長部の「径」や「テーパー」を変更した場合はマスターポイントの先端径の調整や別なテーパーのGPポイントに変更する必要がある．

3-④ マスターポイントの調整

マスターポイント先端径の調整方法

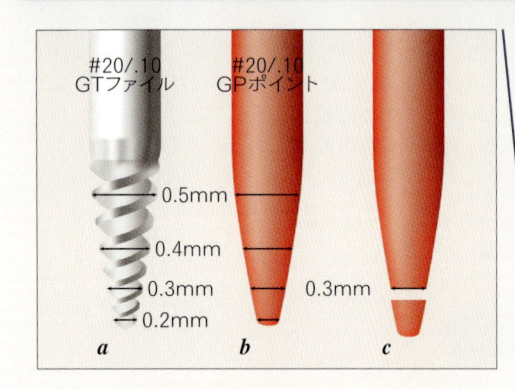

a：根管形成最終ファイル．
b：このファイルと同じ「テーパー」のマスターポイント．
c：作業長部の径に合わせてカットしたマスターポイント．先端径が0.2mmより大きければ長さを測りカットする必要がある（この場合，#20/.10のファイルを1mm根尖孔からオーバーさせたことを想定し，マスターポイント先端径を0.3mmに調整するために1mmカットする）．

例：#20/.06のファイルを1mmオーバーさせたなら0.26mm，2mmオーバーなら0.32mmになる．3mmオーバーなら0.38mmである．

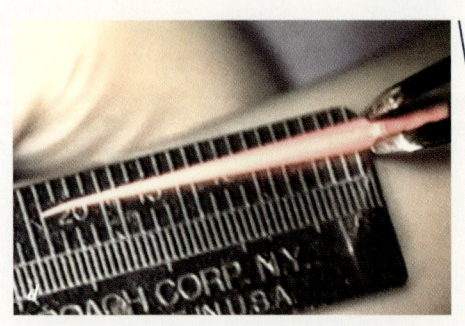

d：マスターポイントの先端から何mm切断するか，定規を使い測定する．GPポイントの先端径はばらつきが多いので，後述のGutta Gaugeを使って正確な径になるよう切断すべきである．

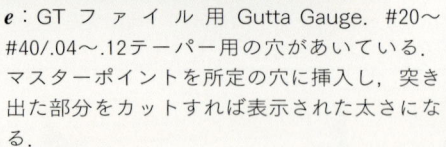

e：GTファイル用Gutta Gauge．#20〜#40/.04〜.12テーパー用の穴があいている．マスターポイントを所定の穴に挿入し，突き出た部分をカットすれば表示された太さになる．
f：Gutta Gaugeを用いてGPポイントを所定の穴に挿入したところ．
g：出っ張った部分をカットすれば希望する先端「径」にすることができる．

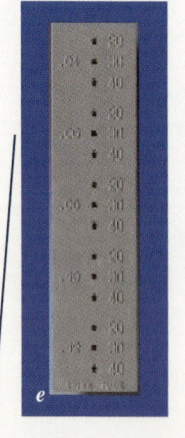

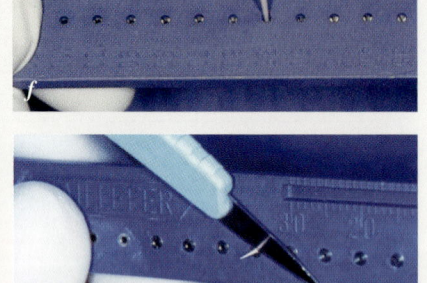

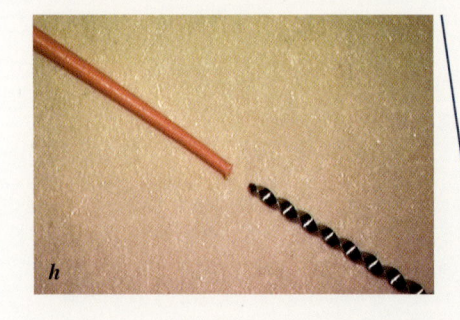

h：マスターポイントの先端径は，先端径を測定した際に用いたKファイルと同じでなければならない．#30Kファイルで作業長部の径と同じであった場合は，マスターポイントの径も#30(0.3mm)にしなければならない．レジロンポイントの場合も同様である．

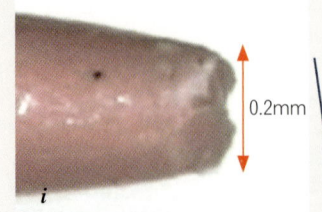

i：300倍に拡大したGTガッタパーチャポイント(#20/.10)の先端部．#20/.10GTファイル同様に先端部は0.2mmであるが不規則な凸凹を認める．

マスターポイントの試適

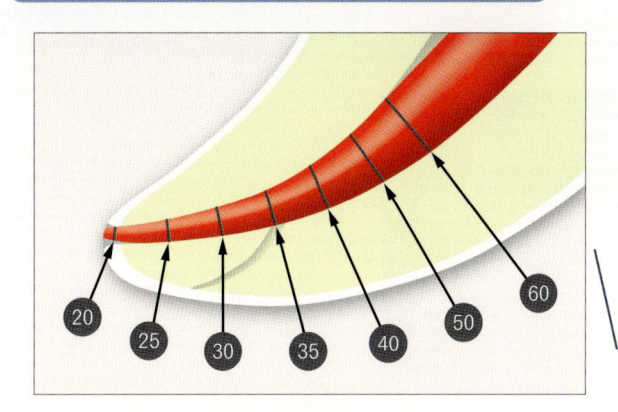

マスターポイントを調整し根管内に試適する．根尖側1/3の根管壁全体にマスターポイントがフィットしていることが理想である．

湾曲根管の場合

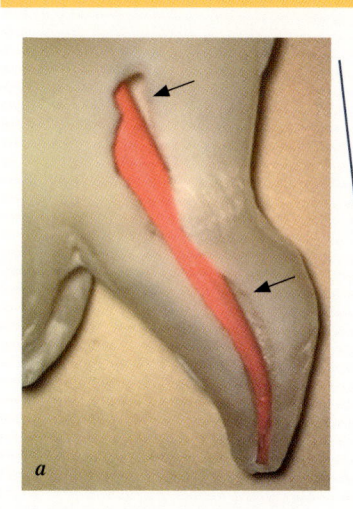

GPポイント先端の径と作業長部根管径が同じになるように調整できたら，根尖部根管壁と良好に適合しているといえる．根管充填で重要なのは根尖側1/3の緊密な充填である．*a*のように根中央から歯冠側根管部のGPと根管壁の間には通常隙間（矢印）が生じる．この隙間がないと湾曲根管ではマスターポイントが途中で引っかかり根尖部まで挿入できなくなる．

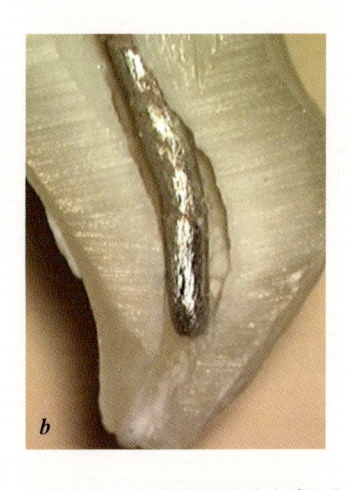

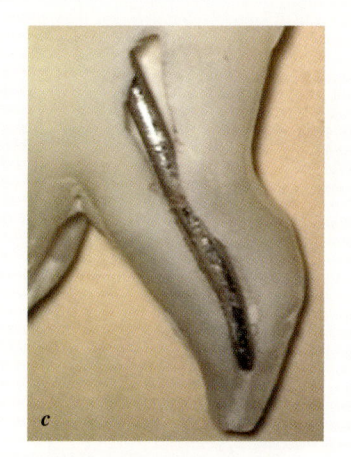

System Bのプラガーの先端は0.5mmなので，根管最大狭窄部（作業長部）の径が0.5mmより小さければ作業長の手前で止まる（*b*, *c*）．プラガーもGPと同様で，隙間がないとbinding pointまで到達しない．湾曲根管の場合どのテーパーのファイルで根管形成しても，湾曲根管であればプラガーは一番柔軟性のある0.06テーパー（F）のものを用いたほうが作業長まで届きやすいので無難である．

3-⑤ 根管充填用装置の準備

System B の準備

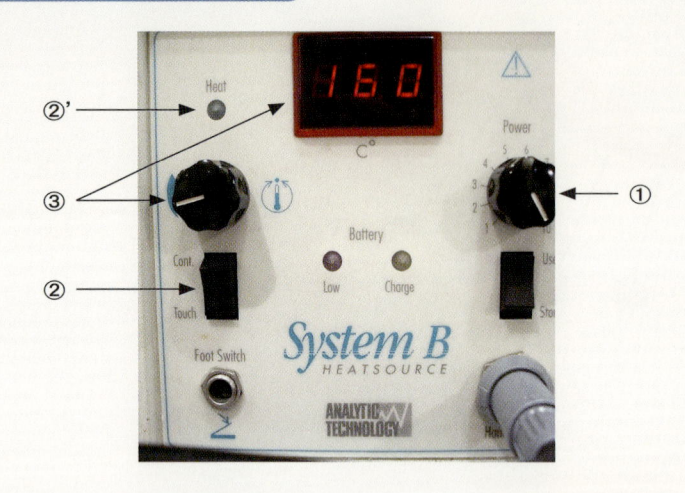

① 加熱速度を調節するダイヤルは**最大の「10」**にする．最大値にすることで，作動した**瞬間**にプラガー設定温度に到達する．
② 加熱方法を調節するスイッチは**「Touch」**にする．ハンドピースの先端部の「リングスイッチ」を押すことで加熱され（同時に Heat ランプが点灯する②'），スイッチを離せば止まる設定となる．この「リングスイッチ」は軽く触れるだけで「On」になるため操作時に手指にかかるストレスは少なく，根管充填に集中できる（人間工学的に優れている）．またこの設定を「Cont.」にするとスイッチをいったん押すことで連続的に加熱される（通常は使用しない）．
③ 温度設定ダイヤルは**ガッタパーチャ（GP）で根管充填する場合には200℃，レジロンの場合は150℃**にする．

System B の設定温度は200℃（GP の場合）が理想である[33]．250℃以上にすると歯根表面温度が10℃以上に上昇し，根尖歯周組織に致命的なダメージを与える可能性がある[36]．これ以内の温度設定であれば大きな問題は生じない[32,37]．また温度を高くしたからといって根管充填材の封鎖性や操作効率がよくなるわけではない[38]．

溶解温度の低い根管充填材は，安全で操作時間に余裕があるが，熱による殺菌力が劣るのと室温に戻るまでの時間がゆるやかである．このため，いつの間にか根管充填後に収縮し，根管壁との間に隙間が生じてしまうことがある．したがって，硬化時の収縮が完了するまで加圧時間がかかり，**加圧し続けなければ高い封鎖性が得られないので**，プラガーによる加圧時の軟硬性を注視しなければならない．

Obtura の準備

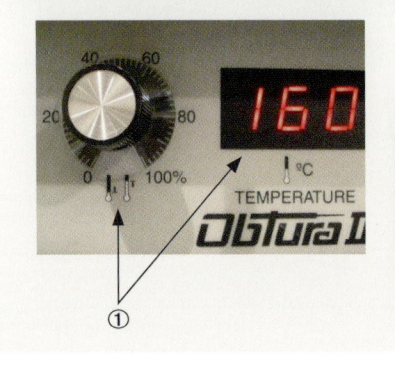

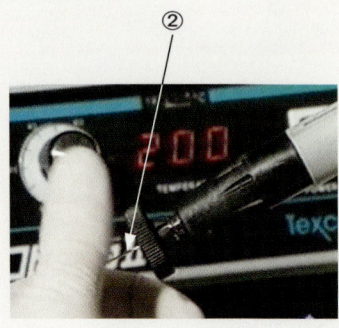

① ガッタパーチャ用は**200℃**，レジロンで25ゲージのノズル用は**160℃**，レジロンで23ゲージのノズル用は**140℃**，レジロンで20ゲージのノズル用は**120〜130℃**に設定する．
② Gun 先端部には根管の太さに応じて**20，23，25ゲージのノズル**を装着する．

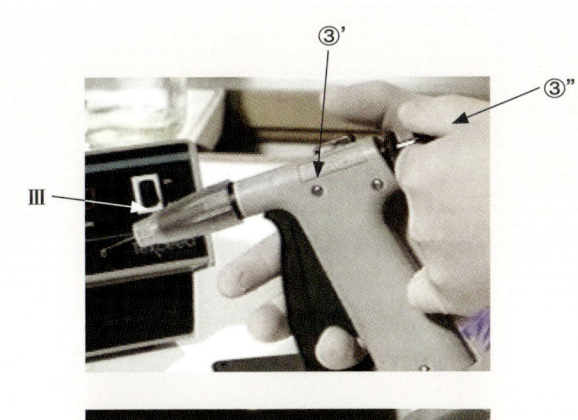

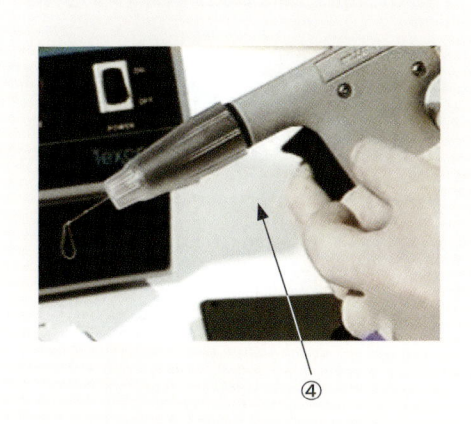

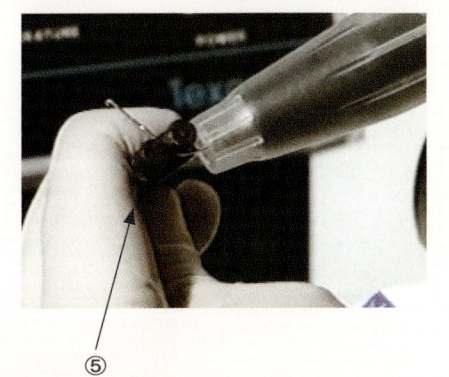

Part 4　根管充塡のテクニックを学ぶ

③防熱用シールド（Ⅲ）を装着する．プランジャーリリースボタン（③'）を押しながらプランジャー（③"）を引き，**根管充塡材（GP またはレジロン）を装塡**する．
④トリガーを握り根管充塡材を試しにノズルから少し出してみる（ノズル内の根管充塡材の温度は，設定温度より低くなっていることを考慮する）．
⑤ノズルを根管の**挿入方向に応じて曲げておく**．何度も曲げると破損してしまうので注意する必要がある．

最新の根管充塡用装置

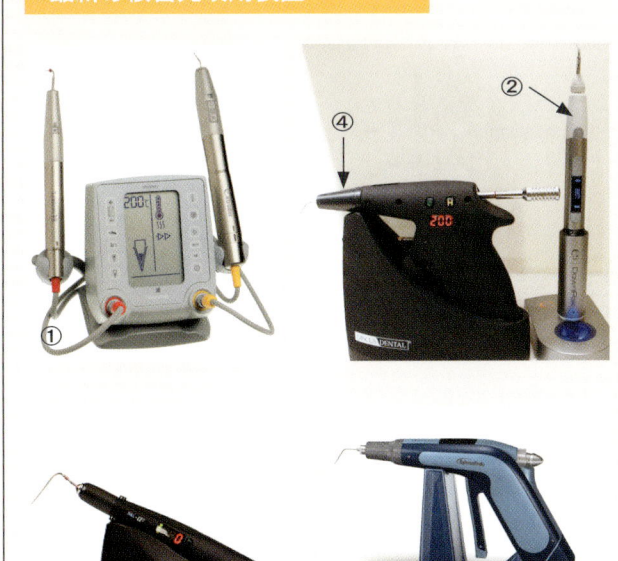

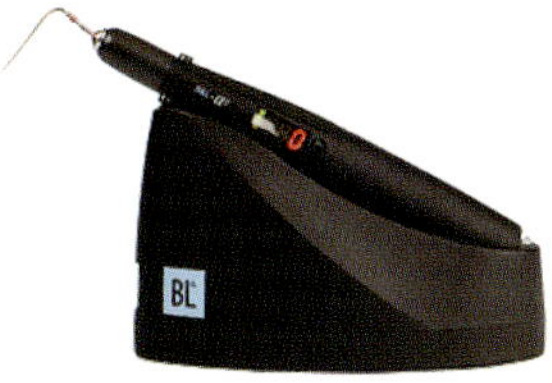

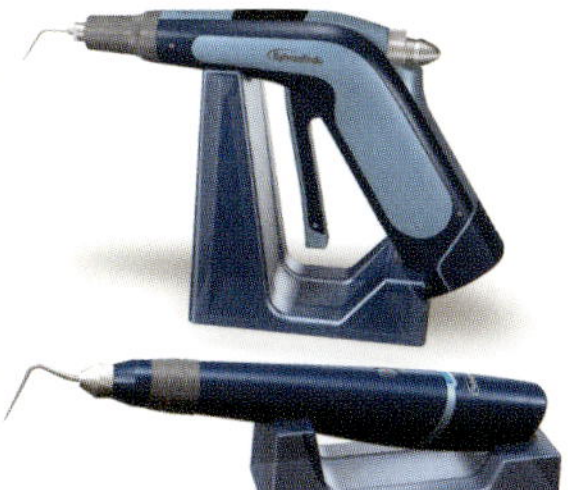

近年，Elements Obturation unit（①）や Down-Pak（②），Super Endo-Alpha 2（③）など System B の改良版ともいえる根管充塡用装置が発売された．前者は System B と backfilling 用の Obtura gun が 1 つになった装置で，後者は System B 単体がコードレスかつコンパクトになり，SS 製のプラガーに加え湾曲根管にも追従できるように Ni-Ti 製のプラガーが追加された．また根管充塡時にプラガーに音波振動（100Hz）を与えることができるようになり，根管充塡時のフローを向上させている．

さらに Obtura gun の改良版として Down-Pak と同様にコードレスかつコンパクトになり gun の先端部も高温にならないように開発された HotShot（④）が登場した．米国ではすでに非常に人気を集めている．日本では B&L 製の Super Endo-Beta として輸入されている．

また，Elements Obturation unit が分裂し，コードレス化した System B Cordless Pack unit と Fill unit（⑤）も発売されている．前者は SystemB のコードレス版で瞬時に加熱・冷却ができるようになった．後者は軽量化されたコードレスのオブチュラ版である．

How to Endodontics

3-⑥ 加熱垂直加圧充填法の手順

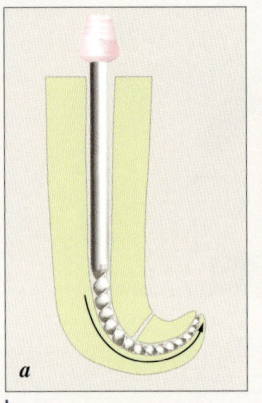

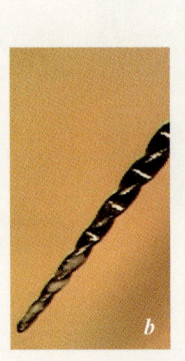

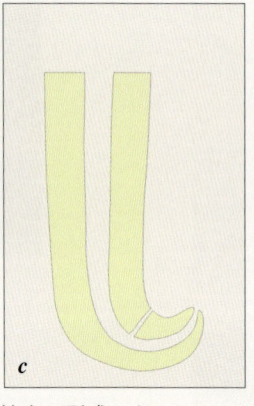

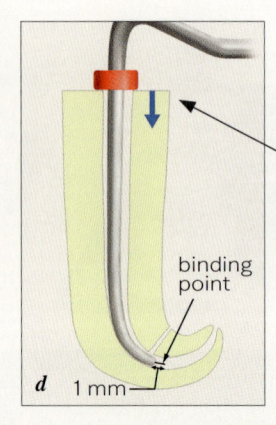

a：#20/.06手用GTファイルで根尖部根管を拡大し形成した．
b：ファイルの先端部に切削片が付着したので根尖部根管が形成されたことを示す（根管形成最終ファイルが決定する．アピカルゲージで作業長部径が#20と仮定）．
c：根管充填前の根管．
d：Sysetm B用プラガーを一度根管内へ挿入し試適する．根管壁にぶつかる（binding point）1mm手前にラバーストップを設定する．この位置で加熱を停止することにより，余熱で根尖方向にプラガーが惰性で進み三次元的に加圧される．GP冷却時の収縮も抑える働きがある．

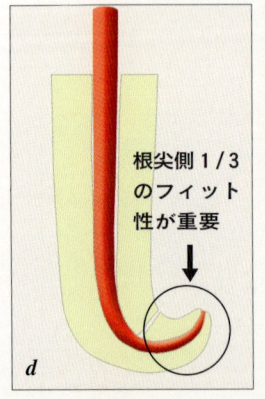

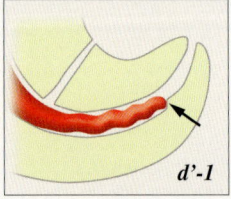

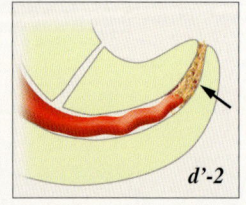

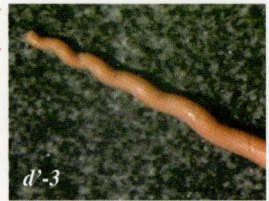

d：最終ファイルと同じテーパーと先端径のマスターポイントを試適する．連続的なテーパー状の根管全体で根管充填材を受け止めていることが重要である（丸部）．
d'：根管からポイントを引き抜き，変形がないことを確認する．作業長までポイントが挿入できれば根管壁のテーパーとポイントのテーパーが合致して根管壁全体でポイントを支えるので変形はない．しかし途中に障壁（矢印）があるとポイントはゆがんだ状態で根管からでてくる．

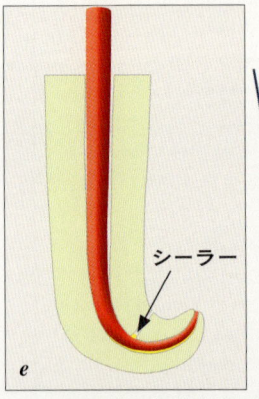

e：マスターポイント（GPやレジロン）をシーラーのキャリヤーとして使い根管内全体に塗布する．

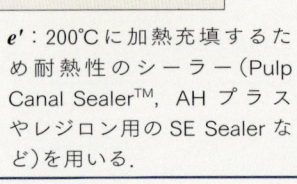

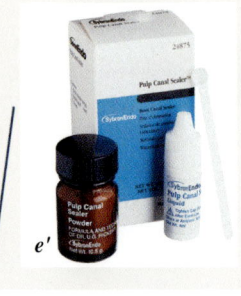

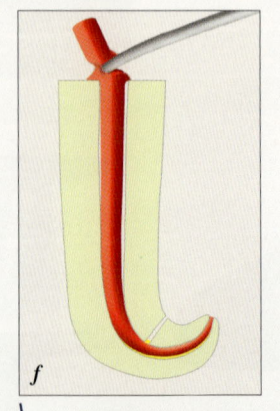

e'：200℃に加熱充填するため耐熱性のシーラー（Pulp Canal Sealer™, AH プラスやレジロン用のSE Sealerなど）を用いる．

f：根管口から突き出ているGPポイント部を加熱したプラガーで切断する．そうしないと複数根管の場合は根管充填時に絡み合い操作効率が悪化する．

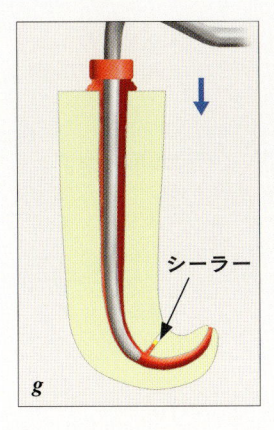

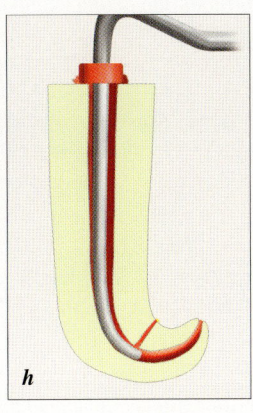

Part 4 根管充填のテクニックを学ぶ

g：リングスイッチを押して加熱したプラガーを根管内に挿入する．2～3秒かけたペースでラバーストップ（binding point）まで根管充填材を加熱させていく．プラガーをラバーストップの位置まで挿入できたらリングスイッチから指を離し惰性で根尖方向に加圧し続ける．
h：プラガーが制止したら，およそ5～10秒間根尖方向に軽く加圧した状態で根管充填材が冷却するのを待つ．

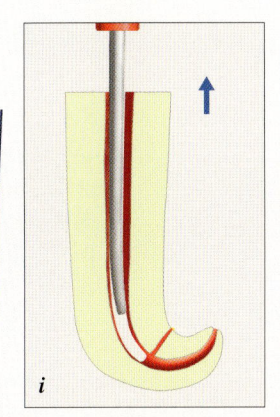

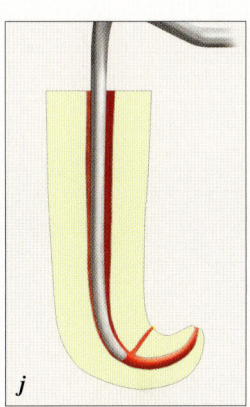

i：再度，1秒間リングスイッチを押してプラガー周囲の根管充填材を溶かし分離させ，その間にプラガーを素早く引き抜く．加熱した状態のプラガーを根管内に放置すると再度根管充填材が膨張しはじめるので速やかに行う．プラガーは先端部から末端方向に加熱されるようにできているので，すぐに抜き取ることができる．
j：室温用のプラガー（S-コンデンサーやブキャナン ハンドプラガー）を用いて根管内に残された根管充填材の形態を整える．ポスト形成するのであればこれで終了であるが，残りの歯冠側根管部を根管充填していく場合は Obtura gun などにより根管充填（backfilling）することが一般的である．すなわち，この後200℃で加熱軟化した根管充填材を流し込む（thermoplasitic injection）．この場合，歯冠側根管部の根管充填に備えて Obtura のノズルがスムーズに挿入できるようにする．

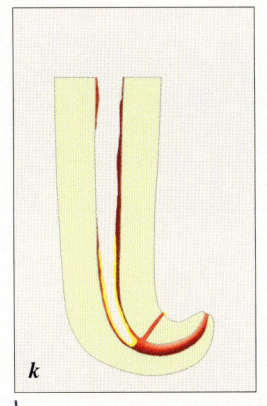

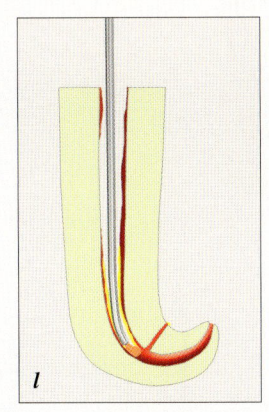

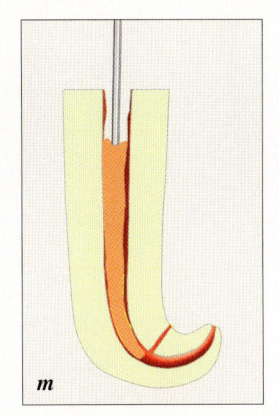

k：歯冠側根管の根管充填前の状態（backfilling 前）．
l：Obtura のノズルを根管内に挿入する．根尖部に充填した根管充填材の末端部と接触できたら3秒程度待ち，ノズルからの熱を周囲の根管充填材に伝導させる．このとき，ノズルの径が S-コンデンサーなどのプラガー径と同じかそれ以下であれば根尖側根管充填材の末端部と接することができる．そうでないと気泡が入る可能性がある．
m：Obtura の引き金を引き backfilling して歯冠側の根管充填をしていく．このときノズルが歯冠側へ押し戻されてくれば（back pressure を感じれば），適切に加圧された根管充填がなされている目安となる．

153

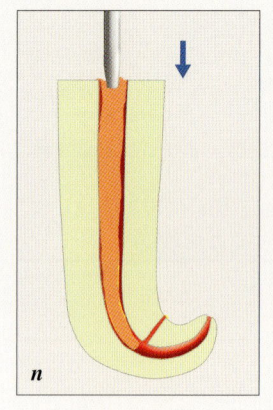

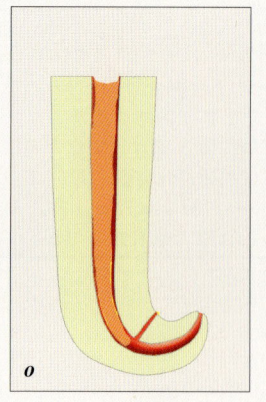

n：さらに，室温用のプラガーを用いて根管充填材が軟らかいうちに加圧する．最初に細い方のプラガーを用いて根尖側の根管充填材を加圧し，次に反対側の太いプラガーで歯冠側のそれを根管口付近まで加圧成型する（30秒程）．
o：backfilling 完了．臼歯部では根管口から 1 mm アンダーに，前歯部では CEJ の位置まで根管充填することが理想的である．とくに余剰な GP ポイントはプラガーを加熱させ切断するとよい．最後は垂直に室温用のプラガーで加圧すると封鎖性を向上させることができる[39]．レジロンで根管充填を行うと，光重合40秒で Epiphany® シーラーを速やかに硬化させることができる．デュアルキュアなので化学重合では約45分要する．

このように，Continuous Wave of Condensation Technique（CWCT）は Schlider の方法と比較するとシステマチックに改良された根管充填方法といえる．テーパーのついた System B プラガーからの加圧により，側枝などの細かな場所にも根管充填材を浸透させることができる．しかも側方加圧充填法と比較して根管封鎖性が高く[17,40]，緊密に充填することができる[41]．**根管充填の緊密性が低いと成功率は有意に低下する[42]**．

イスムスのある根管の根管充填

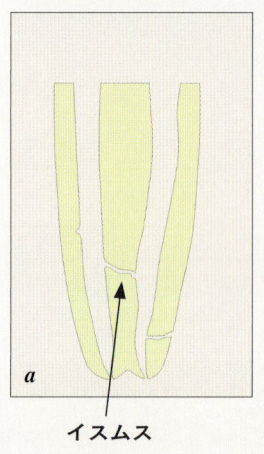

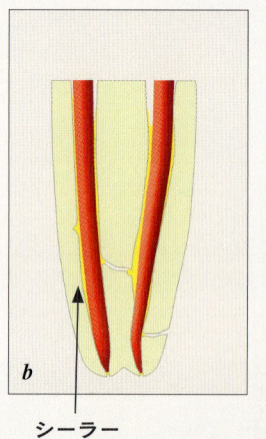

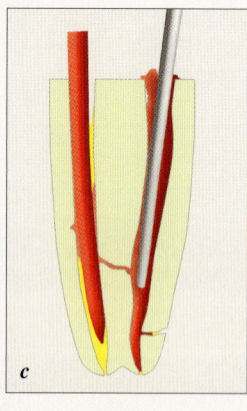

a：イスムスで結ばれる根管充填前の複根管歯．
b：マスターポイントの挿入．
c：不適切な CWCT による根管充填．System B のプラガーを挿入していない方のマスターポイントがイスムスからの根管充填材により浮き上がってしまう．

d：適切な CWCT による根管充填．片側のマスターポイントを別のプラガーで抑えながら根管充填する．
e：残りの根管を CWCT により根管充填する．
f：CWCT による根管充填後．この後は backfilling に続く．

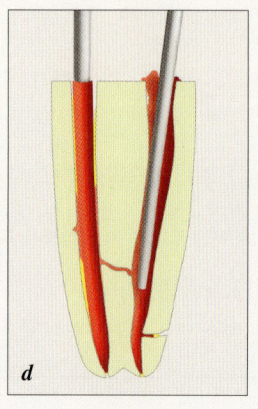

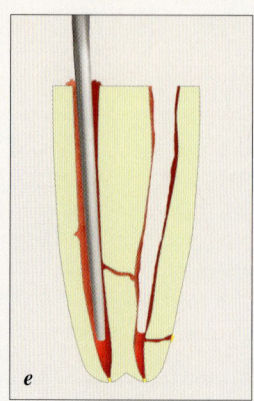

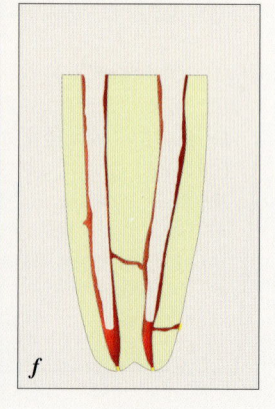

Part 4 根管充填のテクニックを学ぶ

典型的な根管形態をもつ大臼歯に根管充填した症例

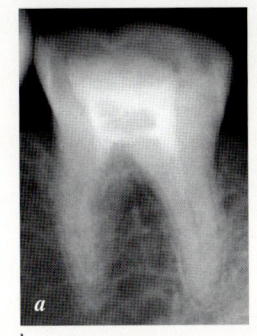

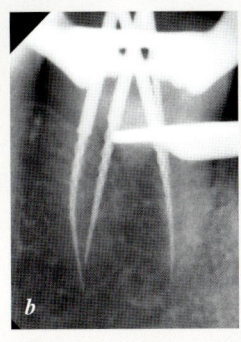

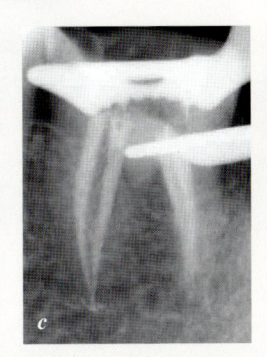

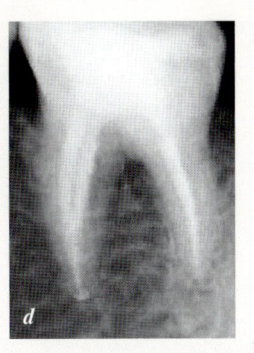

a：術前の┌6．*b*：根管形成確認のためファイル試適．近心頬側・舌側根管は根尖付近で交わり1根管になっている．*c*：根管充填後のエックス線写真．根尖側では細く，歯冠側にいくに従い太くなる連続的なテーパー状の根管充填が認められる．*d*：ファイバーコアによる支台築造後のエックス線写真．

直線根管の側枝にも根管充填した症例

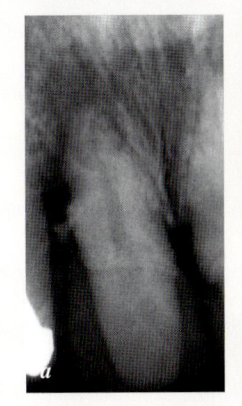

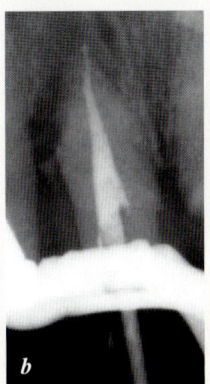

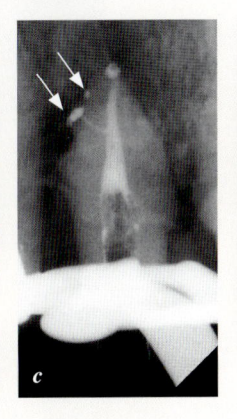

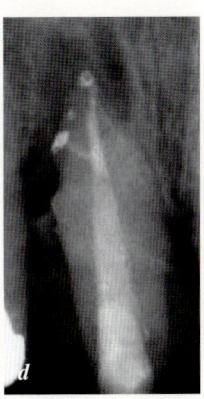

a：術前の1｜．*b*：GPポイントとPulp Canal Sealer™を挿入（この段階では側枝には充填されていない）．*c*：根管充填後のエックス線写真．System BとObturaにより軟化したGPが三次元的に加圧され側枝（矢印）にも根管充填できたことが確認できる．*d*：ファイバーコアによる支台築造．

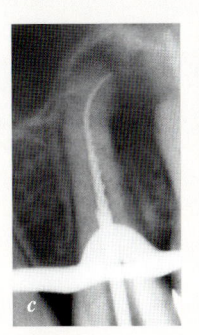

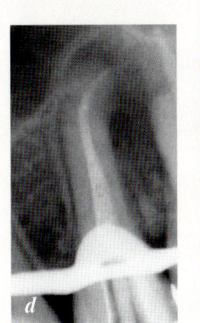

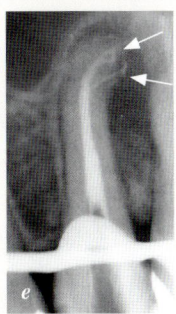

湾曲根管の側枝にも根管充填した症例

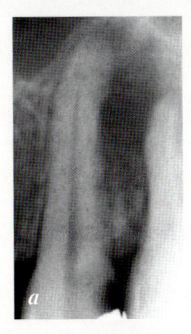

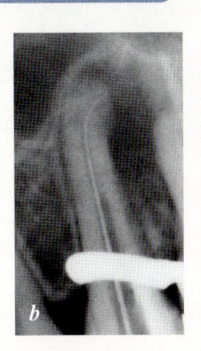

a：術前の｜5．エックス線透過像を根尖方向と遠心側に認める．*b*：Negotiation終了後のエックス線写真．穿通を確認するため#10Kファイルを試適．約45度の湾曲根管である．*c*：根管形成の確認のエックス線写真．#20/.08GTファイルで根管形成した．Negotiationで穿通した根管をきれいに追従している．*d*：GPとPulp Canal Sealer™を根管内に挿入．マスターポイントは作業長まで届いている．加熱と加圧がないのでまだ側枝には充填されていない．*e*：根管充填後のエックス線写真．System BとObturaにより軟化したGPが三次元的に加圧され，側枝（矢印）にも根管充填できたことが確認できる．

How to Endodontics

作業長アンダーの根管形成でも作業長まで根管充填した症例

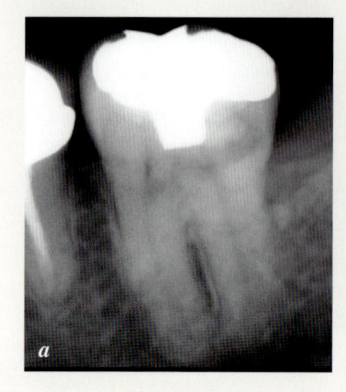

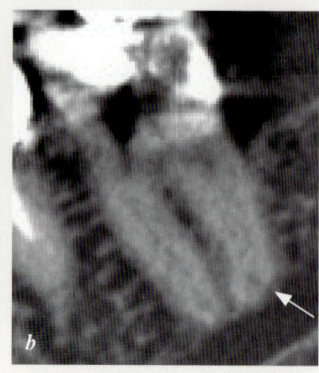

a：術前の7⏋のエックス線写真．
b：頬舌方向からみた CT 画像．遠心根管は根尖付近で遠心に湾曲している（矢印）．また下歯槽神経に接していることがわかる．

c：#10K ファイルで Negotiation を開始し，ファイルを試適した状態でエックス線撮影した．遠心根管は作業長まで到達していない．患者は歯科医師で，本人の希望により遠心根管は穿通しないように依頼があった．

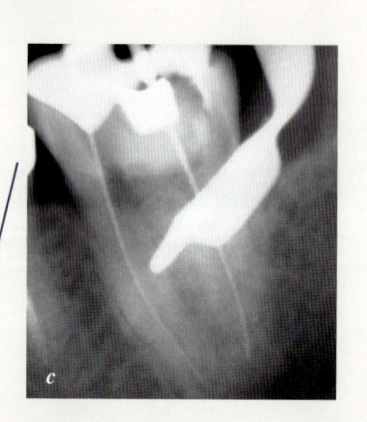

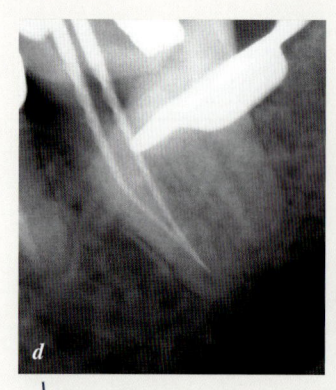

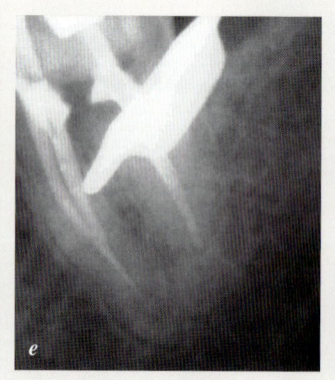

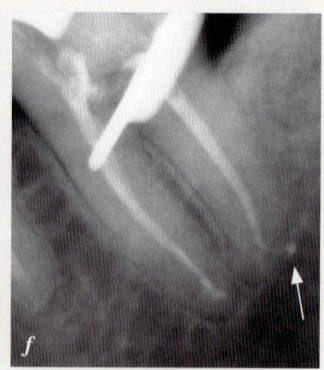

d：続いて GT ファイルにて根管形成し，近心根管に #20/.06GT ファイルを試適しエックス線写真を撮影した．根尖側 1/3 付近で 2 根管は 1 根管に癒合していた．
e：ProUltra PIEZOFLOW にて各根管につき 1 分ほど洗浄し，残存歯髄の溶解を試みた．そして AH プラスとともに GP ポイントを根管に挿入しエックス線写真を撮影した．遠心根管は作業長まで GP ポイントは到達していない．
f：System B と Obtura により CWCT で根管充填した．根管充填後のエックス線写真である．遠心根管のファイルが届かなかった領域も洗浄により歯髄組織は除去され，そして垂直加圧により根尖孔まで根管充填されていることが確認できた（矢印）．

Part 4 根管充塡のテクニックを学ぶ

EndoVacと垂直加圧により根尖部まで根管充塡した感染根管症例

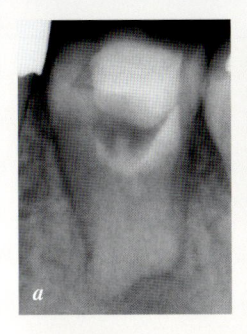

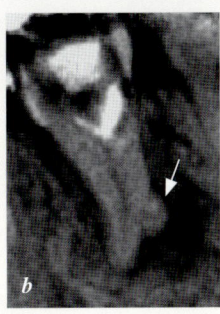

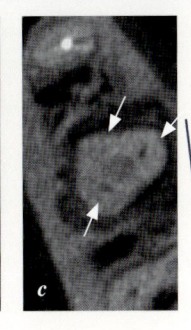

a：術前の6⎿のエックス線写真.
b：頬舌方向からみた CT 画像．近遠心根管は根尖付近で湾曲している．とくに遠心根管は90度以上に湾曲していた（矢印）．
c：歯根水平断面 CT 画像では3根管認める（矢印）．

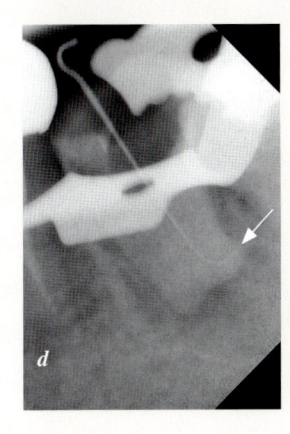

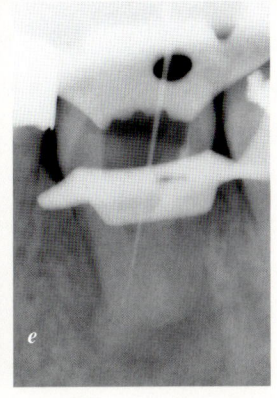

d：#10K ファイルで Negotiation を開始し，遠心根管にファイルを試適した状態でエックス線撮影した．90度以上湾曲していることがわかる．
e：近心舌側根管も同様にファイル試適しエックス線写真を撮影した．大きな湾曲は認められない．そして湾曲している近心頬側根管も #10K ファイルにて穿通を完了させた．

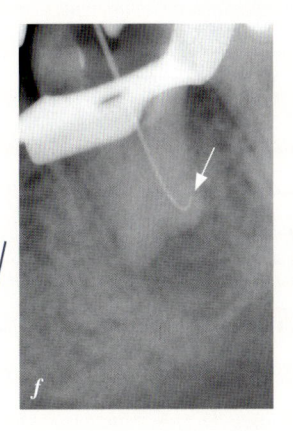

f：続いて，ProTaper にて根管形成し遠心根管に S1 ファイルを試適しエックス線写真を撮影した．湾曲根管に追従していることがわかる．

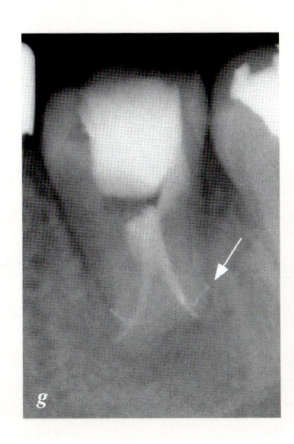

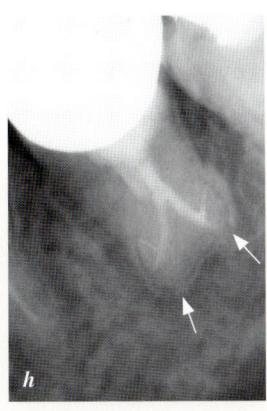

g：EndoVac により洗浄し AH プラスと System B と Obtura にて根管充塡し，エックス線写真を撮影した．遠心根管には根尖分岐を認め，アクセスできなかった分岐根管までも根管充塡できたことがわかる．
h：根管充塡後1年のエックス線写真．根尖部にあった透過像は消失し，白線を認めるまで回復したことがわかる（矢印）．

4．MTA による根管充填

　ガッタパーチャ（GP）以外での根管充填（根尖封鎖）は，歴史的には1959年に Granath が根未完成歯に水酸化カルシウムを用いて根尖を封鎖させたのが最初である[43]．水酸化カルシウムで根尖を封鎖するには複数回の来院が必要で，2年以上かかる場合もあり治療を中断するケースも多い．さらに，長期の貼薬により歯質が弱まり歯根破折が誘発される[44〜47]．しかし MTA での根管充填ではたった1回の処置で根尖が封鎖されるのに1年程しか要しない[48]．さらに MTA は，GP とシーラーによる根管充填よりもはるかに封鎖性がよく，歯質も強化されることが報告されている[49]．圧縮強さはアマルガムよりも若干弱いが，IRM や Super-EBA と同等である．

　MTA による根管充填の適応症は，根尖孔の大きさが #70以上（システム的には System B のプラガー先端径の #50以上）で，難治性の感染根管（根管内に細菌を生き埋めし，根尖孔外に炎症起因物質を出さないように封印することで治ることがある），穿孔をともなう根管（封鎖性が高いので感染源が根管外に出なくなることで治る），である．

　前述したように，封鎖性が高い，セメント質添加，PH が高い，抗菌効果が高い，生物学的適合がよい，などのメリットがあるが，操作性の悪さや高価である点はデメリットといえるが，操作性は慣れることで克服できる．

▶▶▶ MTA による根管充填のテクニック

- MTA の有効性　☞　4-①
- MTA による根管充填の手順　☞　4-②
- MTA による根管充填の臨床例　☞　4-③

MTA による根管充填のテクニック

4-① MTA の有効性

　根尖孔の太さが広くなればなるほど，GP による根管充填では根管を完全に封鎖できなくなる．これは，システム上加圧することが困難になることと（加圧しなければ GP は根管壁と緊密に充填できない），GP 自体の封鎖性の限界があるからである[25]．このようなケースの場合，MTA が推奨される．この理由として，①高い封鎖性があること[50]，②生物学的な適合性が高いこと[51,52]，③親水性であること（逆根管充填材として使用でき，根管内が濡れていても，血液のなかでも硬化する）[53]，④ MTA の表層にセメント質の添加が促されること[54,55]，⑤硬化後の機械的な物性が GP よりも有意に高く歯根破折の予防になるつながること，があげられる．とくに MTA による根管充填後にレジン充填を歯冠側に加えると（築造），封鎖性と耐歯根破折の向上につながるとされる[56]．また，MTA は蒸留水よりクロルヘキシジン（CHX）で練った方が抗菌効果が得られ物性も変わらない[57]のでおすすめである．

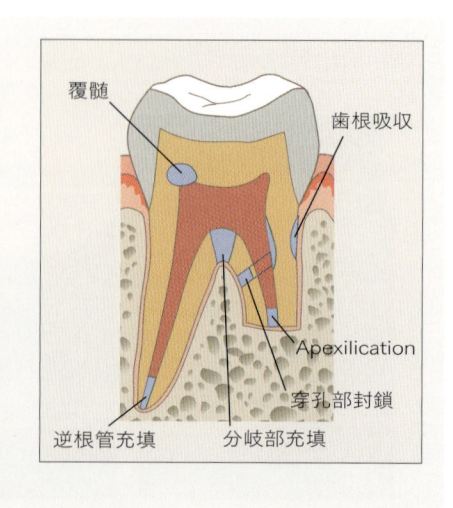

Part 4　根管充填のテクニックを学ぶ

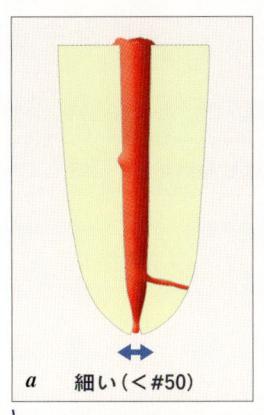

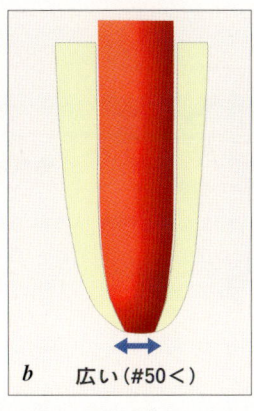

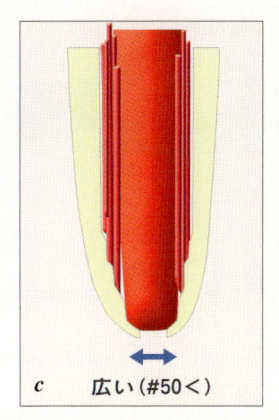

a　細い（＜#50）　　*b*　広い（#50＜）　　*c*　広い（#50＜）

a：作業長部の径が#50より小さければGPやレジロンでも十分な封鎖性が得られる．
b：作業長部の径が太い場合でクラウンダウン法により形成された連続的なテーパー状根管．
c：作業長部の径が太い場合でステップバック法により形成された階段状テーパー根管．いずれも歯質が薄い場合は適切な加圧がかけられないので，GPによる根管充填では封鎖性は乏しい．

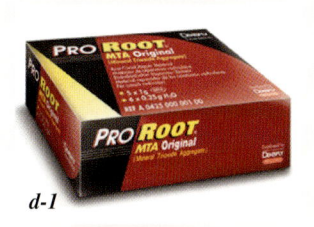

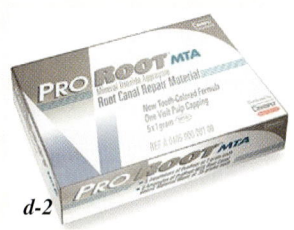

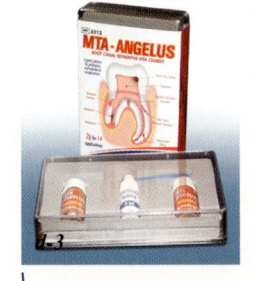

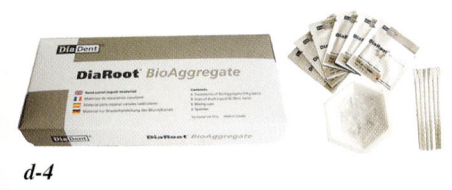

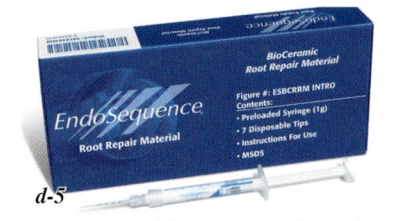

d-1　*d-2*　*d-3*　*d-4*　*d-5*

d：MTAは現在，ProRoot® MTA（White, Gray），MTA-Angelus, Endo Sequence, Bio Aggregateの5種類が発売されている．販売業者によるとWhite MTAとGray MTAではどちらも同じ特性をもっているので変わりはないとのことであるが，硬化時の膨張率がそれぞれ0.1％，1.0％なのでGray MTAの方が封鎖性が高く信頼性があるという報告がある[58]．また，粉液比の大小もこの膨張率に影響を受けないことが報告されている[61]．

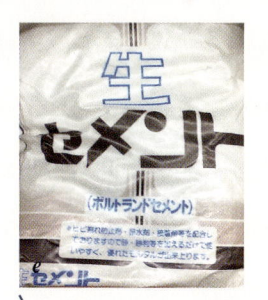

e：Portland cement.

System B用プラガーの径が0.5mmなので，理論的には根尖孔の径が0.5mm以上の場合，GPやレジロンでの根管充填では垂直加圧をかけられない．このような場合，封鎖性も低下するため，#50以上のNi-Ti Kファイルが根管形成後根尖孔を通過してしまう場合はMTAによる根管充填の適応症である．MTAを緩く練り加圧することで側枝にも根管充填することができる．

159

How to Endodontics

4-② MTAによる根管充填の手順

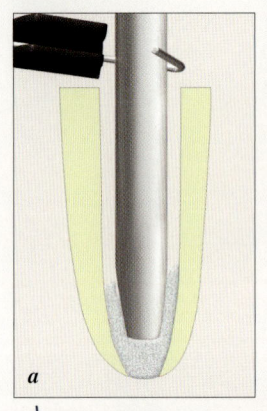

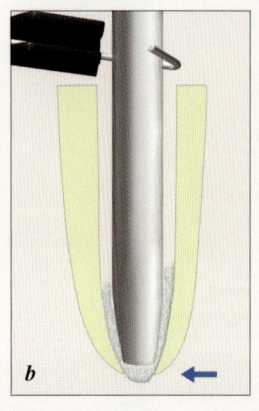

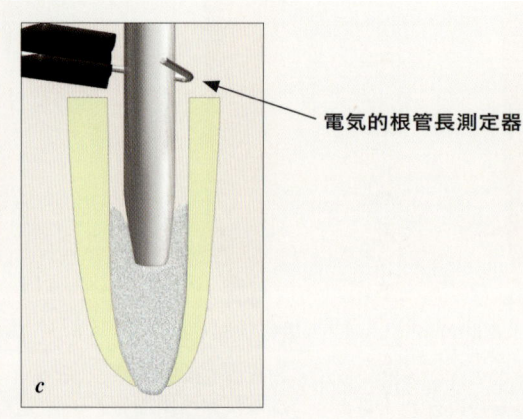

電気的根管長測定器

a：プラガー径と作業長部の径を考慮し，作業長まで届くものを選択する．プラガーに電気的根管長測定器を接続し，少しずつMTAを根管内に運び充填していく．電気的根管長測定器のメーター値を確認しながらMTAを確実に作業長まで到達させる．
b：プラガーの位置が作業長付近まで加圧しながら緊密に充填していく．多少オーバーになっても（矢印）生物学的適合性が高いので問題はない．
c：根尖側から緊密性を確認しながら歯冠側へ充填していく．

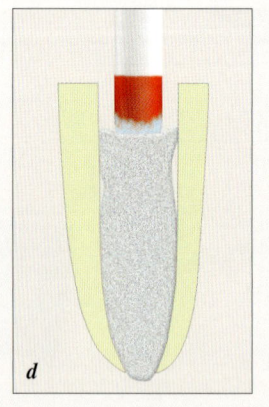

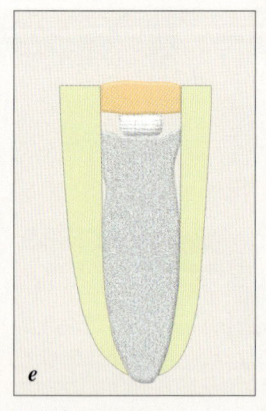

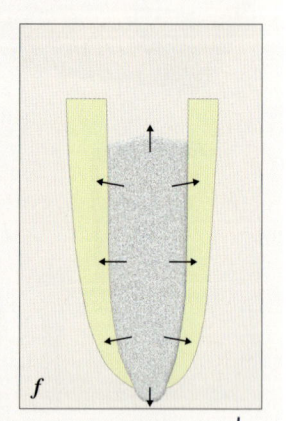

d：根管口付近まで根管充填できたらペーパーポイントの末端部（色がついた太い側）を使い，余剰の水分を吸い取り形態を整える．最後にもう一度，プラガーで垂直に加圧して緊密な充填を確認する．
e：MTAは硬化するのに水分が必要なので，湿綿球を置き仮封（水硬性セメントなどで）する．湿綿球を入れなくても象牙質からの水分で硬化するとの報告もあるが，水硬性セメントを仮封に使う場合は水分が不足することが予測される．このような場合は，湿綿球を入れておいたほうが無難である．
f：MTAは全体的に膨張（0.06～2.56％）[58,61]することで高い封鎖性が得られる（数週間）．数か月後には象牙質と化学的に接着するとされる[62,63]．

4-③ MTAによる根管充填の臨床例

外科処置の失敗を非外科処置で成功させた症例

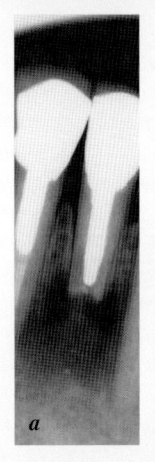

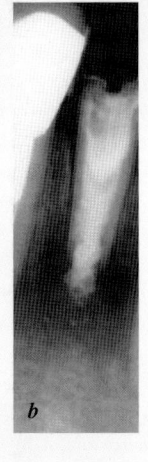

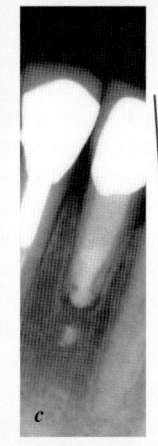

a：術前のエックス線写真．根尖切除術が失敗し紹介を受けた．根尖部に大きなエックス線透過像を認める．この後，ポストを除去した．根尖病変の原因は歯根端ではなく，coronal leakage にあった．
b：感染象牙質を除去し，EDTA でスメア層を除去後，次亜塩素酸ナトリウム（NaOCl）溶液で洗浄，そして MTA を用いて根管充填を行った．若干オーバーに根管充填された．
c：根管充填から 1 年後のエックス線写真．根尖よりオーバーになった MTA は吸収されたようにみえる．根尖透過像も消失したようにみえる．MTA 周囲には透過像がなく，生物学的適合性の高さがうかがえる．

大きな根尖病変を非外科処置により治癒できた症例

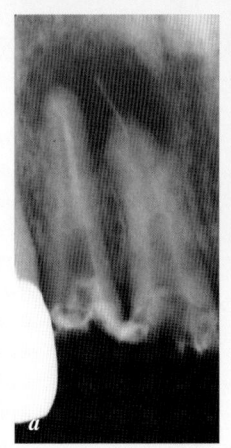

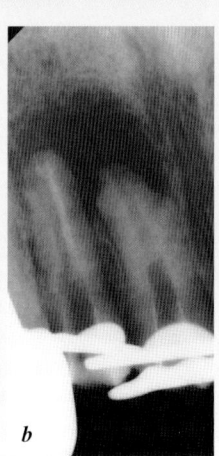

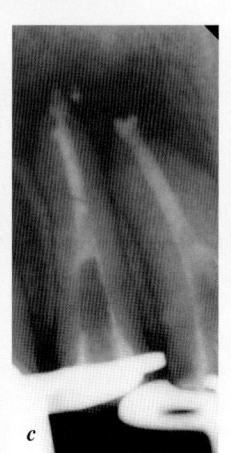

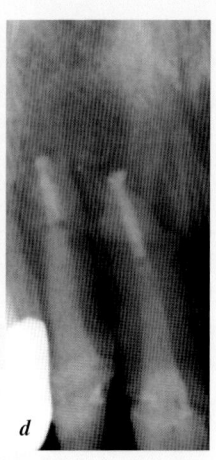

a：術前の 2 1 , 1 の根尖孔から，GP ポイントが飛び出ている．大きな根尖透過像も認める．
b：非外科的に GP を除去した．
c：MTA により根管充填．若干オーバーに充填した．
d：根管充填後 7 か月．根尖透過像は有意に縮小した．

エンド-ペリオ合併症を非外科処置のみで治癒できた症例

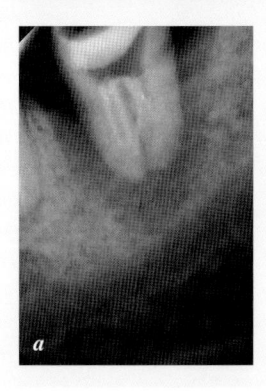

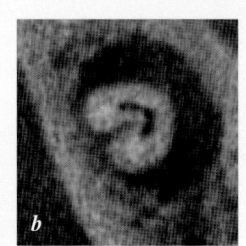

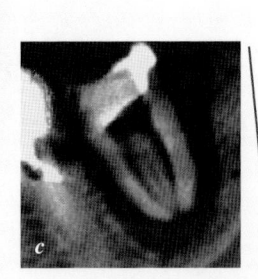

a： 7 の術前エックス線写真．ポケットは全周 7 mm あった．
b：CT 画像（水平断）．ほぼ全周にわたり骨が崩壊している．樋状根である．
c：CT 画像（矢状断）．歯根を支持する骨がない．上下動していた．

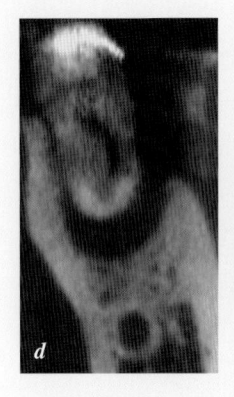

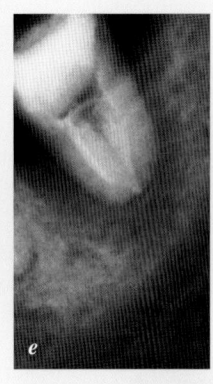

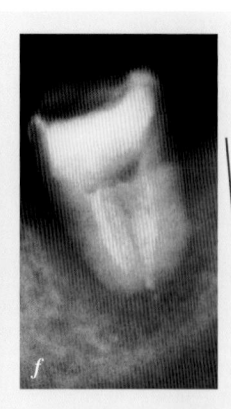

d：CT画像（近遠心断）．とくに舌側の骨が崩壊している．
e：超音波チップで感染象牙質を除去し，NaOCl溶液で30分ほど超音波洗浄した．根管内がきれいになったのでMTAでオーバー気味に根管充填した．
f：根管充填後1か月のエックス線写真．すでに透過像が縮小傾向になった．

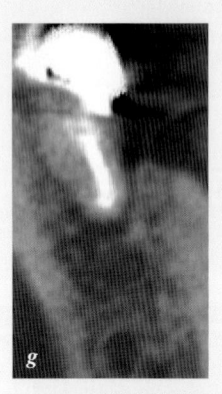

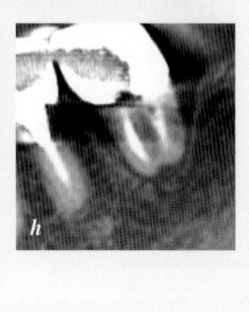

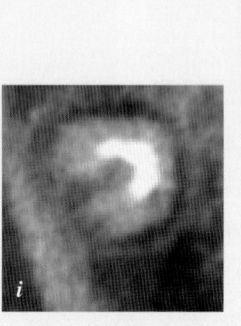

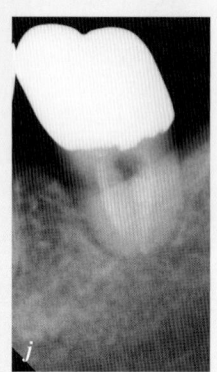

g～i：根管充填後6か月のCT画像．どの断面像からも崩壊していた骨が再生されたことが確認できる．
j：根管充填後6か月のエックス線写真．エックス線写真からも骨の再生が確認できる．MTAによる根管充填では，GPによるものと比較して骨の再生速度は速いように思える．これも生物学的適合性が非常に高いためではないだろうか．

側枝にMTAを根管充填した症例

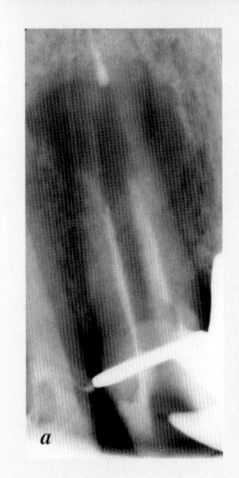

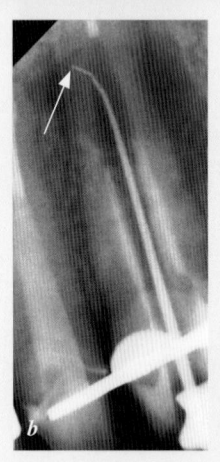

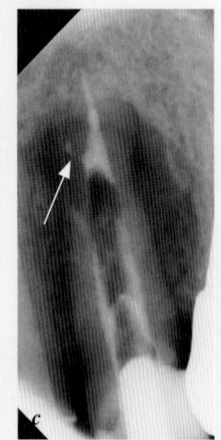

a：術前の|3のエックス線写真．根尖側1/3付近に側枝があり，透過像を認める．
b：エンド用探針を側枝に挿入（矢印）．
c：MTAで側枝に根管充填した（矢印）．

Part 4 根管充塡のテクニックを学ぶ

根尖孔外に出たMTAは吸収する

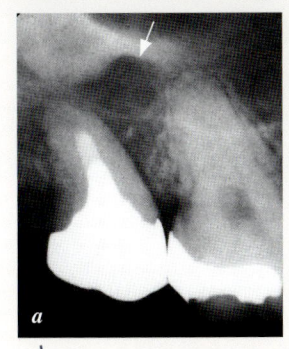

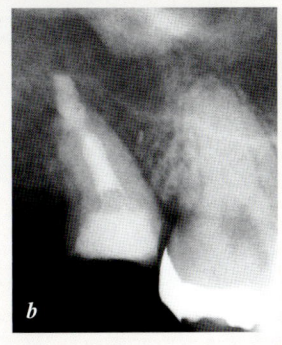

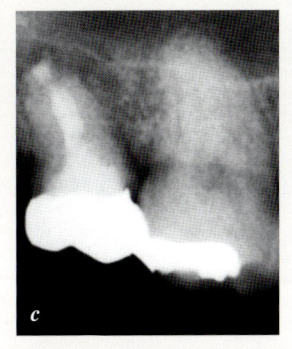

a：術前 7| のエックス線写真．根尖部にエックス線透過像（矢印）を認める．
b：MTAによる根管充塡後のエックス線写真．MTAが根尖孔外に大量にでていることがわかる．
c：根管充塡後1年のエックス線写真．根尖孔外にあったMTAの不透過像は消失した（根管内のMTAのみ残った）．

MTAにより穿孔部と根管を充塡した感染根管症例

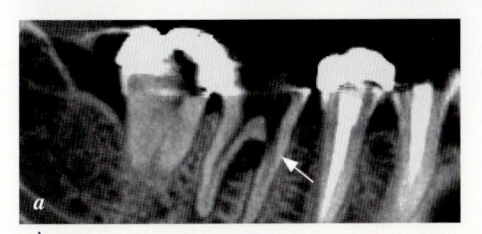

a：術前の頬舌方向からみたCT画像．近心根管の分岐部側に穿孔を認める（矢印）． 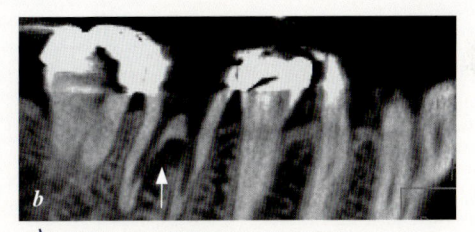
b：術前の頬舌方向から見たCT画像．遠心根管の分岐部側に穿孔を認める（矢印）．

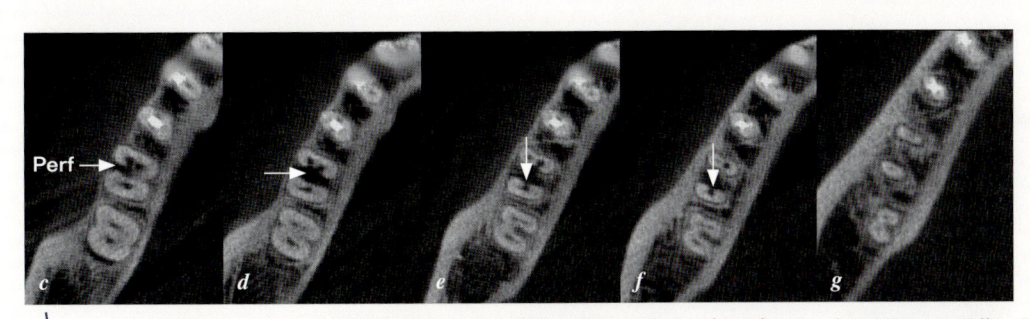

c：水平断面CT画像．近心頬側根管の分岐部側に穿孔を認める（矢印）．*d*：水平断面CT画像．近心舌側根管の分岐部側に穿孔を認める（矢印）．*e*：水平断面CT画像．遠心根管の分岐部側に穿孔を認める（矢印）．*f*：水平断面CT画像．遠心根管の分岐部側根中央部付近まで穿孔を認める（矢印）．*g*：根尖付近の水平断面CT画像．近心頬側根管と舌側根管は根尖側で1つの根管に癒合している．どちらも根尖側には穿孔を認めない．

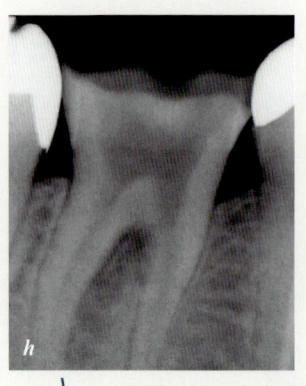

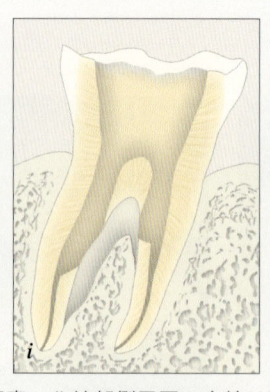

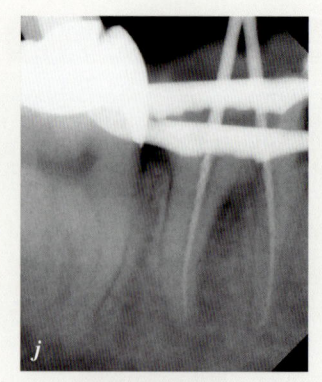

h：術前のエックス線写真．分岐部側周囲の白線は消失し，透過像を認める．
i：6̄の状態を示すイラスト．全体で3か所（近心頬側・近心舌側・遠心根管）の穿孔を認めた．
j：作業長を測定しGTファイルにて根管形成した．#20/.08GTファイルを根管に試適してエックス線写真を撮影した．

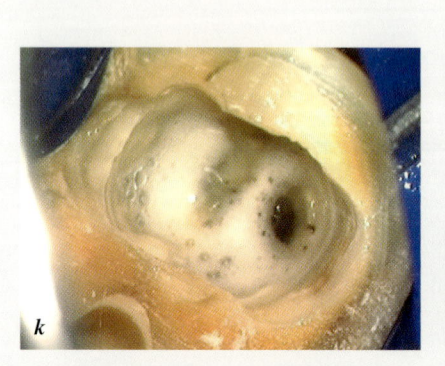

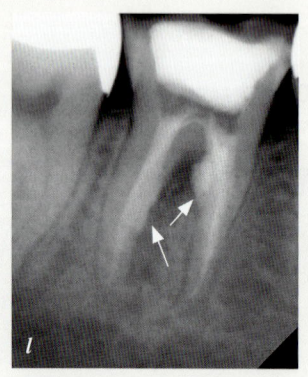

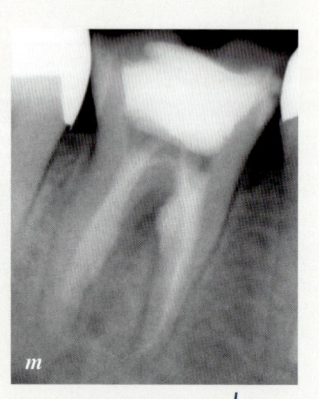

k：その後，半導体レーザーで根管内に入り込んだ肉芽組織を除去し，NaOCl溶液を30分ほど根管内につけて殺菌および軟組織を溶解した．
l：MTAにより穿孔部を含め根管充填した．エックス線写真で穿孔部にもMTAが充填されたことが確認できる（矢印）．
m：根管充填後1か月．根分岐部の透過像が多少薄くなってきた．

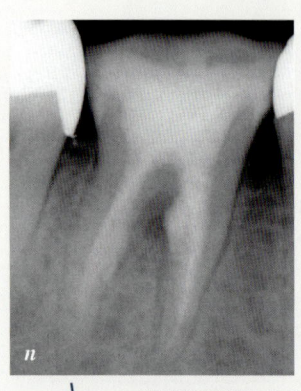

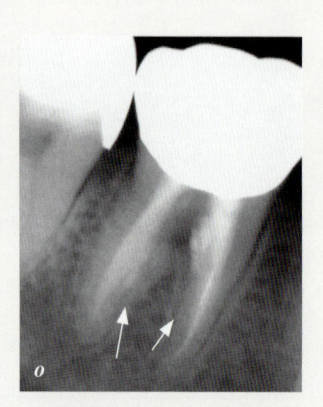

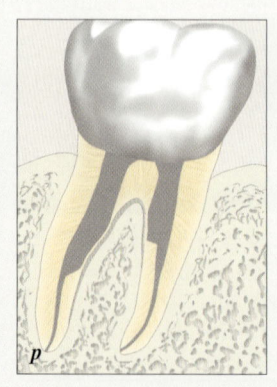

n：根管充填後2か月．打診が消失してきたのでファイバーコアにて築造した．根分岐部遠心側の透過像が顕著に消失してきた．この後，補綴処置がなされた．
o：根管充填後1年．根分岐部の透過像は消失し，白線も明瞭に認められる（矢印）．
p：MTAで根管充填後1年の状態を示すイラスト．セメント質により穿孔部が封鎖され，骨が再生されたようにみえる．

MTAで根管充填した感染根管症例

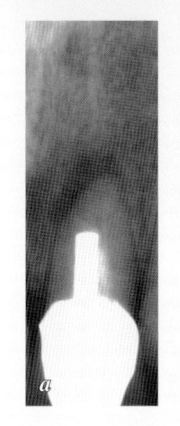

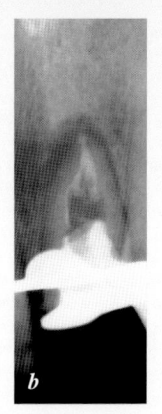

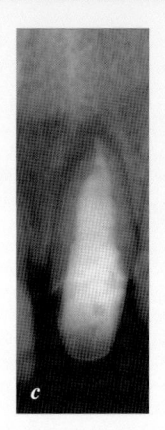

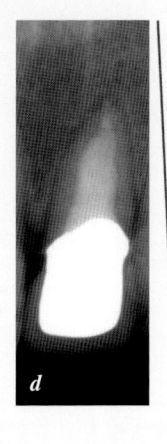

a：術前のエックス線写真．唇側のサイナストラクトと根尖透過像を認めた．根管充填材は欠如していて，ポスト部も根管からずれており，coronal leakageも顕著に認めた．***b***：感染象牙質を超音波チップで除去した．その後，EDTAでスメア層を除去しNaOCl溶液にて十分根管洗浄した．そしてMTAにて根管充填した．***c***：根管充填後1週間でサイナストラクトも消失したのでファイバーコアにて築造し，エックス線写真を撮影した．根管充填後1か月ほどで根尖部の圧痛も消失したので，補綴処置された．***d***：根管充填後3か月でのエックス線写真．術前にあった根尖透過像はほぼ消失した．

MTAで根管充填した根未完成歯

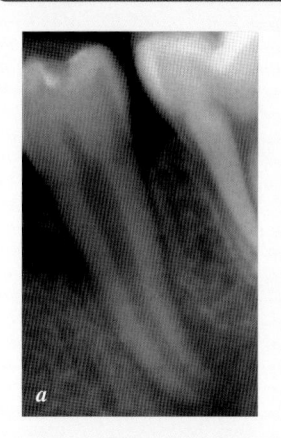

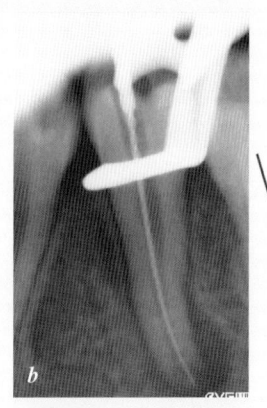

a：術前のエックス線写真．根尖が未完成な歯（open apex）で根尖透過像を認めた．***b***：根未完成歯のため根管最大狭窄部がないので，根尖孔を作業長に設定し，確認のためにエックス線写真を撮影した．そして，感染象牙質を超音波チップで除去し，根管内にEDTA溶液を入れ超音波振動させスメア層を除去，その後NaOCl溶液にて30分ほど洗浄した．

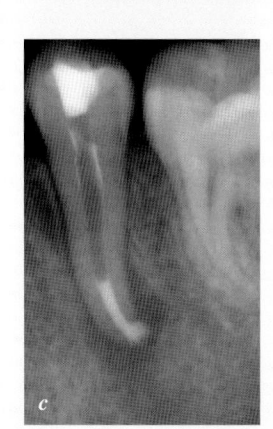

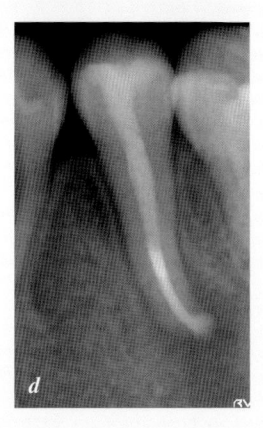

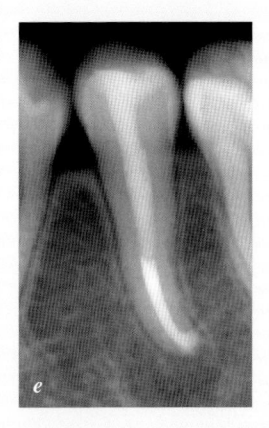

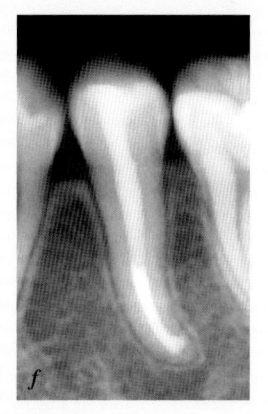

c：根管洗浄後即座にMTAにてオーバー気味に根管充填した．そして1週間後にファイバーにて築造した．***d***：根管充填後1か月のエックス線写真．根尖透過像は消失傾向になりつつある．***e***：半年後のエックス線写真．術前にあった根尖透過像は消失した．根尖も閉鎖してきているようにみえる．***f***：根管充填後12か月のエックス線写真．根尖部根管が伸びて根尖は完全に閉鎖されたようにみえる．白線も認める．

おわりに

　根管充填の目的を野球に例えると，9回裏までリードしているゲームを守り抜き「閉める(shut out)」ことである．勝っているゲームを「閉める」には防御率のよい安定したピッチャーを使い，相手の攻撃に対しての「守り」を厚くすることである．根管治療も同様で，Cleaning & Shaping までがうまくいったのなら，歯を細菌や歯根破折から守るために，封鎖性のよい安定した根管充填法を選択し防御を厚くすることが重要になる．根管治療の成功にもっとも影響するステップは感染除去の点から Cleaning & Shaping である．しかし，長期的に根管治療の成功を維持するステップは根管充填の封鎖性と耐久性にかかっている．すなわち細菌に対する感染防御をいかに根管充填法と材料の特性で守りぬくか，さらには咬合圧から歯根破折を防げるかが重要である．

　根管治療に勝利するポイントは，根管充填材による根管の緊密な封鎖につきる．さらに長期予後が良好であるためには，根管が二度と感染しないように，封鎖性が経時的にも安定していることが重要である．すなわち術後，長年の咬合圧に耐え(亀裂が生じないように)，根管壁と根管充填材の間に侵入してくる細菌の漏洩を許さない(根管充填材と根管壁象牙質が化学的に接着するくらいの「バリア」となって漏洩から守る)こと，この状態を長期維持できるだけの強度と耐久性のある接着力(封鎖力)を備えた根管充填が理想である．このためには適合のよい補綴物を装着することはいうまでもないが，それ以前に支台築造のクオリティーがものをいう．支台築造に大切なのは根管充填の目的と同様に，細菌の漏洩を確実に shut out し，緊密に象牙質と接着できることである．また，同時に歯根と歯冠を頑丈につなぎ合わせ，咬合圧を歯根に均質に分散させ咬合圧に耐えられるように歯質強化にも貢献していかなければならない．米国の歯内療法専門医は支台築造を行うところまで許されていることからもわかるように，この処置は歯冠側の根管内を形成しポスト部で埋めるので，根管充填の一部と考えるべきである．勝っているゲームを9回裏で逆転されないように，最後の「詰め」に十分注意しなければならない．

　支台築造には「封鎖性の向上」と「歯根破折を予防」する観点から，鋳造金属性ポストとセメントによるものよりもレジンとグラスファイバーによるものが推奨される[59]．近年，とくに象牙質への「接着技術」が向上していることから，根管充填材も「ガッタパーチャ」から「レジン系(レジロン)」や「MTA 系」の材料など封鎖性の高いものへ移行する日も遠くないように思われる．

参考文献

1. Figini L, Lodi G, Gorni F, Gagliani M. Single Versus Multiple Visits for Endodontic Treatment of Permanent Teeth : A Cochrane Systematic Review. J Endod 2008；34(9)：1041-1047.
2. Molander A, Warfvinge J, Reit C, Kvist T. Clinical and Radiographic Evaluation of One and Two-visit Endodontic Treatment of Asymptomatic Necrotic Teeth with Apical Periodontitis : a Randomized Clinical Trial. J Endod 2007；33(10)：1145-1148.
3. Bobotis HG, Anderson RW, Pashley DH, Pantera EA Jr. A microleakage study of temporary restorativematerials used in endodontics. J Endod 1989；15(12)：569-572.
4. Ricucci D, Siqueira Jr JF, Bate AL, Ford TRP. Histologic Investigation of Root Canal-treated Teeth with Apical Periodontitis : A Retrospective Study from Twenty-four Patients. 2009；35：493-502.
5. Grossman L. Endodontics, ed 11, Philadelphia : Lea & Febiger, 1988.
6. Wennberg A, Ørstavik D. Adhesion of root canal sealers to bovine dentine and guttapercha. Int Endod J 1990；23(1)：13-9.
7. Gogos C, Economides N, Stavrianos C, Kolokouris I, Kokorikos I. Adhesion of a new methacrylate resin-based sealer to human dentin. J Endod 2004；30(4)：238-240.
8. Lee KW, Williams MC, Camps JJ, Pashley DH. Adhesion of endodontic sealers to dentin and gutta-percha. J Endod 2002；28(10)：684-688.
9. Tagger M, Tagger E, Tjan AH, Bakland LK. Measurement of adhesion of endodontic sealers to dentin. J Endod 2002；28(5)：351-354.

10. Venturi M. Prati C, Capelli G, Falconi M, Breschi L. A preliminary analysis of the morphology of lateral canals after root canal filling using a tooth-clearing technique. Int Endod J 2003；36(1)：54-63.
11. Çobankara FK, Altinöz HC, Erganiş O, Kav K, Belli S. In Vitro Antibacterial Activities of Root-Canal Sealers By Using Two Different Methods. J Endod. 2004；30(1)：57-60.
12. Eldeniz AU, Mustafa K, Ørstavik D, Dahl J E. Cytotoxicity of new resin-, calcium hydroxide- and silicone-based root canal sealers on fibroblasts derived from human gingiva and L929 cell lines. nt Endod J 2007；40(5)：329-337.
13. Saleh IM, Ruyter IE, Haapasalo M, Ørstavik D. The effects of dentine pretreatment on the adhesion of root-canal sealers. Int Endod J 2002；35(10)：859-866.
14. Pécora JD, Cussioli AL, Guerişoli DM, Marchesan MA, Sousa-Neto MD, Brugnera Júnior A. Evaluation of Er：YAG Laser and EDTAC on Dentin adhesion of six endodontic sealers. Braz Dent J 2001；12(1)：27-30.
15. Rahimi M, Jainaen A, Parashos P, Messer HH. Bonding of Resin-based Sealers to Root Dentin. J Endod 2009；35(1)：121-124.
16. Çobankar FK, Adanir N, Belli S. Evaluation of the influence of smear layer on the apical and coronal sealing ability of two sealers. J Endod 2004；30(6)：406-409.
17. Gomes BPFA, Berber VB, Montagner F, Sena NT, Zaia AA, Ferraz CCR, Souza-Fillbo FJ. Residual effects and surface alterations in disinfected gutta-percha and Resilon cones. J Endod 2007；33(8)：948-951.
18. Siqueira JF Jr, da Silva CH, Cerqueira MDD, Lopes HP, de Uzeda M. Effectiveness of four chemical solutions in eliminating Bacillus subtilis spores on gutta-percha cones. Endod Dent Traumatol 1998；14(3)：124-126.
19. Epley SR, Fleischman J, Hartwell G, Cicalese C. Completeness of root canal obturations：Epiphany techniques versus gutta-percha techniques. J Endod 2006；32(6)：541-544.
20. Shipper G, Ørstavic D, Teixeira FB, Trope M. An evaluation of microbial leakage in roots filled with a thermoplastic synthetic polymer-based root canal filling material（Resilon）. J Endod 2004；30(5)：342-347.
21. Teixeira FB, Thompson JY, Trope M. Fracture resistance of roots endodontically treated with a new resin filling material. J Am Dent Assoc 2004；135(5)：646-652.
22. Muñoz HR, Saravia-Lemus GA, Florián WE, Lainfiesta JF. Microbial leakage of Enterococcus faecalis after post space preparation in teeth filled in vivo with RealSeal versus Gutta-percha. J Endod 2007；33(6)：673-675.
23. Bowman CJ, Baumgartner JC. Gutta-percha obturation of lateral grooves and depressions. J Endodon 2002；28(3)：220-223.
24. Gilhooly RM, Hayes SJ, Bryant ST, Dummer PM. Comparison of lateral condensation and thermomechanically compacted warm alpha-phase gutta-percha with a single cone for obturating curved root canals. Oral Surg Oral Med Oral Pathol Oral Radiol Endodon 2001；91(1)：89-94.
25. Wu MK, van der Sluis LW, Wesselink PR. A prelinary study of the percentage of gutta-percha-filled area in the apical canal filled with vertically compacted warm gutta-percha. Int Endod J 2002；35(6)：527-535.
26. Dang DA, Walton RE. Vertical root fracture and root distortion：effect of spreader design. J Endod 1989；15(7)：294-301.
27. Lertchirakarn V, Palamara JE, Messer HH. Load strain during lateral condensation and vertical root fracture. J Endod 1999；25(2)：99-104.
28. Joyce AP, Loushine RJ, West LA, Runyan DA, Cameron SM：Photoelastic comparison of stress induced by using stainless-steel versus nickel-titanium spreaders in vitro. J Endod 1998；24(11)：714-715.
29. Schmidt KJ, Walker TL, Johnson JD, Nicoll BK. Comparison of Nickel-Titanium and Stainless-Steel Spreader Penetration and Accessory Cone Fit in Curved Canals. J Endod 2000；26(1)：42-44.
30. Wilson BL, Baumgartner JC. Comparison of Spreader Penetration During Lateral Compaction of .04 and .02 Tapered Gutta-percha. J Endod 2003；29(12)：828-831.

31. Wilcox LR, Roskelley C, Sutton T. The relationship of root canal enlargement to finger-spreader induced vertical root fracture. J Endod 1997；23(8)：533-534.
32. Sweatman TL, Baumgartner JC, Sakaguchi RL. Radicular temperatures associated with thermoplasticized gutta-percha. J Endod 2001；27(8)：512-515.
33. Buchanan LS. The continuous wave of obturation technique：'centered' condensation of warm gutta-percha in 12 seconds. Dent Today 1996；15(1)：60-62, 64-67.
34. Yared GM, Bou Dagher FE. Apical enlargement. influence on the sealing ability of the vertical compaction technique. J Endod 1994；20(7)：313-314.
35. Villegas JC, Yoshioka T, Kobayashi C, Suda H. Quality of gutta-percha root canal fillings using differently tapered gutta-percha master points. J Endod 2005；31(2)：111-113.
36. Floren JW, Weller RN, Pashley DH, Kimbrough WF. Changes in root surface temperatures with in vitro use of system B HeatSource. J Endod 1999；25(9)：593-595.
37. Venturi M, Pasquantonio G, Falconi M, Breschi L. Temperature change within gutta-percha induced by the System-B Heat Source. Int Endod J 2002；35(9)：740-746.
38. Jung IY, Lee SB, Kim ES, Lee CY, Lee SJ. Effect of different temperatures and penetration depths of a System B plugger in the filling of artificially created oval canals. Oral Surg Oral Med Oral Pathol Oral Radiol Endod 2003；96(4)：453-457.
39. Yared GM, Dagher FB, Machtou P. Influence of the removal of coronal gutta-percha on the seal of root canal obturations. J Endod 1997；23(3)：146-148.
40. Jacobson HLJ, Xia T, Baumgartner JC, Marshall JG, Beeler WJ. Microbial Leakage Evaluation of the continuous wave of Condensation. J Endod 2002；28(4)：269-271.
41. Lea CS, Apicella MJ, Mines P, Yancich PP, Parker MH. Comparison of the obturation density of cold lateral compaction versus warm vertical compaction using the continuous wave of condensation technique. J Endod 2005；31(1)：37-39.
42. Chugal NM, Clive JM, Spångberg LS. Endodtic infection：some biologic and treatment factors associated with outcome. Oral Surg Oral Med Oral Pathol Oral Radiol Endod 2003；96(1)：81-90.
43. Granath LE. Some notes on the treatment of traumatized incisors in children. Odont Rev 1959；10：272.
44. Andreasen JO, Farik B, Munksgaard EC. Long-term calcium hydroxide as a root canal dressing may increase risk of root fracture. Dental Traumatology 18：134, 2002.
45. Andreasen JO, Munksgaard EC, Bakland LK. Comparison of fracture resistance in root canals of immature sheep teeth after filling with calcium hydroxide or MTA. Dent Traumatol 2006；22(3)：154-156.
46. Rosenberg B, Murray PE, Namerow K. The effect of calcium hydroxide root filling on dentin fracture strength. Dent Traumatol 2007；23(1)：26-29.
47. Doyon GE, Dumsha T, von Fraunhofer JA. Fracture resistance of human root dentin exposed to intracanal calcium hydroxide. J Endod 2005；31(12)：895-897.
48. El-Meligy OA, Avery DR. Comparison of apexification with mineral trioxide aggregate and calcium hydroxide. Pediatr Dent 2006；28(3)：248-253.
49. Anonymous. Glossary of endodontic terms. 7th ed. Chicago：American Association of Endodontists, 2003.
50. Martin RL, Monticelli F, Brackett WW, Loushine RJ, Rockman RA, Ferrari M, Pashley DH, Tay FR. Sealing properties of Mineral Trioxide Aggregate orthograde apical plugs and root fillings in an in vitro apexification model. J Endod 2007；33(3)：272-275.
51. Yaltirik M, Ozbas H, Bilgic B, Issever H. Reactions of connective tissue to mineral trioxide aggregate and amalgam. Endod 2004；30(2)：95-99.
52. Shahi S, Rahimi S, Lotfi M, Yavari H, Gaderian A. A Comparative study of the biocompatibility of three root-end filling materials in rat connective tissue. Endod 2006；32(8)：776-780.

53. Pelliccionin GA, Vellani CP, Gatto MR, Gandolfi MG, Marchetti C, Prati C. ProRoot Mineral Trioxide Aggregate cement used as a retrograde filling without addition of water : an in vitro evaluation of its microleakage. J Endod 2007 ; 33(9) : 1082-1085.

54. Economides N, Pantelidou O, Kokkas A, Tziafas D. Short-term periradicular tissue response to mineral trioxide aggregate (MTA) as toot-end filling material. Int Endod J 2003 ; 36(1) : 44-48.

55. Holland R, de Souza V, Nery MJ, Otoboni Filho JA, Bernabe PF, Dezan Junior E. Reaction of dogs' teeth to root canal filling with mineral trioxide aggregate or a glass ionomer sealer. J Endod 1999 ; 25(11) : 728-730.

56. Lawley GR, Schindler WG, Walker WA, Kolodrubetz D. Evaluation of ultrasonically placed MTA and fracture resistance with intracanal composite resin in a model of apexification. J Endod 2004 ; 30(3) : 167-172.

57. Stowe TJ, Sedgley CM, Stowe B, Fenno JC. The Effects of Chlorhexidine Gluconate (0.12%) on the Antimicrobial Properties of Tooth-Colored ProRoot Mineral Trioxide Aggregate. J Endod 2004 ; 30(6) : 429-431.

58. Storm B, Eichmiller FC, Tordik PA, Goodell GG : Setting expansion of gray and white mineral trioxide aggregate and Portland cement. J Endod 2008 ; 34(1) : 80-82.

59. Santos-Filho PCF, Castro CG, Silva GR, Campos RE, Soares CJ. Effects of post system and length on the strain and fracture resistance of root filled bovine teeth. Int Endod J 2008 ; 41(6) : 493-501.

60. Whitworth JM, Baco L. Coronal Leakage of Sealer-Only Backfill : An In Vitro Evaluation. J Endod 2005 ; 31(4) : 280-282.

61. Hawley M, Webb TD, Goodell GG. Effect of Varying Water-to-Powder Ratios on the Setting Expansion of White and Gray Mineral Trioxide Aggregate. J Endod 2010 ; 36(8) : 1377-1379.

62. Reyes-Carmona JF, Felippe MS, Felippe WT. Biomineralization Ability and Interaction of Mineral Trioxide Aggregate and White Portland Cement With Dentin in a Phosphate-containing Fluid. J Endod 2009 ; 35(5) : 731-736.

63. Reyes-Carmona JF, Felippe MS, Felippe WT. The Biomineralization Ability of Mineral Trioxide Aggregate and Portland Cement on Dentin Enhances the Push-out Strength. J Endod 2010 ; 36(2) : 286-291.

Recommended Instruments

How to Endodontics

Recommended Instruments

Part 1　Access Cavity のテクニックを学ぶ

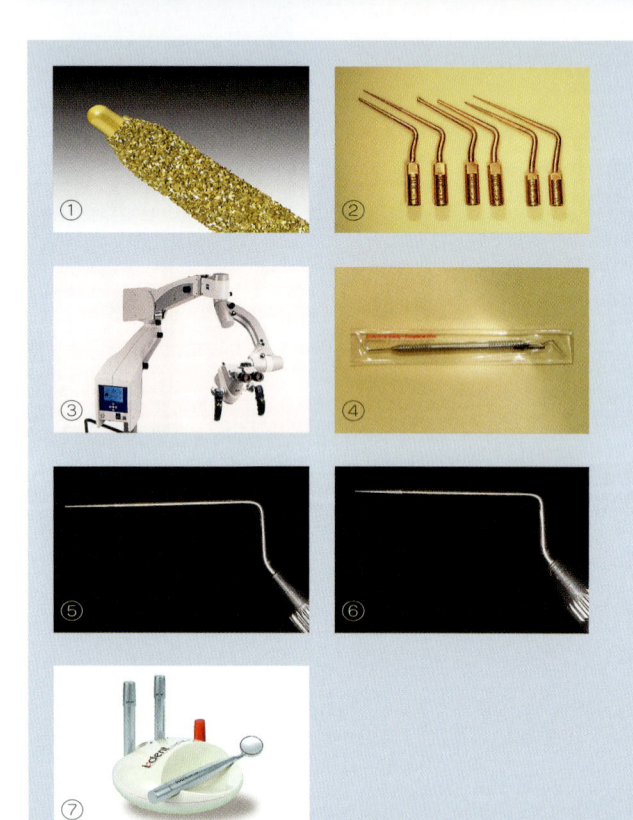

①LA アクセスダイヤモンドバー
　問合せ先：(株)ヨシダ
②BUC 超音波チップ
　問合せ先：(株)茂久田商会
③OPMI® PROergo
　問合せ先：白水貿易(株)
④JW-17 Canal Explorer
　問合せ先：CK DENTAL SPECIALTIES
⑤TUE
　問合せ先：(株)ハーマンズ
⑥TUE-D
　問合せ先：(株)ハーマンズ
⑦EverClear
　問合せ先：白水貿易(株)

Part 2　根管形成のテクニックを学ぶ

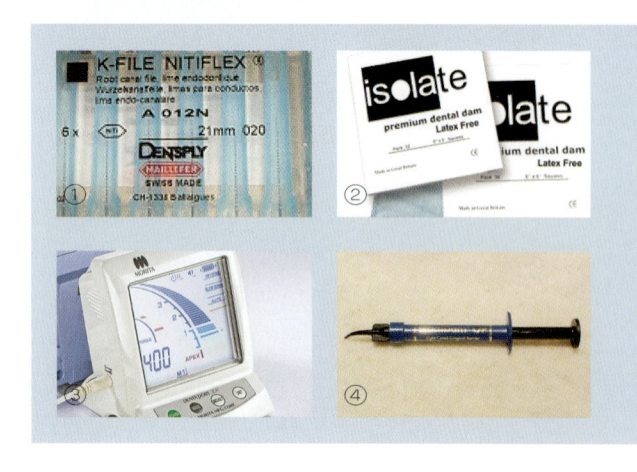

①NiTiFLEX（ニッケルチタン製 K ファイル）
　問合せ先：デンツプライ三金(株)
②isolate premium dental dam（ラテックスフリー）
　問合せ先：ENDO/TECH
③Denta Port ZX（Root ZX）
　問合せ先：(株)モリタ
④オパールダム OP
　問合せ先：ULTRADENT JAPAN(株)

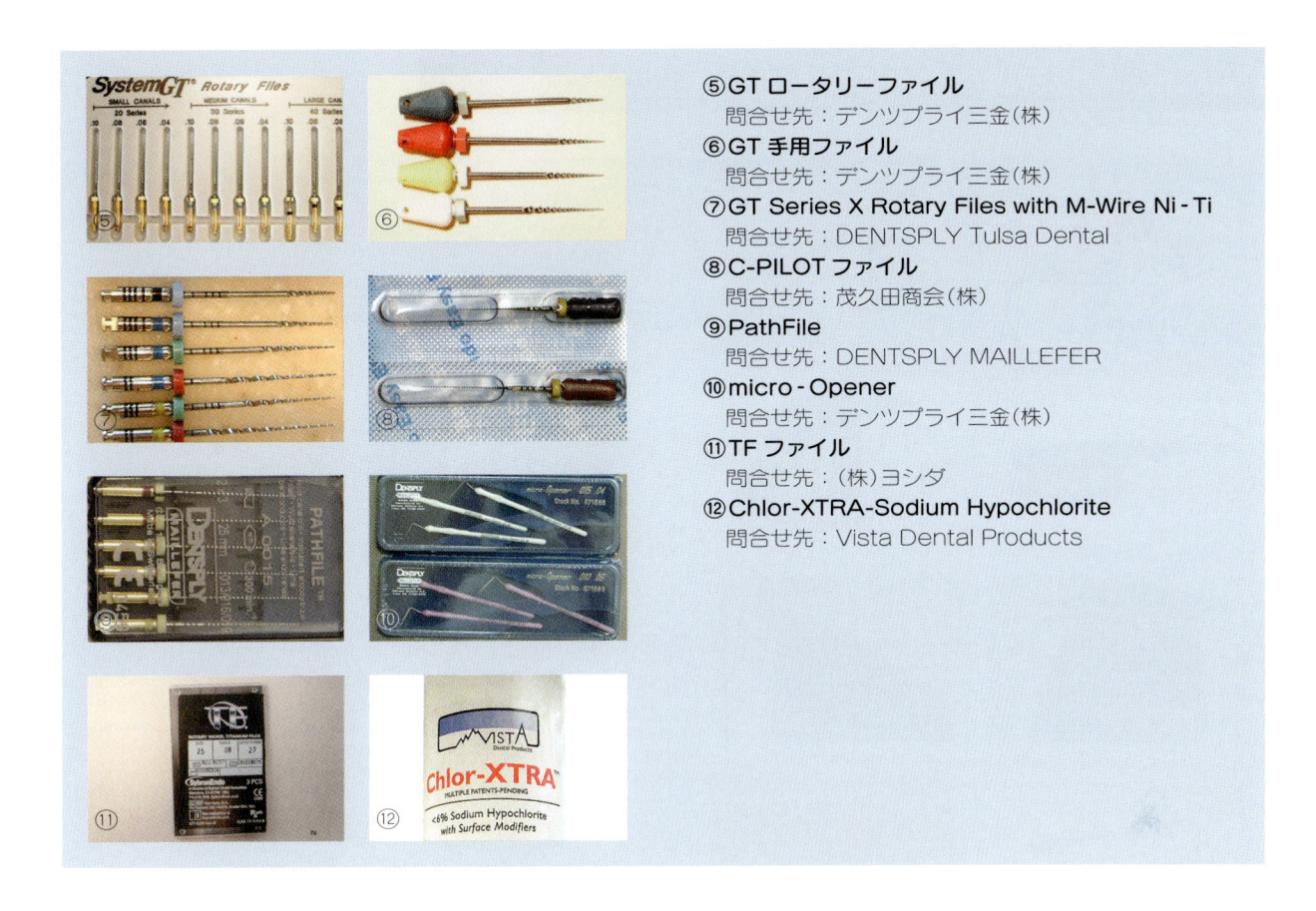

Recommended Instruments

⑤GT ロータリーファイル
　問合せ先：デンツプライ三金（株）
⑥GT 手用ファイル
　問合せ先：デンツプライ三金（株）
⑦GT Series X Rotary Files with M-Wire Ni-Ti
　問合せ先：DENTSPLY Tulsa Dental
⑧C-PILOT ファイル
　問合せ先：茂久田商会（株）
⑨PathFile
　問合せ先：DENTSPLY MAILLEFER
⑩micro-Opener
　問合せ先：デンツプライ三金（株）
⑪TF ファイル
　問合せ先：（株）ヨシダ
⑫Chlor-XTRA-Sodium Hypochlorite
　問合せ先：Vista Dental Products

Part 3　トラブルへの対処・洗浄のテクニックを学ぶ

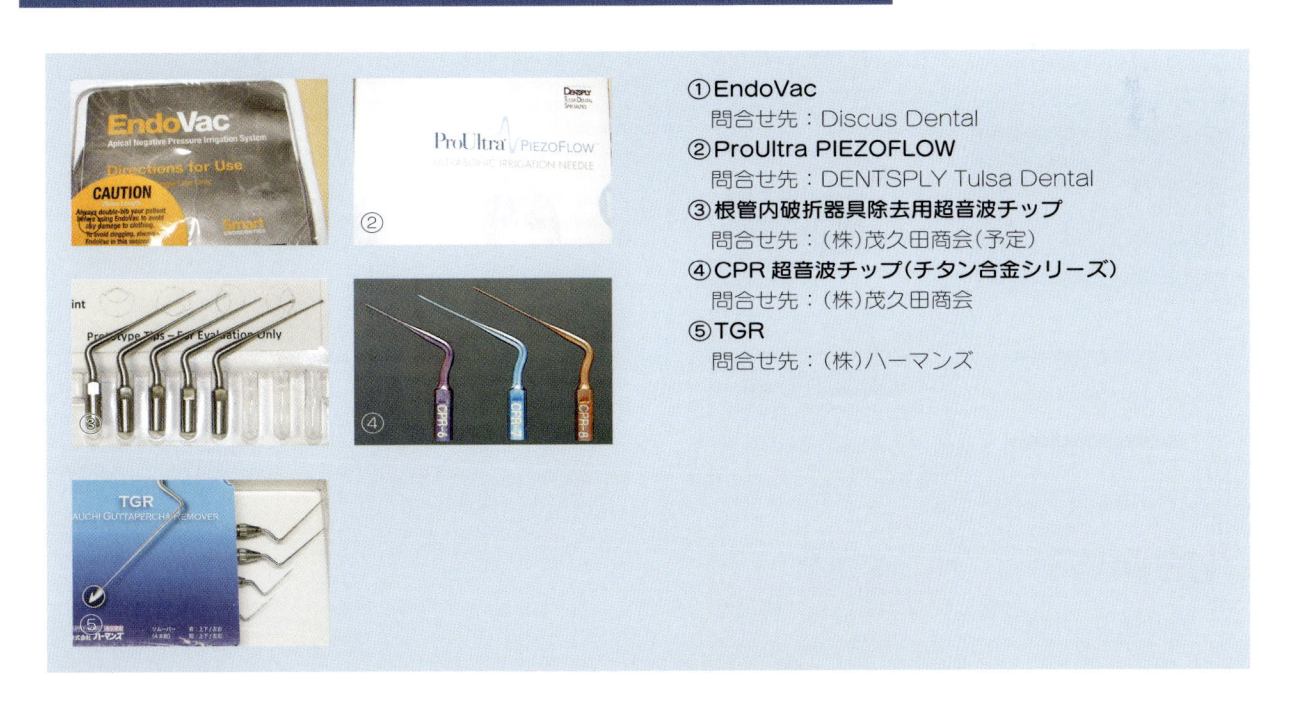

①EndoVac
　問合せ先：Discus Dental
②ProUltra PIEZOFLOW
　問合せ先：DENTSPLY Tulsa Dental
③根管内破折器具除去用超音波チップ
　問合せ先：（株）茂久田商会（予定）
④CPR 超音波チップ（チタン合金シリーズ）
　問合せ先：（株）茂久田商会
⑤TGR
　問合せ先：（株）ハーマンズ

How to Endodontics

Part 4　根管充填のテクニックを学ぶ

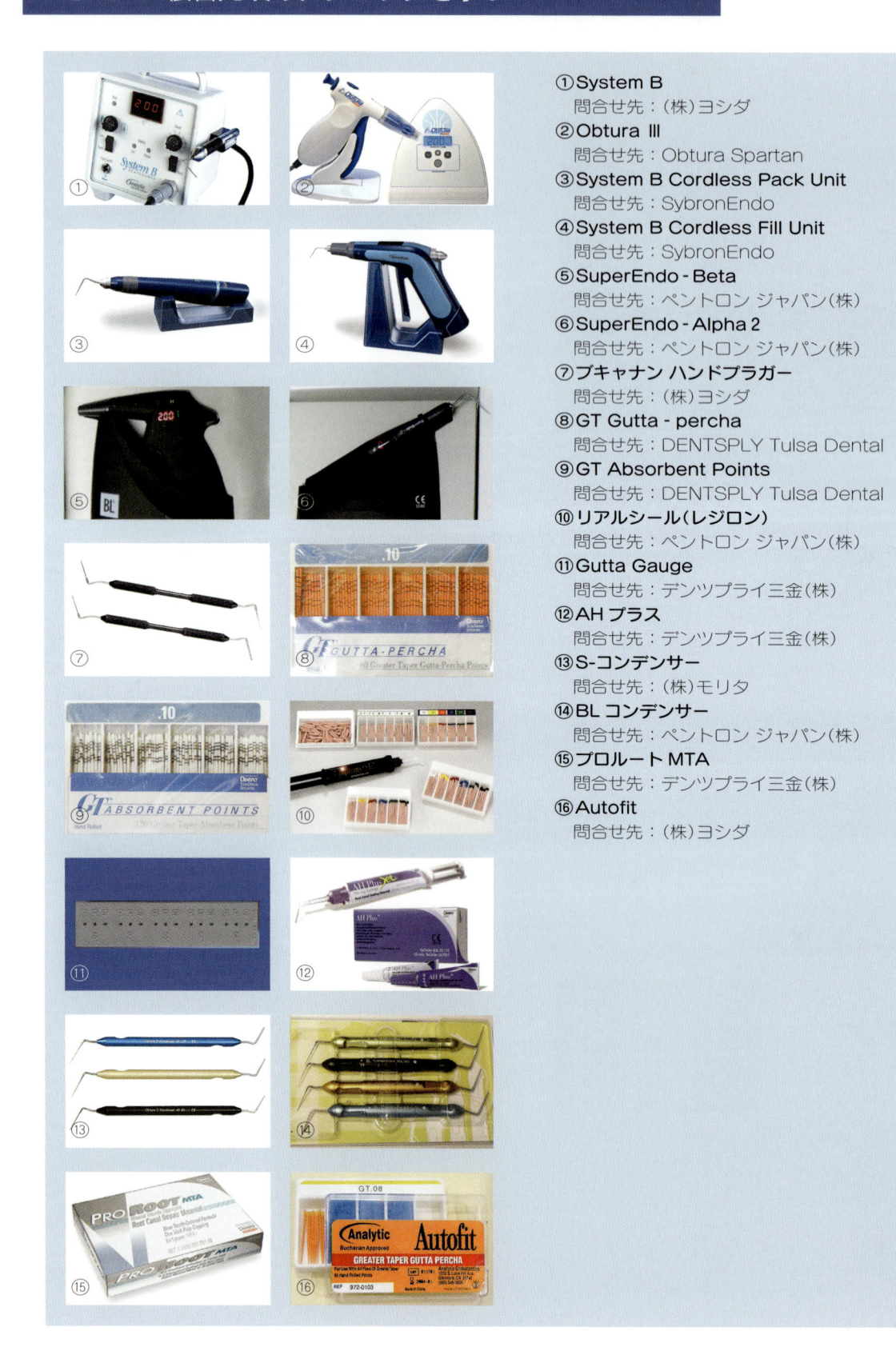

①System B
　問合せ先：(株)ヨシダ
②Obtura Ⅲ
　問合せ先：Obtura Spartan
③System B Cordless Pack Unit
　問合せ先：SybronEndo
④System B Cordless Fill Unit
　問合せ先：SybronEndo
⑤SuperEndo - Beta
　問合せ先：ペントロン ジャパン(株)
⑥SuperEndo - Alpha 2
　問合せ先：ペントロン ジャパン(株)
⑦ブキャナン ハンドプラガー
　問合せ先：(株)ヨシダ
⑧GT Gutta - percha
　問合せ先：DENTSPLY Tulsa Dental
⑨GT Absorbent Points
　問合せ先：DENTSPLY Tulsa Dental
⑩リアルシール(レジロン)
　問合せ先：ペントロン ジャパン(株)
⑪Gutta Gauge
　問合せ先：デンツプライ三金(株)
⑫AH プラス
　問合せ先：デンツプライ三金(株)
⑬S-コンデンサー
　問合せ先：(株)モリタ
⑭BL コンデンサー
　問合せ先：ペントロン ジャパン(株)
⑮プロルート MTA
　問合せ先：デンツプライ三金(株)
⑯Autofit
　問合せ先：(株)ヨシダ

172

おわりに

　先日，何の気なしに経済誌を手に取ったところ，大変ショッキングな記事が目に入った．歯科医師の年収が医師・獣医師をはるかに下回り，『低年収職業』に分類されていたのである．これでは優秀な若手の集まらない将来性のない業界になってしまうと，大変な危機感を覚えた．なぜ業界がこのような状況になってしまったのだろうか？　歯科医師の数が多いなど，さまざまな要因が考えられるが，私は主に次の3点をあげたいと思う．
①医科と比べ保険点数が著しく低いのに，医療費削減のなかで歯科の負担割合が大きかった．
②諸外国と比べ1日に診る患者数が多すぎる（多く診なければならないシステムになっている）．
③保険治療が最良の選択肢であると一般患者が誤解している．
　つまり，日本の保険医療システムが，少なくとも歯科の分野においては制度疲労を起こしているのである．
　とくに根管治療の環境は悲惨である．脳神経外科のオペに匹敵するほどの緻密さが要求されるにもかかわらず，5回通院で大臼歯感染根管治療費の合算は約9,500円．治療の手間やスタッフの人件費，必要設備のメインテナンスコストを考えると，とても採算の取れるものではない．これに対し諸外国では根管治療の重要性・難易度の理解が浸透しており，高度な専門治療として治療費も高額であるとの認知度が高い．たとえばフィリピンでは，顕微鏡も使わない根管治療に700米ドルもの治療費がチャージされている．
　わが国の昨今の経済状況を鑑みるに，今後診療報酬の劇的な引き上げがあるとは考えにくい．このため，われわれ歯科医師は付加価値と治療結果を重視した自由診療を展開する必要があるだろう．日本の保険制度は，日本人の大半が等しく貧しいなかで，『全国民に一定レベルの医療を保障する』という目的は達成し，一応の成功をおさめたといえる．しかし，日本が成熟するなかで国民の医療に対するニーズは多様化した．相当の対価を支払ってでも最先端の治療を受けたいと考えている患者が，実際には潜在的に大勢いると考えている．
　制度疲労を起こしている日本の医療界を尻目に，アジア諸国では海外からの患者を受け入れられるレベルまで，医療の充実に国をあげて取り組んでいる．病院の国際認証評価には，国際病院評価機構（JCI＝Joint Commission International）という米国で生まれ世界的に広がった認証機構がある．アジアの地域事務局はシンガポールにあるが，ほとんどすべてのアジア諸国にこの認証評価を受けた病院がある．認証された病院は，医療水準やサービスが国際的なレベルでみても見劣りがしないことを示しており，外国人患者は，これをみて安心してその病院を訪れる．さらに認証を受けることで，外国の医療保険が使える可能性が開ける利点もある．しかし，日本には，これを受けた病院が今のところ1つしかない．これは，シンガポール・香港・中国はおろかフィリピン・マレーシアにも劣る状況なのだ．
　歯科を含めた医療が過度の閉鎖性のために『ガラパゴス現象化』しないよう，われわれ現場の医師が，自らつねに海外の最先端の状況に目を配っていかなければならない．後輩に誇れるような業界にするために，われわれの責任は重大である．本書が根管治療の重要性を喚起するとともに，歯科業界発展の一助になれば幸いである．最後に，ここまでお読み下さった先生方に心からの感謝を申し上げたい．ありがとうございました．

2010年10月　寺内吉継